护理技术操作规范与护患沟通技巧

主编 时均梅 孙会 宋敏 孙玉 张静 高海艳

天津出版传媒集团

天津科学技术出版社

图书在版编目（CIP）数据

护理技术操作规范与护患沟通技巧 / 时均梅等主编
. -- 天津：天津科学技术出版社，2023.7
ISBN 978-7-5742-1428-6

Ⅰ．①护… Ⅱ．①时… Ⅲ．①护理－技术操作规程②
护士－公共关系学 Ⅳ．①R472-65②R192.6

中国国家版本馆CIP数据核字（2023）第133222号

护理技术操作规范与护患沟通技巧
HULI JISHU CAOZUO GUIFAN YU HUHUAN GOUTONG JIQIAO
责任编辑：梁　旭

出　　版：	**天津出版传媒集团** 天津科学技术出版社
地　　址：	天津市和平区西康路35号
邮　　编：	300051
电　　话：	（022）23332369（编辑部）
网　　址：	www.tjkjcbs.com.cn
发　　行：	新华书店经销
印　　刷：	天津印艺通制版印刷股份有限公司

开本 787×1092　1/16　印张 21.75　字数 450 000
2023年7月第1版第1次印刷
定价：70.00元

编委会名单

主 编

时均梅 枣庄市立医院
孙 会 枣庄市立医院
宋 敏 枣庄市精神卫生中心
孙 玉 枣庄市立医院
张 静 枣庄市立医院
高海艳 枣庄市薛城区陶庄镇中心卫生院

副主编

宋丽华 滕州市妇幼保健院
宋 丽 枣庄市妇幼保健院
李 孟 山东中医药大学第二附属医院
孟 静 枣庄市立医院
高 磊 枣庄市立医院
李甜甜 枣庄市立医院
谷姗姗 山东国欣颐养集团枣庄中心医院
沈桂伊 山东国欣颐养集团枣庄中心医院
龙婷婷 山东国欣颐养集团枣庄中心医院

编 委

周千会 山东国欣颐养集团枣庄中心医院
孙丽丽 山东国欣颐养集团枣庄中心医院
宫亚文 山东国欣颐养集团枣庄中心医院
沈 萌 山东国欣颐养集团枣庄中心医院
韩 雪 山东国欣颐养集团枣庄中心医院
李 夏 山东国欣颐养集团枣庄中心医院

目 录

第一章　口腔、皮肤护理及生理体征监测

第一节　口腔护理

【目的】

1.使口腔清洁、湿润，预防口腔感染及其他并发症。

2.去除口臭，增进食欲。

3.观察口腔黏膜、舌苔变化及有无特殊的口腔气味。

【用物】

治疗盘（弯盘、治疗碗内适量棉球、压舌板、弯血管钳、镊子、治疗巾）、棉签、手电筒、液状石蜡、纸巾、吸水管，必要时加开口器，按需准备外用药及常用漱口液。

【操作要点】

1.向病人解释，取得合作。

2.协助病人侧卧或头转向护士，取治疗巾或病人的干毛巾围颈下，置弯盘于口角旁。

3.观察口腔有无溃疡、出血、真菌感染及舌苔性质等情况，有活动义齿者，取下妥善保管。

4.用弯血管钳夹棉球，再用镊子帮助拧干棉球。

5.清洁口唇。

6.用压舌板轻轻撑开颊部，自内向外擦拭两颊。

7.擦拭牙齿外面、内面及咬合面，均自内向外（磨牙至切牙），纵向擦洗（上牙自上而下，下牙自下而上）。

8.擦拭腭部。

9.擦拭舌面、舌下、舌的两侧。

10.帮助清醒病人漱口，擦干面部。

11.酌情处理口腔疾患，唇干者涂以液状石蜡等润唇剂。

12.整理用物，协助病人取舒适卧位。

【注意事项】

1.操作时动作轻柔，避免损伤口腔黏膜及牙龈。

2.擦洗腭部时，勿触及软腭，以免引起恶心。

3.昏迷病人禁忌漱口。需用张口器时，应从臼齿处放入，不可用暴力助其张口。为昏迷病人清洁口腔时棉球应夹紧，每次 1 个，防止棉球遗留在口内；棉球不可过湿，以防病人发生误吸。

4.操作过程中，应观察口腔黏膜有无异常情况。

5.传染病病人的用物按消毒隔离原则处理。

【义齿的护理】

1.帮助病人取下义齿，用冷水冲洗干净。冲刷时禁用热水或乙醇，以免龟裂变形、变色及老化。

2.让病人漱口后，戴上义齿。

3.如暂不用义齿，可浸入凉水杯中保存。每日晨护后更换清水一次。

第二节　皮肤护理

一、床上擦浴

【目的】

1.清除皮肤污垢，保持皮肤清洁，使病人舒适。

2.增强皮肤血液循环及排泄功能，预防皮肤感染和皮肤压力伤产生。

3.观察和了解病人的一般情况，满足身心需要。

【用物】

护理车上备热水壶、污水桶、毛巾、浴巾、清洁衣裤、50%乙醇、便器、爽身粉，必要时备小剪刀、汽油、棉签、屏风。病人自己的面巾、肥皂（沐浴液）、梳子、脸盆。

【操作要点】

1.向病人解释，关闭门窗，用屏风遮挡病人。

2.按需协助使用便器。

3.根据病情放平床头及床尾，松床头盖被。

4.备水，水温一般 50℃左右，以病人能耐受为准，随季节调温。

5.将擦洗毛巾折叠成手套形，浴巾铺于擦洗部位下面，擦洗顺序为眼、鼻、耳、脸、上肢、双手、胸腹、背部、臀部、下肢、会阴部，手脚可直接浸泡在盆内清洗。

6.擦洗方法

（1）先用擦上肥皂的湿毛巾擦洗。

（2）清洁湿毛巾擦净身体上的肥皂。

（3）拧干毛巾后再次擦洗。

（4）用大毛巾边按摩边擦干。

7.骨隆突处擦洗后用50%乙醇按摩。

8.必要时梳发、剪甲、换清洁衣裤。

【注意事项】

1.注意保暖，每次只暴露正在擦洗的部位，并防止不必要的暴露及湿污床单。

2.擦洗动作平稳有力，以刺激循环并减少瘙痒感。

3.维护病人自尊；减少翻动次数，不要使病人过度疲劳。

4.仔细擦净颈部、耳后、腋窝、腹股沟皮肤皱褶处。

5.擦洗过程中，保持水温适宜。

6.注意观察病人情况，出现不适，立即停止擦洗，及时给予处理。

7.皮肤有异常应予记录，并采取相应措施。

8.护士注意节力。擦浴时使病人移近护士，避免不必要的走动。

二、皮肤压力伤的预防及护理

【目的】

促进局部血液循环，预防压疮。

【用物】

脸盆、热水、毛巾、50%乙醇、支垫物。

【操作要点】

1.协助病人俯卧或侧卧，暴露背部，用温水（50~52℃）擦洗。

2.局部按摩，蘸50%乙醇，用手掌大小鱼际部分，紧贴皮肤做压力均匀的向心按摩，轻重压力交替使用。已有初期压疮时，用拇指指腹以环状动作由近压疮处向外按摩。

3.全身按摩，掌心蘸50%乙醇进行按摩，顺序为臀上方，沿脊柱旁向上至肩部，再向下至腰部。用拇指指腹由骶尾部沿脊柱按摩至第7颈椎处。

4.根据情况，采用适宜的支垫（气垫、气圈等）方法避免压疮，有条件者使用防压疮床垫。

【注意事项】

1.注意保暖，控制室温，关门窗。

2.不可在早期压疮处按摩或加压。

3.合理使用各种支垫，放置在合适位置。

第三节 生命体征测量法

一、体温测量

【目的】

测量并记录病人体温。

【用物】

体温计、带秒表的表、笔、记录本。

【操作要点】

1.根据病情选择测温部位。

2.检查体温计完好性及水银柱高度是否在 35℃以下。

3.口腔测温 口表水银端置于病人舌下部位，闭口 3min，取出。

4.直肠测温 肛表用油剂润滑，水银端插入肛门 3~4cm，3min 取出。

5.腋下测温 擦干腋窝下汗液，体温计水银端放腋窝深处，紧贴皮肤，屈臂过胸，夹紧体温计，10min 取出。

6.视体温计读数，记录。

7.将水银柱高度甩至 35℃以下，放回消毒液容器中。

【注意事项】

1.精神异常、昏迷、不合作、口鼻手术或呼吸困难者，不可于口腔测温。极度消瘦的病人，不适用腋下测温。

2.腹泻、直肠或肛门手术、心肌梗死及某些心脏病病人（刺激肛门后，迷走神经兴奋，会引起心律不齐）不可由直肠测温。坐浴或灌肠需待完毕后 30min，方可测直肠温度。

3.进食，吸烟，面颊部做热、冷敷者，应推迟 30min 后，方可测口腔温度。沐浴后需待 20min 再测腋下温度。

4.发现体温和病情不相符时，应重复测温。

5.为婴幼儿、意识不清或不合作病人测温时，护士须守候在旁或用手托扶体温计以免发生意外。

6.甩表时用腕部力量，不可碰及其他物品，以防碰碎。切忌把体温计放在热水中清洗或沸水中煮，以防爆裂。

7.如病人不慎咬碎体温计时，应立即清除玻璃碎屑，口服蛋清或牛奶延缓汞的吸收。病情允许者可服用膳食纤维丰富的食物促使汞排泄。

8.肛表、腋表、口表应分别进行清洁消毒。

二、脉搏测量

【目的】

计数每分钟的脉率，评价脉搏性质，了解心脏功能及周围血管情况。

【用物】

有秒针的表、记录本和笔。

【操作要点】

以示指、中指、环指的指端，用适中的压力按于桡动脉表面，计数 0.5min；计数两次。做记录。

【注意事项】

1.诊脉前使病人安静，如有剧烈活动，先休息 20min 后再测。

2.不可用拇指诊脉，因拇指小动脉易与病人的脉搏相混淆。

3.对心脏病人应测脉 1min，对有脉搏短绌的病人，应由两人同时分测脉搏与心率 1min，以分数式记录为心率/脉率。

4.除桡动脉以外，可测颞动脉、肱动脉、颈动脉、足背动脉等。

5.为偏瘫病人测脉，应选择健侧肢体。

三、呼吸测量

【目的】

了解病人的呼吸情况，计算呼吸频率。

【用物】

有秒针的表、记录本、笔。

【操作要点】

观察病人胸部起伏，一起一伏为一次呼吸；危重病人呼吸不易被观察时，用少许棉絮置于病人鼻孔前，观察棉花吹动情况，计数 1min。

【注意事项】

1.测量呼吸前，使病人安静，如有剧烈活动，应先休息 20min。

2.测量时不能与病人讲话，呼吸不规则的病人及婴儿应则 1min。

四、血压测量

【目的】

测量血压值，了解生命体征动态变化。

【用物】

血压计、听诊器。

【操作要点】

1.上肢血压测量法

（1）病人取坐位或卧位，使肱动脉与心脏在同一水平，露出手臂。

（2）放平血压计，驱尽袖带内空气并平整地缠于上臂，使下缘距肘窝 2~3cm，松紧以能放入一指为宜，放开水银槽开关。

（3）戴好听诊器，将听诊器头放在肱动脉搏动最强处并固定。向袖带内打气，至脉搏声消失，再加压使压力升高 2~4kPa，放气，使汞柱缓慢下降。

（4）当从听诊器上听到第一次搏动时，汞柱所指刻度为收缩压；继续放气，到搏动声突然变弱或消失时，汞柱所指刻度为舒张压。

（5）取下袖带，排尽空气，倾斜 45°关闭水银槽开关。整理单位，正确记录血压值。

2.下肢血压测量法

（1）方法与上肢测量法同。

（2）病人取俯卧位或仰卧屈膝位。

（3）袖带缠于大腿，下缘距腘窝 3~5cm，收缩压比肱动脉收缩压高 2~5kPa。

（4）记录时注明为下肢血压。

【注意事项】

1.对需要长期密切观察的病人应定时间、定部位、定体位、定血压计观察血压。

2.充气不可过猛、过高，防止水银外溢；放气不可过快，以减少读值误差。

3.当搏动听不清或血压异常时，应分析排除外界因素；需重复测量时，应将袖带内气体驱尽，汞柱降至零点，稍等片刻后再测量.

4.偏瘫病人测健肢。

5.舒张压变音和消失音相差较远时，应同时记录两个数值。

第四节　鼻饲法

【目的】

对不能从口进食者，从胃管内灌注流食、药物及水分等，供给病人所需物质。

【用物】

治疗盘内放换药碗、50ml 注射器、胃管、镊子、纱布两块、液状石蜡棉球、压舌板、棉签、治疗巾、弯盘、胶布、夹子或橡皮圈、听诊器，另备温开水一杯、鼻饲饮食一份。如用滴瓶灌注，则备鼻饲瓶一套与输液架。

【操作要点】

1.向神志清醒的病人解释并教会其做吞咽动作。

2.协助病人取坐卧位或平卧位，颌下铺治疗巾。

3.清洁鼻孔，滑润胃管，自鼻孔插入胃管45~55cm，相当于病人鼻尖至耳垂再至剑突的长度。

4.证实胃管在胃内，以胶布固定胃管于鼻翼及颊部。

5.注射器连接胃管，先回抽，见有胃液抽出，再注入少量温开水后缓慢注入流汁或药液。最后注入温开水少许，冲净胃管，避免鼻饲液存积在管腔中变质，造成胃肠炎及管腔堵塞。

6.将胃管末端返折约3cm，以纱布包紧系上橡皮圈或以夹子夹紧，安放妥当。

7.如用鼻饲瓶，则在结束后，自瓶中灌注少量温开水然后夹紧水止。

8.记录插胃管时间，病人反应及灌注量。

9.整理床单位，清理用物，所用物品每日消毒一次。

【注意事项】

1.动作轻柔。

2.确定胃管位置放置正确的方法

（1）接注射器抽吸，有胃液被抽出。

（2）置听诊器于胃部，用注射器快速从胃管注入10毫升空气，能听到疾风吹过的声音。

（3）将胃管末端放入盛水碗内，无气体逸出。如有大量气体逸出，表明误入气管。

3.鼻饲流汁或药液后，必须灌注温少量开水冲洗胃管。

4.长期鼻饲病人应每天进行口腔护理2~3次，胃管应每周更换。

5.注入饮食时根据病人情况及医嘱注意速度、温度、容量和间隔时间。

6.注食后，尽量少搬动病人，以免引起呕吐。

（时均梅 孙会 宋敏 宋丽华 张静）

第二章　给药及注射法

第一节　给药法

一、口服给药法

（一）摆药（病房摆药）

【目的】

按医嘱准备住院病人口服药。正确提供药物剂量和用药时间，用于预防、诊断和治疗疾病。

【用物】

药柜（备有各种药物及用具，如量杯、滴管、乳钵、药匙、纱布或小毛巾），发药盘或发药车，药杯，服药单。

【操作要点】

1.洗手、戴口罩，将用物备齐。

2.核对服药单。

3.摆固体药物，应用药匙取，药粉或含化药物须另用纸包后放入杯内。

4.摆药过程中，严格核对药瓶标签3遍，取药前、取药中、取药后各核对1遍。

5.摆水剂时应用量杯计量。先将药水摇匀，再手持量杯或带刻度的药杯，拇指在所需刻度处，使之与视线同一水平，右手持药瓶，标签朝向掌心，倒毕以湿纱布擦净瓶口，放回原处。

6.药液量不足1ml时，须用滴管测量（1ml~15滴），将药液滴入盛少许凉开水的药杯内，以免黏附杯上。

7.药物全部摆完后，与服药单查对1次。对婴幼儿和鼻饲或上消化道出血病人，将药片研碎后用纸包好放一药杯内。

8.清洗滴管、乳钵等，整理药柜。

9.经第2人核对后发药。

（二）发药

【目的】

按医嘱将口服药发给病人，并指导、协助病人服下。

【用物】

温度适宜的白开水，服药单，发药盘或发药车。

【操作要点】

1.洗手，戴口罩。

2.按规定时间送药至床前，核对床号、姓名无误后发药。帮助病人及时服下。

3.老人、体弱者、小儿及危重病人应喂药，鼻饲病人应将研碎药液溶解后从胃管内灌入，并注入少量温开水冲净。

4.若病人不在或因故暂不能服药者应将药品取回保管并交班。

5.药杯浸泡消毒，清洗干燥后备用。

【注意事项】

1.摆药、发药时必须严格执行查对制度。

三查：操作前、操作中、操作后查。

七对：床号、姓名、药名、浓度、剂量、用药方法及时间。

2.剂量要准确，同时服用几种水剂时，应分别倒入各自药杯内。同时服用两杯以上药物时应一次取离药盘，以免再次取药时拿错。

3.如病情需要或系幼儿，可将药片磨碎后送服。

4.严格依照医嘱按时给药。因特殊情况暂不发药，要做好交班。

5.对易发生过敏反应的药物，应在使用前了解病人有无过敏史，使用中须加强病情观察。

6.了解病人所服药物的作用、毒副反应以及特殊要求，做必要宣教。

（1）对牙齿有腐蚀作用和使牙齿染色的药物，如酸类、铁剂，服用时避免与牙齿接触，可用饮水管吸入，或服药后漱口。服用铁剂忌饮茶，预防铁剂和茶叶中的鞣酸结合形成难溶性铁盐，阻碍吸收。

（2）止咳溶液对呼吸道黏膜起作用，服后不宜饮水，以免冲淡药物，降低疗效。服用多种药物应最后服用止咳溶液。

（3）磺胺类药和发汗药服后多饮水。磺胺类药由肾脏排出，尿少时易析出结晶，引起。肾小管阻塞；发汗药起降温作用，多饮水可增强药物疗效。

（4）刺激食欲的健胃药应在饭前服用；助消化药及对胃黏膜有刺激的药物应在饭后服用。

（5）服用强心苷类药物应先测量脉率（心率）及节律，如脉率低于60次/min或节律异常，应停服并转告医生。

7.发药时，病人如提出疑问，应虚心听取，重新核对，确认无误后给予解释，再给病人服下。

8.发药后，随时观察服药效果及不良反应，及时与医生联系，酌情处理。

第二节　注射法

一、皮内注射法

【目的】

过敏试验；预防接种。

【用物】

注射盘（安尔碘或 2.5%碘酒及 75%乙醇、无菌持物镊、无菌棉签、弯盘、1ml 注射器一副）按医嘱备好药液放无菌盘内。

【操作要点】

1.核对医嘱，洗手，戴口罩。

2.携物品至病床旁，三查七对，向病人解释。

3.询问有无过敏史。

4.选择部位。预防接种在上臂三角肌下缘，过敏试验在前臂掌侧下 1/3 处。

5.以 75%乙醇消毒皮肤，待干。再次核对，注射器排气。

6.左手绷紧注射部位皮肤，右手持注射器，针头斜面向上与皮肤呈 5。角刺入皮内。待针尖斜面全部进入皮内后以左手拇指固定针栓，右手推注药液 0.1ml 局部可见皮丘，并显露毛孔。

7.注射完毕拔出针头，切勿按压。

8.向病人交代注意事项，医嘱打勾签字，清理用物。

9.记录时间，按规定时间观察结果。

【注意事项】

1.勿用碘酒消毒皮肤，嘱病人勿揉擦，勿覆盖注射部位，以免影响反应的观察。

2.药液要新鲜，剂量要准确。

3.行皮试前必须询问病史，有过敏史者不可作药敏试验。

4.必要时药敏试验需作对照。即在另一前臂相同部位，注入 0.1ml 生理盐水，20min 后，对照观察反应。

二、皮下注射法

【目的】

1.需迅速达到药效和不能或不宜经口服给药时采用。

2.预防接种。

3.局部供药，如局部麻醉用药。

【用物】

注射盘（同皮内注射）、1~5ml 注射器、按医嘱备药液放置在无菌盘内。

【操作要点】

1.同皮内注射第 1、2 项操作步骤。

2.选择注射部位（上臂三角肌下缘、上臂外侧、大腿外侧位或腹部等），常规消毒皮肤（安尔碘消毒或 2.5%碘酒和 70‰乙醇消毒）待干。

3.再次核对，注射器排气。

4.左手绷紧皮肤，右手持注射器，以示指固定针栓使针头与皮肤呈 30°~40°（过瘦者可捏起注射部位皮肤，同时角度可减小）迅速刺入针头的 1/2~2/3，固定针栓，以左手抽吸活塞，无回血即可推药。

5.注射毕，以干棉球轻压针刺点，快速拔针勿按揉，按压片刻。

6.安置病人于舒适体位，医嘱打勾签字，清理用品。

【注意事项】

1.经常注射者应每次更换注射部位。

2.注射少于 1ml 药液时必须使用 1ml 注射器，保证药液剂量准确。

3.持针时，右手示指固定针栓，但不可接触针梗，以免污染。

4.针头刺入角度不宜超过 45°，以免刺入肌层。

5.尽量避免应用对皮肤有刺激作用的药物做皮下注射。

三、肌内注射

【目的】

1.需迅速发挥药效或不能经口服用的药物。

2.不宜或不能做静脉注射的药物，要求比皮下注射更迅速发生药效。

3.注射刺激性较强或药量较大的药物。

【用物】

注射盘（同皮内注射）、2~5ml 无菌注射器、按医嘱备药放在无菌盘内。

【操作要点】

1.同皮内注射第 1、2 项操作步骤。

2.选择注射部位（臀大肌、臀中肌、臀小肌、股外侧肌及上臂三角肌）。

3.帮助病人取适当体位，常规消毒皮肤，消毒范围直径至少 5 厘米。

4.再次核对，驱尽注射器内空气。

5.左手拇指、示指绷紧皮肤，右手持针以中指固定针栓，将针头迅速垂直刺入肌肉内 2.5~3 厘米（针头的 2/3，消瘦者及小儿酌减）。松开左手抽动活塞，无回血，缓缓注入药物。

6.同皮下注射第5、6项操作步骤。

【注意事项】

1.选择合适的注射部位，以免刺伤神经及血管，不能在有炎症、硬节、瘢痕等部位注射。

2.需要两种以上药液同时注射时，应注意配伍禁忌。

3.同时注射多种药液时，应先注射刺激性较弱的药液，后注射刺激性较强的药液。

4.注射时做到二快一慢——进针、拔针快，推药慢。

5.切勿将针全部刺入，以防针梗从根部焊接处折断。

6.2岁以下婴幼儿不宜选臀大肌注射，避免损伤坐骨神经，直选用臀中肌或臀小肌注射。

7.长期注射病人，轮流交替注射部位。

四、静脉注射

【目的】

1.药物不宜口服、皮下注射、肌内注射时，需要迅速发挥药效。

2.做诊断性检查，如造影。

3.用于静脉营养治疗。

【用物】

注射盘（同皮内注射）、无菌注射器（根据药液量选用规格）、止血带、治疗巾、按医嘱备药液放在无菌盘内。

【操作要点】

1.同皮内注射第1、2项操作步骤。

2.选择合适静脉。四肢浅静脉：肘部静脉（贵要静脉、正中静脉、头静脉），以及腕部、手背、足背部浅静脉，股静脉。注射部位下铺治疗巾，穿刺处上部约6cm处系止血带，止血带松紧度适宜常规消毒皮肤。

3.再次核对，排尽注射器内空气，左手拇指绷紧静脉下端皮肤，右手持注射器针头斜面向上，与皮肤呈20°角，于静脉上方或侧面刺入皮下，再沿静脉方向潜行刺入，见回血可再沿静脉进针少许。

4.松开止血带，固定针头缓缓注入药液。

5.同皮下注射第5、6项操作步骤。

【注意事项】

1.如一次穿刺失败，重新穿刺需更换部位。

2.如需长期给药者，为了保护血管，每次由远端到近端选择使用血管。

3.根据病情及药物性质，掌握推注药物的速度并观察注射局部及病人的反应。

4.在紧急情况下，可行股静脉穿刺给药，结束时注意加压止血。对有出血倾向的病人慎用。

5.对组织有强烈刺激的药物，应另备盛有生理盐水的注射器和头皮针，注射时先做穿刺，并注入少量生理盐水，证实针头确在血管内后，调换有药液的注射器进行注射，以防药物外溢于组织而发生坏死。

五、密闭式静脉输液法

【目的】

1.维持水和电解质酸碱平衡，补充能量和水分。

2.增加血容量，维持血压。

3.利尿消肿，治疗疾病。

【用物】

注射盘（同皮内注射）、一次性无菌输液器、头皮针、治疗巾、止血带、胶布、开瓶器、瓶套、输液架、药液，必要时备夹板及绷带。

【操作要点】

1.洗手，戴口罩。

2.检查输液器完整性、有效期等。

3.核对医嘱，检查药物，如药名、浓度、剂量和有效期等，瓶口有无松动，将输液瓶或输液袋上下轻摇2次，无破裂，无渗漏药液无浑浊、无沉淀或絮状物出现。常规消毒，根据医嘱加药并在溶液瓶或袋上注明。

4.取出输液器持输液管及排气管针头插入瓶塞至针头根部，关紧水止。

5.推用品至病床旁，核对床号、姓名，向病人解释，以取得合作。协助病人排尿，并取适当体位。将输液瓶或输液袋倒挂在输液架上排气，连接针头。

6.选择静脉，放治疗巾和止血带于穿刺部位下面，用安尔碘（或2%碘酒）消毒皮肤，待干；备胶条，扎紧止血带，安尔碘再次消毒（或70%乙醇脱碘）。

7.取下静脉护针帽进行穿刺，见回血将针头再顺静脉送入少许，松开止血带，打开调节器，以胶布固定针头，取下止血带和治疗巾，将输液肢体放置舒适，必要时，用夹板固定。

8.根据病人病情调节输液流速，一般成人40~60滴/min，儿童20~40滴/min。

9.整理床单位，放置信号开关于病人可及处。

10.医嘱打勾签字，清理用物。

11.观察输液反应等情况。

12.需继续输液者，消毒后，拔去第一瓶内通气管、输液管,插入第二瓶内，待滴液通畅，方可离去。

13.输液毕，关紧输液导管，除去胶布，用消毒棉球按压穿刺点上方，拔除针头，按压片刻至无出血，清理用物。

【注意事项】

1.严格执行无菌操作及查对制度，加入其他药液时注意配伍禁忌并在瓶签上注明药名、剂量。

2.对长期输液病人，使用静脉自远端开始，注意保护静脉和合理使用静脉。

3.对昏迷者、小儿等不合作病人应避开关节，选用易固定部位静脉，并以夹板固定。

4.输入强刺激性特殊药物，在确知针头已刺入静脉内加药，给药后加快流速片刻后调回原流速。

5.严防空气进入静脉，加药、更换液体及结束输液时，均须保持输液导管内充满液体。

6.大量输液时，根据医嘱，安排输液计划，并注意配伍禁忌。

7.连续输液应24h更换输液器一次。

8.加强巡视，随时观察输液是否通畅、滴速等，以及病人对治疗的反应，一旦发现异常立即处理，必要时中止输液，通知医生。

六、常规体表静脉留置针法

【目的】

1.减轻病人痛苦，保护血管。

2.合理用药，提高疗效。

3.保持静脉通道的通畅，便于抢救。

【用物】

同静脉输液，另备不同规格的留置针，必要时备肝素帽。

【操作要点】

1.同静脉输液步骤第1~6项操作步骤。

2.根据静脉情况，确定留置针的规格。

3.松动留置针外套管，左手绷紧皮肤，右手拇指与示指握紧留置针回血腔两侧，以15°~30°进针，直刺静脉。

4.见到回血后，压低角度，将穿刺针送入少许。

5 一手固定针芯，一手拇指与示指将外套管全部送入血管。

6.松开止血带，并压住导管尖端处的静脉，抽出针芯。

7.连接肝素帽，固定。

8.将输液器的头皮针扎入肝素帽。

9.余同静脉输液操作步骤。

10.如使用头皮静脉留置针，可直接将输液管路与头皮静脉留置针连接后穿刺。

11.封管：消毒肝素帽，将抽取 5~10ml 肝素盐水或生理盐水的注射器针头刺入肝素帽，使用边退针、边推注的正压封管方法。

12.如使用可来福接头替代肝素帽，可不用封管。

13.再次输液时，消毒肝素帽，将输液针头刺入，打开调节器。

【注意事项】

1.严格无菌操作。

2.留置针一般保留 3~5 天，注意保持穿刺部位清洁干燥。

3.每日封管，并正确使用正压封管。

4.保护使用留置针的肢体，不输液时，也尽量避免肢体下垂姿势，以免由于重力作用造成回血而堵塞导管。

5.做好病人的健康宣教。

6.注意观察穿刺部位变化及病人主诉，做好记录。

7.更换穿刺点应选用对侧手臂或不同的静脉。

8.穿刺部位有红肿、疼痛等异常情况，应及时拔除导管，并给予处理。

七、密闭式静脉输血法

【目的】

1.补充血容量，维持胶体渗透压，保持有效循环血量，提升血压。

2.增加血红蛋白，纠正贫血，促进携氧功能。

3.补充抗体，增加机体抵抗力。

4.纠正低蛋白血症，改善营养。

5.输入新鲜血，补充凝血因子，有助止血。

6.按需输入不同成分的血液制品。

【用物】

一次性输血器、0.9%氯化钠注射液、同型血液及配血单，余同周围静脉输液法。

【操作要点】

1.按密闭输液操作为病人建立静脉通道，输生理盐水。

2.按医嘱给抗过敏药。

3.向病人做好解释。

4.核对。

5.将备血以手腕旋转动作轻轻转动数次，使血液均匀后，挂血袋于输液架上。

6.检查输液管道通畅，以无菌技术将密闭输血器管道移到血袋内。

7.观察无反应后将流速调至每分钟 40~60 滴，因病人而异调节速度。

8.输血结束时，继续滴入少量生理盐水，使输液器中余血全部输入体内。

9.关调节器，拔针头，局部按压片刻。

【注意事项】

1.输血前必须经二人核对无误，方可输入。

2.必须认真检查库血质量。如血浆变红，血细胞呈暗紫色界限不清，提示可能有溶血，不能使用。

3.血液内不得加入其他药物。

4.注意滴速，开始时速度应慢，如无反应可根据需要调节流速。对年老体弱、严重贫血、心力衰竭的病人输血应谨慎。

5.加压快速输血过程中，护士不应离开病人。

6.输入两份以上血液时，两份血液之间加生理盐水点滴，以免发生反应。

7.贮血袋须保留至输血完毕24h后方可处理。

8.输血过程中应听取病人主诉并密切观察有无局部疼痛，有无输血反应，一旦出现输血反应，立即中止输血，并通知医生，保留全血以备查明原因。

9.输血最好在领出血液后30min内进行，并要求在3~4h内输完。凡事先估计静脉穿刺有困难者，待静脉穿刺成功后再到血库取血。

八、输液泵的使用

输液泵可控制输液滴速，按需要提供病人所需要的输液量。

（一）注射器微量输液泵

【用物】

微量输液泵、泵用注射器或普通注射器、注射盘（同皮内注射）、药液。

【操作要点】

1.洗手、戴口罩。

2.配制药液，用注射器抽吸准备好，在注射器上注明药液名称及药物浓度。

3.连接注射器与微量输液泵泵管，排尽空气。

4.将注射器安装在微量输液泵上。

5.携用物至病人床旁，核对姓名、床号。

6.连接电源，打开微量泵开关。

7.根据医嘱要求，设定输液液量、速率。

8.连接输液泵及穿刺针。

9.整理用物，做好记录。

（二）静脉输液泵

【用物】

输液泵、泵管、注射盘（同皮内注射）、液体。

【操作要点】

1.洗手、戴口罩。

2.检查泵管的完整性、有效期。

3.核对医嘱，按输液法连接液体与泵管，将输液泵管充满液体，排净空气。

4.将输液泵管安装在输液泵上。

5.携用物至病人床旁，核对床号、姓名。

6.打开输液泵开关，遵医嘱设定输液量、速率及所需其他参数。

7.将输液泵管与穿刺针连接，并固定妥当。

8.整理用物，做好记录。

【使用输液泵的注意事项】

1.经常巡视，注意输液泵的工作是否正常，及时发现和处理输液泵的故障。

2.严密观察液体输注情况，防止空气栓塞的发生。

3.做好输液泵的维护和保养。

（孙会 宋敏 孙玉 李孟 张静）

第三章　灌肠及导尿法

第一节　灌肠法

一、大量不保留灌肠法

【目的】

1.清除积存粪便，排除肠内积气。

2.为手术、检查和分娩前准备。

3.清除肠道内有害物质。

4.降温。

【用物】

1.灌肠盘内备灌肠筒一套 (筒内盛灌肠溶液)、肛管、弯盘、血管钳、凡士林、棉签、卫生纸、橡皮单、治疗巾、水温计，另备便盆、输液架、屏风。

2.常用溶液：0.1%~0.2%肥皂水或等渗盐水 500 ~1000ml。小儿 200~500ml。温度 39~41℃为宜。

【操作要点】

1.将用物携至病人床旁，向病人讲清目的，关闭门窗，用屏风遮挡病人。

2.协助病人取左侧卧位，双膝屈曲，移近床沿，暴露臀部，铺一次性床垫 (或橡皮单及治疗巾) 于臀下，放弯盘于肛门旁。

3.挂灌肠筒于输液架上，使液面距肛门 40~60cm，肛管前端涂凡士林少许，排气，用血管钳夹紧皮管，挂在输液架上。

4.一手推开一侧臀部，暴露肛门，嘱病人深呼吸，另一手将肛管插入肛门内 7~10cm，松开止血钳，使溶液缓缓注入。

5.待液体将要流尽时，夹住肛管。

6.一手拿卫生纸，另一手拔管，将卫生纸包裹肛管，放入弯盘内。

7.嘱病人忍耐 5~10min 后排便，对不能下床的病人将橡皮单及治疗巾移至床中央，协助病人坐好便盆，便毕，协助处理好，开窗通风。

8.撤去屏风。

9.整理用物，将所有用物进行消毒。

10.记录。

【注意事项】

1.掌握溶液的温度、浓度、量以及灌肠时的流速、压力。

2.若伤寒病员要用低压灌肠法，灌肠筒液面距肛门 30cm，溶液量 300~500ml；若为降温灌肠可用 28~32℃水或 4℃等渗盐水；若为肝昏迷病人禁用肥皂水灌肠，以减少氨的产生和吸收。

3.灌肠过程中随时注意观察病情，发现脉速、面色苍白、出冷汗、剧烈腹痛、心慌气急，立即停止灌肠，并报告医生。

4.对妊娠妇女、急腹症、消化道出血等病人不宜行大量不保留灌肠。

5.保护病人的自尊，尽量少暴露病人的肢体，防止受凉。

6.插肛管时动作要轻柔，对有肛门疾病的病人更应小心，以免造成损伤。

二、清洁灌肠法

【目的】

1.彻底清除停留在结肠中的粪便，用于肠道手术、检查前的准备。

2.协助排除体内毒素，防止其继续在肠内吸收。

【用物】

同大量不保留灌肠，另备大量等渗盐水或清水。

【操作要点】

1.第 1 次用肥皂水灌肠。

2.第 2 次以后用等渗盐水或清水，直至排出液无粪渣，回流液澄清为止。

【注意事项】

1.灌肠时压力要低。

2.因反复多次进行大量溶液灌肠，病人易疲劳，如厕应有人陪伴，防止病人虚脱。

3.灌肠后嘱病人右侧卧位，使液体可达降结肠至横结肠可充分排便。

4.注意观察和记录。灌入量与排出量应基本相符，防止水中毒。

三、保留灌肠法

【目的】

1.自结肠给药，使烦躁不安的病人镇静和催眠。

2.治疗肠道炎症，通过肠道黏膜吸收，达到治疗目的。

【用物】

1.治疗盘内用物基本同小量不保留灌肠。但肛管应选择 20 号以下较细的肛管。

2.根据医嘱配制保留溶液量，一般不超过 200ml。温度为 39~40℃。

【操作要点】

1.嘱病人排便，以清洁肠道，利于药物吸收。

2.将用物携至病人床旁，讲清目的，取得合作。

3.抬高病人臀部 10cm，插入肛管深度为 15~20cm，液面距肛门不能超过 30cm，使药液缓慢流入。拔管后以卫生纸轻轻按揉肛门。

4.嘱病人保留药液 1h 以上，以利于药物吸收。

【注意事项】

1.做保留灌肠前，嘱病人排便或给予灌肠排便。

2.做保留灌肠宜在晚间睡觉前，肛管要细、插入要深、压力要低、液量要少，使药物在肠内保留较长时间，有利于肠黏膜的充分吸收。

3.了解病情，根据病变部位不同采取适当的卧位。如慢性痢疾病变多见于乙状结肠和直肠，故采用左侧卧位为宜；阿米巴痢疾病变多见于回盲部，故采取右侧卧位，以提高治疗效果。

第二节　导尿术

【目的】

1.解除尿潴留

2.协助临床诊断，如留取未受污染的尿标本，测量膀胱容量、压力及检查残余尿量或膀胱造影等。

3.治疗膀胱、尿道等疾病，如为膀胱肿瘤病人进行膀胱腔内化疗。

4.昏迷、尿失禁的病人，保留导尿管以保持局部干燥、清洁。

一、女病人导尿

【用物】

治疗盘内备：一次性无菌导尿包 (双腔导尿管 1 根、血管钳 2 把、络合碘棉球、液状石蜡棉球、无菌巾、无菌小瓶 2 个、治疗盘及治疗碗等)、无菌持物钳、无菌手套、治疗碗 (内盛络合碘溶液棉球数只、血管钳 1 把)、消毒手套 1 只或指套 2 只、弯盘、一次性尿垫 (或小橡胶单及治疗巾)、便盆。

【操作要点】

1.将用物置治疗车上推至床边，向病人解释，以取得配合。关闭门窗及遮挡。

2.能自理的病人嘱其清洗外阴，不能起床者，应协助其洗净外阴。

3.站病人右侧帮助脱去对侧裤脚，盖在近侧腿部，对侧腿部用棉被遮盖，注意保暖。病人取仰卧屈膝位，两腿略向外展，露出外阴。

4.将一次性尿垫垫于臀下，治疗碗、弯盘置于外阴附近，左手戴手套，右手持血管钳夹络合碘溶液棉球消毒阴阜和大阴唇，接着以左手分开大阴唇，消毒小阴唇和尿道口，顺序为由外向内、自上而下，每只棉球用一次。污棉球及手套放弯盘内移至床尾。

5.在治疗车上打开导尿包外层包布，将包置于病人两腿之间，打开内层包布，塞至病人臀下，戴无菌手套，铺洞巾，使洞巾和导尿包内包布形成一无菌区。嘱病人勿移动肢体，保持体位，以免污染无菌区。

6.按操作顺序排列无菌用物。用液状石蜡棉球润滑导尿管前端，左手分开并固定小阴唇，右手用血管钳夹络合碘棉球自上而下、由内向外分别消毒尿道LI及双侧小阴唇，尿道口再加强消毒一次。每只棉球限用一次。用过的血管钳、棉球置弯盘内，移出无菌区。

7.左手继续固定小阴唇，右手将另一无菌弯盘置于洞巾口旁，嘱病人缓慢深呼吸，用另一血管钳持导尿管对准尿道口轻轻插入尿道 4~6cm，见尿液流出再插入1cm 左右，松开左手，下移固定导尿管，将尿液引放弯盘内，如弯盘内尿液盛满后，可夹住导尿管末端，将尿液倒入便盆内。

8.取标本。

9.记录导出尿量。

10.导尿毕，拔出导尿管放在弯盘内，撤去孔巾及无菌盘，擦净外阴部，协助病人穿好裤子，整理床单位。

11.清理用品，将标本送验。

12.记录。

二、男病人导尿

【用物】

准备同女病人导尿 (但导尿包中加纱布两块)。

【操作要点】

1.备齐用物携至床边，解释并协助病人仰卧，两腿平放略分开，露出阴部。

2.将一次性尿垫垫于臀部。用血管钳夹络合碘溶液棉球消毒阴囊及阴茎 (自阴茎根部向尿道口擦拭)。用无菌纱布裹住阴茎将包皮向后推，以显露尿道口，自尿道口由内向外旋转擦拭消毒，并注意包皮和冠状沟的消毒，每只棉球限用一次。

3.在治疗车上打开导尿包外层包布，置于病人两腿之间再打开导尿包内层包布，戴无菌手套，铺洞巾，用液状石蜡棉球润滑导尿管。左手提起阴茎使之与腹壁成60°角，将包皮向后推以露出尿道口，用络合碘棉球如前法消毒尿道口及龟头。

4.右手持血管钳夹导尿管，对准尿道口轻轻插入约 20~22cm (相当于导尿管长度的 1/2)，见尿液流出后再插入约 2cm，用弯盘接取尿液。

5.如因膀胱颈部肌肉收缩而产生阻力，可稍停片刻，嘱病人张口缓慢深呼吸，再徐徐插入导尿管，切忌暴力。

6.同女病人导尿第 8~12 项操作步骤。

【注意事项】

1.严格掌握无菌操作技术，防止感染。

2.为女病人导尿时，注意看清尿道口。如插入阴道，应换管重新插入。

3.每根导尿管只能使用一次。应选择粗细适宜的导尿管，插管时动作轻柔，避免损伤尿道黏膜。

4.为男病人插管发生困难时，可调整阴茎角度。

5.若为膀胱高度膨胀或处于极度衰弱的病人导尿时，一次放尿量不能超过 1000ml，以防发生虚脱或血尿。

6.维护病人自尊，耐心解释，操作环境要遮挡，应注意保暖。

三、导尿管留置法

【目的】

1.持续或定时行膀胱引流和冲洗。

2.手术前准备。

3.保护尿道、会阴部手术部位清洁，减少感染。

4.监测肾功能。

【用物】

除导尿用品外，需备注射器、生理盐水、无菌引流袋、宽胶布、安全别针。

【操作要点】

1.气囊导尿管固定法　导尿管插入膀胱后，向气囊内注入无菌生理盐水 5ml，轻拉导尿管以证实导管已固定。

2.单腔导尿管的固定方法　男病人用蝶形胶布，粘于导尿管及阴茎两侧，再用细长胶布环绕于阴茎上，以固定蝶形胶布；女病人用宽 4cm、长 12cm 的胶布，一端 2/3 长撕成 3 条，另 1/3 贴在阴阜上，撕开的 3 条胶布，中间一条贴于导尿管上，两旁的两条交叉贴在两侧大阴唇及腹股沟上。

3.固定后，将导尿管末端与无菌尿袋相连。引流管要留出足够翻身的长度，再以安全别针固定在床单上。

【注意事项】

1.贮尿袋内的液尿应及时倾倒放出。

2.单腔普通尿管 1~2 周更换，气囊导尿管 3~4 周更换。

3.尿袋与尿管同时更换。尿中有血、絮状物、沉淀物随时更换；泌尿道感染每日更换。

4.长期留置导尿管病人，病情允许下应鼓励多饮水，勤翻身，防止泌尿系感染及结石形成。

5.保持引流通畅，防止引流管受压或扭曲，尿袋及引流管位置应低于耻骨联合，以防止尿液逆流而引起感染。

6.长期留置导尿管病人，在拔管前须行间歇性放尿，锻炼膀胱反射功能。

7.病人离床活动时，导尿管及尿袋应妥善安置。

四、留取清洁中段尿

【目的】

留取尿标本做检查。

【用物】

同导尿术，另备试管夹。

【操作要点】

1.向病人解释，取得合作。

2.病人取坐位或卧位，放上便盆。

4.嘱病人自行排尿，弃去前段，以试管夹住无菌试管，接取中断尿 5ml，做好标记。

5.协助病人整理衣裤，整理床单位，清理用物，标本及时送检。

（宋敏 孙玉 张静 宋丽）

第四章　冷与热的应用及吸入疗法

第一节　冷与热的应用

一、热敷

【目的】

控制炎症，促进愈合；减轻疼痛；减轻深部组织充血。

【用物】

治疗盘、带盖容器1个 (内盛热水及敷布两块)、清洁弯盘内放长钳子两把、纱布、棉垫、凡士林及棉签、一次性看护垫 (或小橡皮单) 及治疗巾、小塑料布、大毛巾、热水袋、水温计，暖水瓶内装开水或备电炉。

【操作要点】

1.携物品至床旁，向病人解释清楚，必要时用屏风遮挡。

2.暴露热敷部位，垫一次性看护垫 (或治疗巾及小橡皮单)，用棉签涂凡士林于热敷部位皮肤表面，面积要大于热敷面积，然后盖上一层纱布。

3.敷布放在热水盆中，水温一般50~60℃，用长钳取出敷布拧干，抖开敷布用手腕掌测试敷布温度，如不烫，平铺于热敷局部敷布上盖棉垫，最上层盖塑料布，病人如感到烫热，可揭开敷布一角以散热。

4.敷布3~5min更换一次，可用加入暖水瓶的热水维持水温，热敷总时间15~20min，会阴部热敷时可用丁字带固定。

5.热敷毕清理用物，敷布用毕洗净晾干。

6.在患部不忌加压的情况下，可用热水袋敷在敷布上，再盖上大毛巾，以代替更换敷布，达到持续给热的目的。

二、热水坐浴

【目的】

1.解除盆腔、会阴、外生殖器及肛门部的充血、炎症和疼痛。

2.清洁伤口。

3.治疗痔疮和外阴部及外生殖器疾病。

【用物】

座浴椅、无菌坐浴盆 (内放无菌纱布 1~2 块、40~45℃温开水或 1:5000 高锰酸钾溶液 1/2 盆)、水温计、无菌纱布、毛巾，另备一罐 70℃热溶液作加温用，需要时备换药用物，必要时备屏风。

【操作要点】

1.将物品携至坐浴地点，如在病房内则用屏风围挡。

2.向病人说明治疗方法，排空大便，洗手后准备坐浴。

3.嘱病人试测水温，适应后坐入水中，随时调节水温。坐浴时间 15~20min。

4.坐浴完毕用纱布擦干臀部，如有伤口，坐浴后按换药法处理伤口。

5.清理用物。

【注意事项】

1.坐浴时，应观察病人的面色、脉搏及主诉，如发现异常应停止坐浴，并扶病人回病房，卧床休息并通知医生。

2.子宫脱垂病人坐浴时，水温不宜超过 3℃8，如用中药应煎汤先熏后洗。

3.冬天应注意室温和保暖。

4.经期或阴道出血、盆腔器官急性炎症期、妊娠后期、产后 2 周内忌坐浴。

5.做好记录。

6.因热水浴有镇静、催眠作用，需注意病人安全，防止病人跌倒。

三、热水袋

【目的】

1.用于老人及小儿的保暖。

2.解痉、镇痛作用。用于注射后局部有硬结、术后尿潴留、肠胀气等情况。

【用物】

热水袋及套、水温计、水罐内盛热水 (成人水温 60~70℃，老人、小儿不超过 50℃)。

【操作要点】

1.检查热水袋有无破损，测量并调节水温。热水灌入袋中最多不超过袋子的 2/3。

2.手提袋口将热水袋逐渐放平，见热水达到袋口即排尽袋内空气，拧紧塞子。

3.用布擦干袋外面水，倒提热水袋检查是否漏水。套上布套，系紧带子放在需用之处，向病人作适当解释。

4.使用中应经常保持热水袋的热度，及时更换热水。

【注意事项】

1.对婴幼儿、老年人，麻醉未醒、末梢循环不良、昏迷或肢体麻痹的病人水温在 50℃ 以内，热水袋不得与病人皮肤直接接触，如足底部保温应距离 l0cm，或用大毛巾包裹。

2.严格执行交班制度，并经常巡视观察病人局部皮肤颜色，如发现皮肤潮红应停止使用并在局部涂以凡士林。

3.热水袋不可放在两面皮肤之间如腋下、腹股沟等部位，以免发生烫伤。因积液致痛或新鲜软组织血肿不可用热水袋。

4.为手术前使病床保温，热水袋放置于病床，其表面温度不超过 45℃。缓解疼痛直接接触皮肤时，表面温度不超过 42~43℃。

5.用毕将水倒净，倒挂晾干向袋内吹气后，旋紧塞子，存放于阴冷处，防止两层橡胶粘在一起。热水袋套放入污物袋内送洗。

四、化学加热袋

化学加热袋是密封的，使用前用手揉搓，敲打或挤压袋子，使袋内的化合物发生化学反应而产热。最高温度可达 76℃，平均温度 56℃，可持续 2h 左右。长时间使用应注意避免发生烫伤。

五、冰袋使用

【目的】
减轻局部充血、出血；制止炎症扩散；减轻疼痛；降温。

【用物】
冰袋及冰套，冰块。

【操作要点】
1.装冰块于冰袋内约 2/3，(天然冰需去棱角)，排尽空气，扎紧袋口，擦干，倒提检查无漏水，套好布套。

2.对病人解释，置冰袋于所需部位。如为降温，可放在病人前额、头顶部、颈部、腋下、腹股沟等血管丰富的部位。

3.根据医嘱及体温变化决定停止时间。

【注意事项】
1.注意局部勿冻伤。

2.及时补充袋内冰块。注意随时观察冰袋有无漏水。

3.保持冰袋放置部位正确。

4.冰袋压力不宜太大，以免阻碍血液循环。

5.如为降温，冰袋使用后 30min 需测体温，做好记录。当体温降至 39℃ 以下时，可取下冰袋。

6.聚乙烯醇冰袋的使用：存放于冰箱中，需要时可取用，降温效果达到 2h 左右，用后进行消毒，再置于冰箱中 4h，可重复使用。

六、冰帽 (冰槽) 使用

【目的】

降温、保护脑组织。

【用物】

冰帽 (冰槽)、冰块、大小毛巾各1条，一次性中单 (或橡皮中单及中单)。

【操作要点】

1.冰帽装冰块至 2/3 满。

2.将冰帽携至床旁，向病人解释。

3.铺一次性中单 (或橡皮中单及中单) 于病人头肩下面，上齐床头。

4.用大毛巾将病人头部、颈、肩部围好，去枕。

5.将冰帽戴在病人头部或枕于冰槽内，病人头下垫小毛巾，移病人枕后部分冰块至头顶及两侧。

6.放好冰帽 (冰槽) 排水管。

【注意事项】

1.观察病人反应，防止冻伤。

2.及时向冰帽 (冰槽) 内补充冰块，及时倒掉融化的水。

七、冷湿敷法

【目的】

降温、消炎、止血。

【用物】

脸盆 (内放冰块及冷水)、小毛巾两块、血管钳两把、一次性看护垫 (或小橡皮单及治疗巾)、弯盘、凡士林、棉签、纱布。

【操作要点】

1.携物品至床旁，向病人解释，将一次性看护垫 (或小橡皮单技治疗巾) 垫在冷敷的部位下面，局部皮肤涂以凡士林。

2.上面再铺一块纱布。

3.将小毛巾放在冰块盆内浸湿，拧毛巾至不滴水为适度，敷在患处。若为高热病人则放在前额，适时更换，共 20~30min。

4.冷敷完毕，用纱布将患处擦净。

5.整理用品，记录。

八、乙醇擦浴

【目的】

降低体温。

【用物】

治疗碗或面盆 (内盛 25%~30%乙醇 300~500ml)、大毛巾 1 条、小毛巾两块、热水袋加套 (内盛 60~70℃热水)，冰袋加套 (内盛小冰块)、便器、衣裤 1 套，备用屏风。

【操作要点】

1.备齐用品携至床前向病人解释，用屏风遮挡，松开盖被，必要时给予便器。

2.置冰袋于头部，置热水袋于足部，脱去上衣，盖在病人胸部，解松裤带。

3.露出远侧上肢，下垫大毛巾，操作者将小毛巾蘸乙醇溶液拧至半干缠在手上，以离心方向，自颈侧沿上臂外侧至手背，自胸侧经腋窝沿上臂内侧至手掌擦拭，擦毕用大毛巾擦干皮肤，同法擦另一侧，经常更换小毛巾。

4.帮助病人侧身，背向护士。分左、中、右与以上同样手法擦拭背部 (自颈下至臀部)，擦拭时不必遮盖病人以利散热，擦后穿好干净上衣。

5.脱去裤子，露出远侧大腿，下垫大毛巾，自大粗隆沿大腿外侧擦至足背，再自腹股沟沿大腿内侧擦至脚踝，然后自臀下开始沿大腿后面经腘窝至足跟擦拭。

6.穿好干净裤子，移去热水袋，盖好被子。整理床单位及用物。

7.半小时后测量体温并记录在体温单上。

【注意事项】

1.擦浴过程中，观察病人情况，发现病人有寒战、面色苍白、脉搏及呼吸异常时，应停止进行并通知医生。

2.在腋窝、肘部、腹股沟、腘窝等大血管丰富的地方，要使湿毛巾停留的时间长一些，促使热蒸发。擦浴时，不用按摩方式，因按摩易生热。

3.禁擦胸前区、腹部、项部及足心部。擦拭腋下、掌心、腹股沟、腘窝等部位用力可略大，时间可稍长，有利降温。

4.温水擦浴水温为 32~34℃，冷水擦浴水温 4 ℃。操作方法与注意事项与乙醇擦浴相同。

第二节　吸入疗法

一、氧疗法

【目的】

提高血氧含量及动脉血氧饱和度，纠正机体缺氧。

(一) 中心供氧吸氧法

【用物】

氧气装置一套 (流量表、湿化瓶)、乙醇、一次性吸氧管或橡胶管、鼻导管、胶布、棉签、接管、安全别针、用氧记录单，根据不同用氧方法增加鼻塞、漏斗、面罩、氧气枕、氧气帐等。

【操作要点】

1.携用物至病人床前，核对床号及姓名，做好解释工作。

2.将流量表及湿化瓶安装在墙壁氧气装置上，连接一次性吸氧管 (或橡胶管)。

3.用湿棉签清洁鼻孔。

4.自一侧鼻孔轻轻插入鼻导管 (长度为鼻尖到耳垂的1/3)，固定。

5.打开流量表开关，氧气流出通畅，调节氧流量，将吸氧管路连接鼻导管。

6.记录用氧时间及流量。

7.停止用氧时，拔除鼻导管，擦净鼻部。关流量表，取下湿化瓶及流量表，记录停氧时间。

8.整理用物，做消毒处理。

(二) 氧气瓶吸氧法

用物需加扳手，余同中心供氧吸氧法。

1.在氧气瓶上安装氧气流量表。

2.接湿化瓶及一次性吸氧管 (或橡胶管道)。

3.核对床号及姓名，做好解释工作。

4.用湿棉签清洁鼻孔。

5.自一侧鼻孔轻轻插入鼻导管 (长度为鼻尖到耳垂的1/3)，固定。

6.打开总开关，再打开流量表，确定氧气流出通畅，调节氧流量，吸氧管路连接鼻导管。

7.记录用氧时间及流量。

8.停用氧时，先取下鼻导管，关流量表开关，然后关总开关，再开流量表开关放余气。记录停氧时间。

9.整理用物，做消毒处理。

【不同用氧方法】

1.鼻导管法包括单侧鼻导管法及双侧鼻导管法。

2.鼻塞法用塑料制成的球状物塞于鼻孔。

3.漏斗法 以漏斗代替导管，连接橡皮管，调节流量，将漏斗置于病人口鼻处，适当距离固定防移动，多用于婴幼儿及气管切开病人。

4.面罩法选择合适的面罩，调节氧流量，面罩盖住病人口鼻，用带子在头上固定。

5.氧气枕法抢救在转移中的危重病人或家庭中的病人，临时用氧。

6.氧帐法一般为抢救患儿时应用，可用塑料制成氧帐，氧气经过湿化瓶，由橡胶管通入帐内。

【注意事项】

1.严格遵守操作规程，氧气筒放置阴凉处。切实做好防火、防油、防热、防震，注意用氧安全。

2.持续吸氧病人鼻导管每日更换两次，双侧鼻孔交替插管，以减少对鼻黏膜的刺激和压迫。及时清理鼻腔分泌物，保证用氧效果。

3.使用氧气时，应先调节流量后应用，停用时应先拔除鼻导管，再关闭氧气开关，以免操作错误，大量氧气突然冲入呼吸道而损伤肺部组织。

4.氧气筒内氧气切勿用尽，至少保留 $5kg/cm^2$ 压强，以防外界空气及杂质进入筒内，引起爆炸。

5.对已用完的氧气筒，应悬挂"空"的标志。并避免急救时扳错而影响使用。

6.用氧过程中，准确评估病人生命体征，判断用氧效果。

二、雾化吸入法

(一) 超声雾化法

【目的】

1.使药液呈雾状，直接作用于局部黏膜，消炎、镇痛、祛咳。

2.解除支气管痉挛，改善通气功能。

3.预防呼吸道感染。

4.应用抗癌药物治疗肺癌。

【用物】

超声雾化机、蒸馏水、药物 (遵医嘱)、治疗巾或毛巾。

【操作要点】

1.检查雾化器部件完好。

2.水槽内放入 250ml (约 2/3) 的蒸馏水，浸没罐底雾化膜。雾化罐内加入所需药物。

3.携用物到病人床前，核对病人姓名，向病人解释目的及使用方法。

4.病人颌下放置治疗巾或毛巾。

5.先开电源开关，再开雾化开关。

6.调节雾量，定好时间 (15~20min)。

7.将面罩罩在病人口鼻部，待有气雾喷出，病人做均匀深呼吸。

8.治疗完毕，擦干面部和颈部。

9.先关雾化开关，后关电源开关。

10.整理用物，清洁雾化器，螺纹管及面罩取下消毒、干燥备用。

【注意事项】

1.使用雾化器前检查各部分有无松动、脱落等异常，注意仪器的保养。

2.水槽底部的晶体环能器及雾化罐底部的超声膜薄而脆，易破碎，应轻按。

3.水槽和雾化罐内切忌加热水。使用中水温超过60℃应停机换冷蒸馏水。

4.水槽内无足够的冷水及雾化罐内无液体的情况下不能开机。

5.容器内的蒸馏水要适量。太少则气雾不足，太多则溢出容器，损坏机件。

6.病人胸前围以治疗巾，以免喷湿衣服。

7.治疗鼻腔疾病，病人用鼻呼吸；治疗咽、喉或下呼吸道疾病，病人用口呼吸；气管切开者，对准气管套管自然呼吸。

（二）氧气雾化吸入法

利用高速氧气气流，使药液形成雾状，随呼吸进入呼吸道。

【目的】

1.治疗呼吸道感染消炎、减轻水肿、化痰祛痰、减轻咳嗽。

2.改善通气功能　解除支气管痉挛，使气道通畅。

【用物准备】

氧气吸入雾化装置一套（面罩、雾化药液罐、管道）、氧气流量表、湿化瓶、注射器、蒸馏水、治疗巾或病人毛巾、按医嘱准备

【操作步骤】

1.用蒸馏水稀释药液5~10ml，注入雾化药液罐内。

2.带用物到病人床旁，与氧气连接，湿化瓶内不放水。

3.核对床号、姓名。

4.向病人解释，并介绍使用方法。

5.病人颈下放置治疗巾或病人毛巾。

6.调节氧流量6~10L/min，面罩罩住病人口鼻，握住雾化器，病人张口吸气。

7.治疗时间一般为10~20min。

8.治疗毕，移开雾化装置，关闭氧气。

9.清理用物，做消毒处理。

【注意事项】

1.使用中保持雾化药液罐在适当位置，防止倾洒药液。

2.湿化瓶内不要放水，以防稀释药液。

3.操作中避开烟火及易燃物。

（孙玉　张静　高海艳　周千会）

第五章 基础护理操作

第一节 铺床法

一、备用床、暂空床

【目的】

保持病室整洁，供新病人或暂时离床病人使用。

【用物】

床、床垫、床褥、枕芯、棉被或毛毯、大单或床罩、被套、枕套、必要时备一次性中单（或橡皮中单及中单）。

【操作要点】

1.按使用顺序放置用物于床旁椅上。

2.移开床旁桌、椅。

3.床垫上缘紧靠床头。

4.铺床褥。

5.铺大单或套床罩：中线对齐，床头床尾包紧，床单平整无皱褶。

6.必要时铺一次性中单（或橡皮单及中单）：上缘距床头45~50厘米。

7.套被套：被头距床头15cm，被套两侧折叠与床垫齐，被套内外整齐，无皱褶。

8.套枕套：四角充实，开口背门。

9.桌椅归原处。

10.暂空床将盖被三折叠于床尾。

【注意事项】

1.不要在治疗、换药或进餐时铺床。

2.铺床前要检查床的安全性能。

3.被服有破损、污渍应及时更换。

4.操作中遵循节力原则。

5.床单位舒适、整洁、美观

二、麻醉床

【目的】

供麻醉手术后的病人使用，使病人安全、舒适，预防并发症，防止污染被褥。

【用物】

除备用床用物外，另加一条一次性中单（或橡皮中单及中单），必要时备麻醉护理盘、吸痰器、氧气、热水袋、毛毯、血压计、听诊器、弯盘、胶布、剪刀、电筒、别针等。麻醉护理盘用物：压舌板、开口器、舌钳、牙垫、通气导管、治疗碗、镊子、输氧导管、吸痰导管、棉签、纱布等。

【操作要点】

1.同铺备用床法铺好大单或床罩后，根据病情和手术部位需要，铺一次性中单（或橡皮单及中单）。

2.铺被套：被套上端与床头平齐，两侧边缘向内折叠与床垫齐，尾端向内折叠与床尾齐，再将盖被纵向三折叠于一侧床边，开口向门。

3.枕头横立于床头。

4.移回床旁桌，椅子放于折叠被同侧。

【注意事项】

1.铺麻醉床时应将全部被服换为清洁被服。

2.注意保温，根据季节及室温加以调节。

三、卧床病人更换床单法

【目的】

使床单位整洁，病人舒适，预防压疮。

【用物】

清洁大单或床罩、中单（或一次性中单）、被套、枕套、带潮湿布套的床刷，需要时备衣裤。

【操作要点】

1.病情允许翻身侧卧的病人，采用左右侧卧更换床单法。

2.移椅至床尾，将清洁被服按更换顺序放椅上，移开床旁桌，若病情允许放平床头。

3.松开一侧盖被及底层各单，协助病人侧卧或移至床的另一边，枕头随之移动。将近侧中单卷起塞于病人身下，清洁中单（或一次性中单）搭在病人身上，将大单卷起，塞在病人身下。

4.清洁床单的中线和床的中线对齐，一半塞在病人身下，一半铺平，放平并铺好清洁中单（或一次性中单）。

5.协助病人侧卧于铺好的一边，卷下污单放于护理车下。依次将各单逐层拉出铺平。

6.帮助病人采取适当体位。

7.更换被套、枕套。

8.整理床单位。

9.根据病人情况，也可以从床头至床尾更换。

第二节　病人搬运法

一、轮椅运送法

【目的】
运送不能行走的病人。

【用物】
轮椅。按需要备毛毯、棉服、安全别针等。

【操作要点】
1.置轮椅椅背与床尾齐平，面向床头，固定板闸。
2.将毛毯或棉被平铺在轮椅上，上端高于病人头部。
3.帮助病人上下轮椅时翻起脚踏板，护士站在轮椅背后固定轮椅防止前倾。
4.嘱病人坐轮椅时手扶轮椅扶手，尽量靠后坐，勿前倾或自行下车。
5.用毛毯围住病人，用安全别针固定。
6.推车下坡时减慢速度，过门槛时翘起前轮。
7.注意病情观察。

【注意事项】
1.使用前检查轮椅性能是否完好。
2.冬季注意保暖。
3.如为偏瘫病人，应将轮椅放于病人健侧。
4.必要时一人扶轮椅，一人协助病人坐上轮椅。

二、平车运送法

【目的】
运送不能起床的病人。

【用物】

平车、枕头、毛毯或棉被。

【操作要点】

1.挪动法

（1）对能在床上活动的病人，推平车与床平行紧靠床边。

（2）抵住平车，协助病人移至车上。

2.单人搬运法

（1）移开床边椅至对侧床尾，置平车头端与床尾成钝角。

（2）向病人讲解合作方法。

（3）搬运者一臂自病人腋下伸至对侧肩部，另一臂伸入病人股下，病人双手在搬运者颈后握紧，搬运者托起病人轻放于车上。

3.双人搬运法

（1）同单人搬运法（1）、（2）。

（2）病人两上肢交叉于胸前，将其移至床边。

（3）甲托住病人头颈、肩部及腰部，乙托住病人臀部及双膝部。

（4）病人身体稍向搬运者倾斜，搬运者同时抬起，轻放于平车上。

4.三人搬运法

（1）同单人搬运法（1）、（2）。

（2）甲托住病人头部和肩部，乙托住病人肩部和臀部，丙托住病人的膝及脚部。

（3）三人同时抬起，使病人身体稍向搬运者倾斜，轻移至车上。

5.四人搬运法（帆布兜法） 适用于病情危重或颈椎、腰椎骨折病人。

（1）病人腰、臀下铺帆布兜、床单。

（2）平车与床平行并紧靠床边。

（3）甲站床头托住病人头、肩部，乙站床尾托住病人双腿及双脚，丙、丁二人分别站于病床和平车两侧，紧抓帆布兜或床单四角。

（4）合力抬起病人轻放于车上。

第三节 消毒、灭菌法

【清洁】

用物理方法清除物体表面的污垢、尘埃和有机物，其目的是去除和减少微生物而非杀灭微生物。常用的清洁方法有水洗、机械去污和去污剂去污。

【消毒】

用物理或化学方法清除或杀灭芽孢以外的所有病原微生物。

【灭菌】

用物理或化学的方法杀灭全部微生物，包括致病和非致病微生物以及细菌芽孢。

一、干热灭菌法

【方法】

1.焚烧适用于污染的废弃物、病理标本、带脓血分泌物的敷料和纸张等，可直接投入点燃的焚烧炉内焚烧。

2.燃烧 器械可放在火焰上烧灼 20s；搪瓷容器类可倒入 95%乙醇，慢慢转动容器使乙醇分布匀称，燃烧直至熄灭；开启和关闭培养试管时，塞子和试管口须在火焰上烧灼，来回旋转 2~3 次。

【注意事项】

1.注意安全，燃烧时须远离易燃易爆物品。

2.在用酒精燃烧的过程中，不可添加酒精，以免引起烧伤或火灾。

3.贵重及锐利刀剪，为保护刀锋不宜用燃烧法。

二、湿热灭菌法

（一）煮沸灭菌法

适用于不怕潮湿耐高温的物品，如搪瓷、金属、玻璃、橡胶等。

【方法】

1.洗净物品，器械打开轴节，管道内充满水，被消毒的物品全部浸入水中，加盖煮沸。

2.水沸至 100℃，开始计时，5~10min 杀灭繁殖体，1~3h 杀灭芽孢。

【注意事项】

1.玻璃类用纱布包好，应从冷水或温水中放入。

2.橡胶类应包裹待水沸后放入。

3.物品不宜重叠，保证物品各面与水接触。

4.水中加入 1%~2%碳酸氢钠，沸点可达 105℃，加速芽孢破坏及防止金属物品生锈。

5.消毒时间以水沸起计时，若中途需加入物品，则重新计时。

（二）高压蒸汽灭菌法

【方法】

是物理灭菌法中最有效的方法，凡属耐高温不怕潮湿的物品均可适用。压力灭菌器分为下排气式或预真空式压力蒸汽灭菌器。下排气式在 121~123℃、102.97~

137.30kPa 压强，15~30min 达到灭菌目的；预真空式温度可达 132℃，压强可提高到 205.95kPa，5~10min 即可灭菌。

【注意事项】

1.器材和物品灭菌前必须清洗干净并擦干或晾干。

2.灭菌包体积不可超过 30cm×30cm×25cm。

3.灭菌锅内物品放置应保持适当间隔并避免与锅壁上方和左右两侧接触。

4.易于滞留水分的物品应放在灭菌器内的边缘区。

5.被灭菌物品应待干燥后才能取出备用。

6.做好灭菌效果监测。

7.每件物品消毒前均应贴上化学指示带，注明有效期。

三、辐射消毒法

【方法】

1.日光曝晒法将物品放在日光下，曝晒 6h，定时翻动，使物体各面均受日光照射。多用于一般床上用品、衣物等。

2.紫外线灯管消毒法 多用于空气及物体表面消毒。空气消毒有效距离不超过 2m，时间 30~60min，从灯亮 5~7min 开始计时。

【注意事项】

1.注意眼睛及皮肤的保护，卧床病人可戴黑眼镜或用毛巾遮盖。嘱病人勿视光源，身体用被单遮盖。

2.物品直接暴露在灯光下，摊开或挂起，扩大照射面。

3.照射前清洁室内卫生，照射时停止走动，减少尘埃飞扬。

4.灯管应保持透亮，定时用乙醇擦拭灯管灰尘。

5.关灯后不宜立即再开，需冷却 3~4min。灯管可连续使用 4h，但通风散热要好，以延长灯管寿命。

6.灯管使用时间若超过 1 000h 应更换。

7.定期对消毒效果进行鉴定。

8.对紫外线灯管使用情况要进行登记。

四、化学消毒灭菌法

（一）浸泡法

1.根据物品的性能，选择合适的化学消毒剂及浸泡时间。

2.被浸泡的物品必须洗净擦干。

3.打开器械关节，空腔器械需充满消毒液，保持物品浸没于溶液中。浸泡容器要有盖，并盖严。

4.浸泡后物品在使用前须用无菌等渗盐水或蒸馏水冲洗，避免消毒液刺激。

（二）熏蒸法

应用于室内物品及空气消毒及精密贵重仪器和不能蒸煮浸泡的物品，如血压表、听诊器，以及传染病人用过的票证等。将消毒剂加热或加入氧化剂，使消毒剂呈气体状，在标准浓度和时间内，达到消毒灭菌作用。

（三）喷雾法

借助喷雾器，使消毒剂呈气雾状态，弥漫在空气中，在标准浓度里对空气及物品表面达到消毒作用。

（四）擦拭法

宜选用对人体毒性低、易溶于水，杀菌谱广，穿透性强，无显著气味及刺激性的消毒剂，擦拭物品表面，在标准浓度里达到消毒作用。

（五）环氧乙烷消毒法

【方法】

1.环氧乙烷在常温下是无色气体，对细菌繁殖体和芽孢均有较强的杀灭作用，可用于精密仪器、医疗器械、棉织品、化纤织 物、塑料制品、书报、皮革类等的消毒灭菌。

2.环氧乙烷穿透力强，易燃易爆，消毒灭菌必须在专用密闭容器中进行，在标准的浓度、温度及时间内达到消毒灭菌作用。目前有灭菌柜法、丁基橡胶袋法及程控微电脑全自动消毒器。

【注意事项】

1.环氧乙烷有一定的吸附作用，消毒后的物品应放置在通风 环境中，待气体散发后使用，一般需要 3~7 天。

2.纯环氧乙烷应放在阴凉、通风、无火焰及无电开关处。

3.储存温度不可高于 35℃，用时轻拿轻放，切勿猛烈碰撞。

4.消毒容器不能漏气，袋内物品放置不宜过紧。

5.本品液体对皮肤、眼及黏膜刺激性强，如有接触立即用水 冲洗。

6.本品气体有一定毒性，在作业环境空气中含量不应超过 $0.03kg/m^3$。

第四节　无菌技术操作

一、无菌技术操作原则

1.无菌操作环境应清洁、宽敞。操作前 30min 停止扫地、更换床单等工作，避免人员流动，尘埃飞扬。

2.穿戴整洁，洗手，戴帽子，口罩盖住口鼻。必要时穿无菌衣、戴无菌手套。

3.无菌物品与非无菌物品分开放置，有明确标志。无菌物品不可暴露于空气中，应存放于无菌包或无菌容器中。无菌包外须标明物品名称、灭菌日期，按失效期先后顺序摆放。过期或受潮物品应重新灭菌。

4.进行无菌操作时，应明确无菌区和非无菌区。

5.操作者身体应与无菌区保持一定距离，取放无菌物品时，面向无菌区，并使用无菌持物钳；手臂保持在腰部或治疗台面以上，不可跨越无菌区，手不可接触无菌物。避免在无菌区谈笑、咳嗽、打喷嚏。用物疑有污染或已被污染应更换并重新灭菌。

6.一套无菌物品只供一位病人使用，以防交叉感染。

二、无菌持物钳使用法

【目的】

防止微生物侵入机体，保持无菌物品及无菌区不被污染。

【操作要点】

1.无菌持物钳保存在无菌干燥容器中，或者无菌持物钳浸泡在有盖无菌大口容器中，消毒液应浸没钳关节以上 2~3cm 或镊子的 1/2，每一容器只能放置一把持物钳。

2.取放无菌持物钳时，闭合钳端，不可触及容器口缘及液面以上容器内壁。

3.使用时保持钳端向下，用后立即放回容器内。

4.取远处物品，应连容器一并转移，就地取用。

5.持钳高度不可低于腰部，不能随意甩动。

6.无菌持物钳不可夹取油纱或用于换药及消毒皮肤。污染或可疑污染应重新消毒。

7.无缸无菌持物钳 24 小时更换一次；浸泡无菌持物钳及容器每周消毒 1~2 次，并更换消毒液。使用频繁的科室应每日消毒一次。

三、无菌包使用方法

【操作要点】

1.核对无菌包的名称、有效灭菌日期，检查化学指示带颜色变化情况，包布干燥、完整，系带严、紧方可使用。

2.自包布外角、右角、左角、近侧角的顺序打开，若为双层包裹的无菌包，内层无菌巾使用无菌持物钳打开。

3.用持物钳夹取物品，包内有剩余物品，则按原痕包起扎好，注明开包日期、时间，24h 内使用。

4.包内物品一次全部取出时，可将包托在手中打开，另一手将包布四角抓住，使包内物品妥善置于无菌区域内。

四、铺无菌盘

【目的】

短期存放无菌物品和便于无菌操作，将无菌治疗巾铺在洁净、干燥的治疗盘内，设立无菌区域，放置无菌物品。

【操作要点】

1.用无菌持物钳从无菌包内取出无菌治疗巾。

2.双手捏住无菌巾上层两角的外面抖开，双折铺于治疗盘上。

3.上层扇形折叠，开口边向外。

4.放入无菌物品后，展开扇形折叠层，盖住物品，上下层边缘对齐。开口处向上折两次，两侧边缘分别向下或向上折一次。

5.注明铺盘日期及时间。

【注意事项】

1.治疗盘清洁干燥、无菌巾避免潮湿。

2.铺巾时不可触及无菌面。

3.覆盖无菌巾时对准边缘，一次盖好，避免污染。

4.无菌盘有效时间为4h。

五、无菌容器使用法

【操作要点】

1.打开无菌容器时，无菌面朝上放置，取用物品后立即盖严容器。手不可触及容器的内面及边缘。

2.无菌持物钳不可触及容器边缘。

3.手持无菌容器时，应托住底部。

4.打开容器时，避免手臂超过容器上方。

5.从储槽中取物时，应将盖子完全打开，避免物品触碰边缘而污染。

6.无菌容器应定期消毒。

六、取用无菌溶液法

【操作要点】

1.擦净瓶口，核对标签，检查瓶盖是否松动，溶液有无变质、浑浊。

2.启开盖子，用拇指、示指或用双手拇指于标签侧翻起瓶塞，拉出瓶塞。

3.消毒瓶口后，标签朝上，倒出少量溶液冲洗瓶口，再由原处倒出适量溶液。

4.及时盖塞，消毒瓶口，注明开瓶日期及时间。

【注意事项】

1.不可将无菌物品或非无菌物品伸入到无菌溶液瓶内蘸取或直接接触瓶口倒液。

2.倒出的无菌溶液不可倒回瓶内。

七、戴无菌手套法

【操作要点】

1.洗净、擦干双手。

2.选择手套号码，核对消毒有效期。

3.打开手套包，滑石粉润滑双手。

4.一手捏住手套翻折部分（手套内面），取出手套戴上，已戴好手套的手插入另一手套翻折处（手套外面），同法将手套戴好。

5.手套翻边套在衣袖外面。

【注意事项】

1.未戴手套的手不可触及手套外面，戴手套的手不能触及未戴手套的手及手套的里面。

2.手套破裂或污染，立即更换。

第五节　病人卧位

一、卧位种类

（一）去枕仰卧位

【目的】

用于昏迷、全身麻醉后未清醒及椎管内麻醉或腰穿后的病人等。

【卧姿】

去枕仰卧，昏迷或全身麻醉未清醒的病人头转向一侧。

（二）屈膝仰卧位

【目的】

胸腹部检查等。

【卧姿】

病人仰卧，头下放枕，双腿屈膝，使腹部肌肉放松。

（三）侧卧位

【目的】

肛门检查、灌肠、臀部肌内注射、配合胃镜检查等。

【卧姿】

病人侧卧，双臂屈肘，分别放在胸前及枕旁，双腿屈膝屈髋。

（四）俯卧位

【目的】

腰背部手术或检查，脊柱手术，背、腰、臀部有伤口者等。

【卧姿】

病人俯卧，头转向一侧，双臂屈肘放在头的两侧，需要时胸下、髋部及踝部各垫软枕。

（五）半坐卧位

【目的】

1.减轻呼吸困难。

2.腹腔、盆腔、头面、颈部手术后。

3.腹腔感染时便于引流，并使感染局限化。

【卧姿】

将床头摇起或用靠背支架支起床头 30°~50°角，抬高膝下支架 30°角或双膝下放枕头等物品固定。

（六）坐位

【目的】

为极度呼吸困难、不能平卧的病人缓解症状。

【卧姿】

病人坐在床上，抬高床头支架 60°~90°角，膝部稍抬高，足下可蹬软枕以避免下滑。病人身体稍向前倾，床上放一跨床小桌，桌上放软枕，病人可伏桌休息。

（七）头低脚高位

【目的】

1.体位引流。

2.产妇胎膜早破。

3.右侧卧位用于十二指肠引流，有利胆汁的引流。

4.跟骨牵引或胫骨结节牵引时，利用人体重力作用反牵引力，防止下滑。

【卧姿】

病人仰卧，将枕头横立于床头，床尾抬高 15~30cm。

（八）头高脚低位

【目的】

减轻颅内压；头部牵引。

【卧姿】

病人仰卧，床头垫高 15~30cm。

（九）膝胸卧位

【目的】

结肠、直肠、肛门检查和治疗；矫正子宫后倾及胎位不正。

【卧姿】

病人先俯卧，双腿屈曲成直角，臀部抬高，双臂屈肘放在头的两侧，头转向一侧，头胸部贴在床面上，腹部悬空。

（十）膀胱截石位

【目的】

妇产科检查、治疗、产妇分娩等；肛门部位的检查、治疗或手术；膀胱镜、导尿术。

【卧姿】

病人仰卧于检查台或床上，双腿屈膝屈髋分别放在腿架上，臀部齐台边。 二、协助病人更换卧位法

目的是为协助病人采用正确舒适的卧位，适应检查、治疗及护理需要，预防并发症等。

（一）协助病人翻身侧卧

【操作要点】

1.病人仰卧，两手放胸腹部，双腿屈膝，由操作者将病人移向床缘。

2.一人操作时，两手分别扶病人肩、膝，将病人推向对侧。

3.两人操作时，两人站在床的同一侧分别抬起病人移近自己，然后扶托病人肩、背、腰、膝部位，推向对侧。

4.在病人的背部、肢体用软枕垫妥。

（二）扶助病人移向床头

【操作要点】

1.放平床头，将枕头横立床头，病人仰卧屈膝。

2.一人操作时，嘱病人双手抓住床头栏杆，双脚蹬床面，护士在臀部提供助力，使病人上移。

3.两人操作时，分别在病床两侧交叉站立，托住病人的颈、肩部、臀部或腰部，同时用力，将病人抬起移向床头。

【协助病人更换卧位注意事项】

1.不可拖拉，以避免损伤皮肤，操作者动作应协调轻稳。

2.应注意观察病人病情及皮肤情况，做好记录及交班。

3.保证病人的各种治疗管道通畅。

4.术后病人应检查伤口敷料，防止脱落；保持各种骨科牵引及石膏固定功能位；颅脑术后病人头部只能处于健侧卧位或平卧。

第六节 保护具的应用

一、床挡

【目的】

防止病人意外坠床，保证病人安全。

【注意事项】

1.护理操作完毕立即将床挡固定好。

2.定期检查床挡性能，及时维修。

二、约束带

（一）手腕、踝部约束法

【目的】

限制病人肢体活动。

【用物】

宽绷带或约束带、棉垫。

【操作要点】

1.绷带打成双套结。

2.用棉垫包裹在手腕、踝部，双套结或约束带套在棉垫外拉紧，两端系在床缘。

（二）双膝固定法

【目的】

限制谵妄、躁动、意识不清等病人下肢活动。

【用物】

膝部约束带、棉垫。

【操作要点】

双膝衬棉垫约束带固定双膝，两侧带子系在床缘。

【保护具使用注意事项】

1.使用约束具应向病人家属解释，以征得同意和理解。

2.使用约束具时应松紧适宜，以不脱出、不影响肢体血液循环为宜。并定时放松，局部按摩，促进血液循环。

3.保持病人卧位舒适，肢体处于功能位，并经常帮助病人更换体位。

第七节　隔离技术

一、口罩使用

【目的】

保护病人和工作人员，避免交叉感染。防止飞沫污染无菌物品或清洁食物等。

【操作要点】

1.洗手。

2.拿口罩上方，用口罩罩住口鼻，带子在头上或耳后及颈部打活结。

【注意事项】

1.使用口罩应遮住口鼻，不可用污染的手接触口罩。用毕立即取下，不应挂在胸前。

2.使用纱布口罩 4~8h 应更换；使用一次性口罩不得超过 4h。

3.接触严密隔离的传染病病人应每次更换口罩。

二、手消毒

（一）洗手

【目的】

洗去污垢、皮屑及暂存细菌，减少将病原体带给病人、物品及个人的机会。每次护理病人前后、执行无菌操作、取用清洁物品前及接触污物后均应洗手。

【用物】

皂液、纸巾或暖风吹手设备、流动自来水及水池设备。

【操作要点】

1.洗手前取下手表及饰物。

2.打开水龙头，湿润双手。

3.取皂液，按照洗手六部法进行：

（1）掌心相对，手指并拢，相互搓擦。

（2）手心对手背沿指缝相互搓擦，交换进行。

（3）掌心相对，双手交叉指缝相互搓擦。

（4）一只手握住另一只手大拇指旋转搓擦，交换进行。

（5）弯曲各手指使关节在另一手掌心旋转搓擦，交换进行。

（6）将五个手指并拢放在另一手掌心旋转搓擦，交换进行。

4.流动水冲洗干净。

5.双手自然干燥、洁净纸巾擦干或烘干双手。

（二）刷手

【目的】

避免感染及交叉感染，避免污染无菌物品或清洁物品。

【用物】

无菌手刷、刷手液、无菌纸巾或小毛巾、流动自来水及水池设备。

【操作要点】

1.戴口罩、取下手表，卷袖过肘。

2.刷手。用手刷蘸刷手液自指尖、手背、手掌及前臂用旋转的方法刷洗。衣服不可接触水池，也不可溅湿衣服。

3.每只手至少刷洗 30s 后用流动水冲洗，再重新刷洗一次。

4.再按步骤 2 重新刷手一次。冲洗时，腕部应高于肘部，让水由指尖流向手臂，不使污水倒流。

5.刷手后将双手悬空举在胸前。

6.用无菌巾擦干双手。

三、穿脱隔离衣

【目的】

保护病人及工作人员，避免交叉感染及自身感染；防止病原体的传播。

【用物】

隔离衣。

【操作要点】

1.穿隔离衣

（1）洗手，戴口罩，帽子，取下手表，卷袖过肘。

（2）手持衣领取下隔离衣，两手将衣领的两端向外折，使清洁面向着自己，并露出袖子内口。

（3）伸左臂入袖，举起手臂，将衣袖抖上；用左臂持衣领，依法穿上右臂袖子。

（4）两手持衣领，由领子中央顺着边缘向后将领扣扣好，再扣好袖扣。

（5）解开腰带，两手分别将隔离衣的两边向前拉，直至触到两侧边缘的标志后用手捏住，两手在背后将两侧边缘对齐，向一侧折叠，以一手按住，另一手将腰带拉至背后压住折叠处，将腰带在背后交叉，再回到前面打一活结。

（6）扣上隔离衣后缘下部的扣子。

2.脱隔离衣

（1）解松后缘下部的扣子，解松腰带，在前面打一活结。

（2）解开两袖扣，在肘部将部分袖子塞入工作服下，使两手露出。

（3）泡手、刷手。

（4）解开领口，左手伸入右侧袖口内拉下衣袖过手，再用衣袖遮住的右手在外面拉下左手衣袖过手，两手在袖内解开腰带，两手轮换握住袖子，手臂逐渐推出。

（5）用右手自衣内握住肩缝，随即用左手拉住衣领，使隔离衣两边对齐，挂在衣架上。

（6）不再穿的隔离衣将清洁面向外卷好，投入污衣桶。

【注意事项】

1.穿隔离衣不得进入清洁区。

2.保持衣领清洁，系领子时袖口不可触及衣领、面部和帽子。

3.隔离衣每天更换，如有潮湿或污染，应立即更换。

4.隔离衣应长短合适，有破洞要及时修补。

四、床单位终末消毒

【目的】

对转科、出院或死亡病人单位、用物和医疗器械进行彻底消毒。

【操作要点】

1.将污被服撤下，送洗衣房清洗。

2.床垫、棉被、枕芯等放于日光下曝晒6h，或用紫外线照射消毒，或送洗衣房拆洗。

3.病床、床旁桌椅用消毒液擦拭。

4.食具、脸盆等煮沸消毒或用消毒液擦拭，暖瓶用消毒液擦拭。

5.病室开门窗通风或消毒液喷洒。

6.传染病病人按传染病出院消毒法处理。

7.终末消毒处理后，铺好备用床准备迎接新病人。

（张静　高海艳　时均梅　孟静　宋丽华）

第六章　静脉输液（血）操作

静脉输液法是利用液体静压原理和大气压力的作用，将大量的无菌溶液或药液直接滴入静脉的方法。其目的是：①纠正水、电解质失调，维持酸碱平衡。②补充能量和水分。③输入药物，治疗疾病。④增加血容量，维持血压。⑤利尿消肿，降低颅内压。

静脉输血法是将血液通过静脉输入体内的方法。其目的是：①补充血容量，增加心排血量，提高血压，促进循环。②增加血红蛋白，纠正贫血，促进携氧功能。③供给各种凝血因子，改善凝血功能，.有利于止血。④增加血红蛋白，维持胶体渗透压，减少组织渗出和水肿。⑤补充抗体，以增强机体抵抗力。⑥促进骨髓系统和单核吞噬细胞系统功能。

第一节　四肢静脉输液操作

一、用物准备技巧

用物准备的技巧，关键在于根据不同个体准备合适的用物，且用物准备齐全，以避免操作者因用物不适合病人或用物准备不全而往返于治疗室与病床之间。

1.输液器的选择　袋装液体不用插排气管，选用单管输液器；瓶装液体选用带排气孔的输液器，避免插排气管的麻烦，减少污染；连续为病人输注几袋液体时可选用双管输液器，以节约人力资源。

2.输液针头的选择　根据病人的年龄、输注溶液量及病人的心肺功能状态选择输液针头。需快速补液、生命征较平稳的成人选用 7.5 号、9 号或更大的针头.以利快速补液。老年人、小儿或心肺功能差需限制滴数的病人，可选用小号头皮针，如4.5 号、5 号、5.5 号针头均可。

3.特殊病人的用物准备　昏迷、不合作病人及小儿静脉输液时需准备大小不一的夹板或约束带，以防输液过程中因病人躁动，使针尖刺伤血管壁或针尖滑出血管外。

4.用物摆放技巧　物品的摆放原则应符合操作流程的要求和无菌原则，达到节约操作时间，提高工作效率，防止污染的目的。

（1）物品的摆放严格遵循无菌技术操作原则准备 2 个治疗盘，1 个用于配液，1个带至病床旁用于静脉穿刺，下述简称配液用治疗盘和输液用治疗盘。

（2）配液用治疗盘持物筒放在治疗盘右上角，取放持物钳时不易污染，治疗盘前或上 1/3 从右至左依次摆放持物筒、无菌纱布罐、砂轮、皮肤消毒剂；无菌溶液、药物放治疗盘中央；左下角物品，根据配液时所需物品的先后顺序从上到下依次叠放注射器、输液器；治疗盘下端中间摆放棉签、红钢笔、蓝钢笔，必要时备剪刀；弯盘摆放在治疗盘右下角。

（3）输液用治疗盘前方从右至左依次放置皮肤消毒剂、压脉带；已配置好的液体放在治疗盘中央；左下角从上到下依次叠放无菌敷料贴、无菌手套、穿刺用手垫等；治疗盘下方中央放置无菌棉签、红钢笔、蓝钢笔、输液卡；右侧下角放置弯盘。

二、配药操作技巧

按物品摆放顺序检查物品准备情况，检查液体质量时应保证光线充足，可在窗前或检液灯下，操作者左手持输液瓶（袋）底，右手持瓶盖处，将输液瓶（袋）轻轻倒立。切勿剧烈摇动，以免产生气泡，影响对液体的观察。

配液完毕，请另一位护士核对的同时，操作者剪开输液器袋，当核对者核对完毕后可立即将输液器针头插入输液瓶内，以节约操作时间。

三、排气技巧

将输液器中的调速器在包装袋内关闭，防止排气前漏关调速器，导致莫菲滴管内液面快速下降，造成排气不成功。从输液瓶上取下输液管，将莫菲滴管倒置，打开调速器，使溶液自然流入莫菲滴管内。当莫菲滴管内液面达 1/2~2/3 时，迅速转正莫菲滴管，放下输液器管下端。使液面下降至输液管过滤网上 5~10 cm 处，将调速器关小，取下头皮针梗外套，针尖斜面朝下。将液体慢慢排至头皮针，待液体排至针梗上 3 cm 时关闭调速器，排液量不会超过 3 滴，而且一次排气成功。按上述方法排气不仅体现了操作的娴熟，节约了操作时间，更重要的是防止药液的浪费，保证输入剂量的准确。

四、选择血管技巧

1.静脉选择技巧　首先要了解皮肤的结构特点，皮肤由表皮、真皮、皮下组织构成。全身皮肤厚度不同，0.5~4 mm，四肢为厚。皮肤的痛觉纤维大多分布在表皮，而痛觉感受器在表皮呈点状分布，在手背有触点 25 个，痛点 100~200 个，所以表皮疼痛特别敏感。皮肤血管分布于真皮层及皮下组织内，上肢浅静脉穿刺的血管在皮下组织最多，其次是真皮层。手背的尺骨茎突、桡骨茎突和第 3 掌骨头所形成的三角区域神经分布较少，称乏神经区，是减轻穿刺疼痛的部位之一。

2.血管充盈法技巧

（1）外涂血管扩张剂对于周围静脉显露不明显，血管痉挛穿刺困难者，可涂血管扩张剂。用棉签蘸 1%硝酸甘油涂在穿刺部位皮肤上，并湿热敷 3 分钟左右。使表浅小静脉迅速充盈，静脉直径明显增加，血管充盈度增强。其他如阿托品、2%山莨菪碱、2%利多卡因涂穿刺部位的皮肤，也可使浅静脉扩张、充盈、显露.提高静脉穿刺成功率。

（2）热水暖敷法输液前5分钟给病人使用热水袋，将热水袋置于病人需穿刺的部位，或将手或脚全部浸泡于热水中，使静脉血管扩张。注意水温不宜超过50℃，以防烫伤病人的皮肤。

3.使用压脉带技巧

（1）压力适宜保持张力在10.7~16.0 kPa时，肢体远端的静脉充盈达到最佳状态，既能保证肢体远端有动脉压，又能完全阻断其表浅静脉的回流。

（2）扎2根压脉带法在穿刺点上方20 cm处扎一根压脉带，再在10 cm处扎一根压脉带，可较大面积地阻断外周静脉的血流，明显改善静脉充盈度。本法不仅适用于儿童，还适用于成人中因消瘦、衰竭及无力握拳的病人。对脑血管疾病所致肢体活动障碍，在腕关节内关穴、第2~第5指的第1节指节处各扎一根压脉带，血管充盈明显。对明显水肿及肥胖的病人，用2根压脉带，上、下相距约15 cm，捆扎肢体1分钟后.松开下面1根压脉带，可看到靛蓝色的静脉。最佳静脉穿刺时间是扎压脉带后40~120秒。对极度衰弱、血容量不足、末梢静脉充盈度差的病人，扎压脉带时间应相应延长。

4.穿刺部位的选择　四肢静脉从远心端开始，尤其对长期或较长时期需要静脉输液的病人应有计划地选择从远心端部位的静脉开始。避开在炎症、硬结和瘢痕处穿刺。选择清晰、充盈、走向较直的静脉穿刺，并避开静脉窦。尽量避免在关节处穿刺，因关节处不易固定，稍稍一动，针尖就会刺破血管或脱出血管外。

可供选择的静脉有四肢的浅静脉，如腕部、手背、前臂的浅静脉，肘窝的贵要静脉、正中静脉、头静脉；足背和踝部的浅静脉。年幼儿可选择手背、足背、胸壁或腹壁静脉。

5.特殊病人穿刺血管的选择技巧

（1）输注高渗液体、化学治疗（简称化疗）药物时为避免液体外渗引起血管坏死，宜选择四肢较粗大的血管，如肘静脉、正中静脉、小隐静脉。

（2）输注钙剂应选择易于观察部位的血管，婴幼儿应避免选四肢关节处血管，以免液体外渗引起皮肤坏死，造成色素沉着或瘢痕，影响美观和肢体功能。

（3）穿刺前要"一看二摸"，穿刺时要做到稳、准、浅、轻。"一看"就是仔细观察血管是否明显，走向是否较直，静脉大多呈蓝色（动脉和皮肤颜色一样），较隐匿的静脉要尽可能寻找静脉的迹象。"二摸"就是凭手感，摸清血管走向，如果血管在骨缝之间，则有柔软感，动脉可以摸到搏动。

五、静脉穿刺技巧

1.操作前心理调适　操作者心理放松，充满信心和爱心，是穿刺成功最重要的技巧之一。

2.静脉穿刺前　选择适宜的光线，光线的强弱及照射操作者角度.直接影响穿刺的成功率。光线太强可使操作者瞳孔缩小，太弱的光线可使操作者瞳孔开大而影响视觉功能。明亮的自然光线其亮度最适宜，是最理想的光线，静脉显露清晰，操作者眼睛不易疲劳。在光线不太好的房间、阴雨天气以及夜晚，可选择40 W日光灯，或将 60 W 灯泡置于操作者左前上方。距穿刺静脉 45~50 cm。

3.压脉带捆扎时机　为避免压脉带捆扎时间过长致皮肤发紫、静脉显露不佳,可在聚维酮碘消毒一遍皮肤后再扎压脉带。

4.静脉穿刺技巧　穿刺时操作者左手绷皮肤不能太紧,病人握拳也不能太紧,防止血管被压扁。右手拇指与示指以前后方向握持针柄,使针尖斜面向上,这种握持方法不影响进针角度,进退较灵活。为减轻疼痛,针尖进入皮肤动作要快,针梗与皮肤呈 15°~30°角由静脉上方或侧方刺入皮下.再沿静脉走向潜行刺入静脉,见回血再将针梗放平,缓慢推进少许。

5.特殊病人的穿刺技巧

(1) 肥胖病人　其皮下脂肪丰厚,血管暴露不明显,但较固定。可采用触摸法.即按解剖部位用示指触摸穿刺部位静脉,确认静脉后绷紧皮肤,使局部皮肤出现隐约可见的线形凹沟,凹沟即为静脉。穿刺时从血管的上方进针,进针的角度和力度要大些,以 20°~30°为宜,一般不超过 40°。

(2) 静脉走向变异病人　有的病人静脉走行与一般人存在差异,主要表现在大隐静脉、手背静脉及肘正中静脉,若按平常静脉走行对静脉未显露且很胖的病人进行静脉穿刺时则难以成功。因此,在按解剖静脉走行进针未见回血时,可将针尖轻轻向左侧或右侧、稍深或稍浅处进行试探性进针。

(3) 脱水及微循环障碍病人　由于休克、腹泻、呕吐等原因造成脱水、血管弹性差、血管塌陷的病人,可用温水浸泡、局部热敷改善血液循环,扩张血管,或操作者用手轻轻揉搓或轻拍穿刺部位,用大拇指轻按欲穿刺静脉。静脉穿刺采用"挑起进针"法,即细心地把针尖刺入血管肌层,将针梗放平,针尖稍微挑起,使血管壁分离,针尖的斜面滑入血管内,针尖进入血管中会有一种"失阻感"或"落空感",即使无回血,也可提示针尖在血管内。

(4) 休克、循环功能差、输注特殊药物病人　为确保针尖在血管内,可用 5 ml 注射器抽取 0.9%氯化钠注射液(生理盐水)接头皮针进行穿刺,边穿刺边抽回血,见回血后试推,如穿刺局部皮肤无肿胀,病人未感疼痛,推液无阻力,则提示针尖在血管内。

(5) 滑动与脆性静脉　对于血管脆性较大或是由于长期输入刺激性药物的病人.应正确掌握穿刺方向与角度,缓慢进针;对于血管较滑的病人,穿刺时以左手拇指压迫血管下端,看准方向快速刺入。

(6) 水肿病人　因皮下水肿,血管显露不清,行静脉穿刺前,可先用湿热毛巾热敷穿刺部位数分钟,使穿刺部位血管充分显露。或先行按摩推压局部或用拇指将静脉两侧的皮肤轻轻推开,让血管显露后再行穿刺,进针要比平时略深。

(7) 极度消瘦病人　因血管失去皮下组织的保护,而变得非常脆弱,血管表浅且易滑动,容易刺破,采用握指法,从血管的侧面进针。进针的角度(大概为 10°左右)和力度不宜过大,同时进针后针尖不能在血管内来回移动,以免造成血管破损。

(8) 大面积烧伤病人　应避开烧伤部位进行穿刺,如属全身烧伤者,病人血管失去皮肤组织的支持，因大量失水和大量蛋白丢失，血管塌陷，应选择大静脉，同时注意无菌技术操作，防止感染。

六、固定技巧

静脉穿刺成功后，妥善固定是整个穿刺过程的重要环节，如固定不当可引起针头滚动、滑脱、针尖刺痛，最终导致穿刺部位肿胀、渗出。针头固定时，应以稳妥、安全、病人舒适为原则。

（1）为昏迷、小儿等不合作病人固定时，适当约束，可用夹板固定。根据部位选择合适夹板固定时夹板的中点放置于穿刺部位的中点位置，选用2条长胶布，固定于夹板两端。胶布固定禁忌过紧，胶布走行之间应留有空隙，有利于血液回流，防止肢体缺血坏死。

（2）给小儿进行四肢静脉输液时，助手应固定穿刺部位上、下2个关节。但不能用力过大或抓握太紧，以免引起骨折或疼痛。

七、故障处理技巧

1.滴管内液面过高 从输液架上取下输液瓶（袋），并使输液瓶（袋）稍倾斜，让插入输液瓶（袋）内的针尖露出液面，待输液器内溶液缓缓滴下，直至滴管露出液面，再将输液瓶挂于输液架上，继续进行滴注。

2.滴管内液面过低 折叠或夹紧莫菲滴管下端输液管，同时挤压莫菲滴管，迫使输液瓶内液体流入莫菲滴管内，直至液面升高至莫菲滴管1/2处，松开莫菲滴管下端的输液管。

3.莫菲滴管内液面自行下降 检查莫菲滴管上端输液管和滴管的衔接是否有松动，滴管有无漏气或裂隙，必要时更换输液器。

4.溶液不滴

（1）针尖滑出或部分脱出血管外溶液流人皮下组织，针尖部位皮肤有肿胀、疼痛。如无肿胀，且针尖在血管内，可在针尖相应的皮肤部位清晰地摸到针尖的轮廓；如触摸不清，提示针尖不在血管内，应另选血管重新穿刺。

（2）针尖斜面紧贴血管壁妨碍液体滴入，可调整针头位置或适当改变肢体位置. 直到滴注通畅为止。

（3）针尖阻塞折叠夹住滴管下输液管，同时轻轻挤压近针尖端的输液管。若感觉有阻力。且无回血，则提示针头已阻塞，应更换针头，重新穿刺。

（4）压力过低 由于病人周围循环不良或输液瓶位置过低所致，可抬高输液瓶位置。

（5）静脉痉挛排除上述情况，确认针尖在血管内，而溶液不滴常提示静脉痉挛。可用热水袋或热毛巾热敷于注射部位上端皮肤，或将输液管下端置于恒温输液器上，可以解除静脉痉挛。

八、拔针技巧

（1）拔针时角度不宜过大，动作宜轻，先拔出针梗，再立即用棉签按压穿刺点，或将干棉签轻轻放在穿刺针梗部位的皮肤上方，使针梗在没有压力的情况下退出管腔.可减轻或消除针梗、针尖刃对血管造成的机械性切割损伤，减轻拔针时所造成的疼痛。

（3）拔出针梗后，将棉签顺血管纵向压迫，这样才能按压住皮肤与血管上的2个穿刺点。一般病人按压局部1~2分钟，有凝血障碍或血液病人应按压5~10分钟.一般以针梗拔出后压迫至放松后不出血为止。

第二节 头皮静脉输液操作

小儿头皮静脉输液是儿科最基本的护理技术操作，也是医院治疗抢救病儿的一个重要手段.如何保证准、稳、快、好地将药物输注到病儿体内是护理工作研究的重要技术操作，为保证头皮静脉穿刺的成功率，达到有效的静脉输液，现将用物准备、穿刺、固定的操作技巧阐述如下。

一、用物准备技巧

小儿头皮静脉穿刺除备一般静脉穿刺用物外，还应准备如下物品。①一次性头皮针：选择的原则是根据静脉的大小及深浅、穿刺部位、病人的年龄而定，一般选择4.5~5.5号头皮针。②剃毛刀：用于剃除穿刺部位毛发。③小枕：垫于头颈部。④小号及中号弹力网状绷带：用于穿刺后固定针头。⑤一次性5 ml注射器抽吸0.9%氯化钠注射液（连接头皮针进行穿刺）：用以提高穿刺成功率。⑥小毛巾：因小儿血管较细小，可准备用于热敷穿刺处的小毛巾。

二、病儿准备技巧

（1）穿刺前，应检查病儿衣着情况，不能穿过厚的衣物，因新生儿、小婴儿头颈部相对较短，当病儿穿刺处于仰卧位时，衣着过多，病儿的头部会悬空，穿刺时病儿头部左右摆动时，头部将会失去支撑点，而变得不稳定，不仅病儿感觉不舒适，而且穿刺时血管容易被刺破。

（2）准备1块干燥、柔软的小毛巾衬垫在病儿背部的皮肤与衣服之间，因穿刺过程中，病儿哭闹，大量出汗，背部垫小毛巾可保护病儿的衣服不被汗湿，防止更换衣服带来的麻烦。行头皮静脉穿刺时尽量给病儿穿上胸前开扣的衣服，以避免给病儿更换衣服时，从头顶脱除衣服时可能将头皮针拔出的危险。

（3）穿刺前，病儿不能进食过饱，以免穿刺过程中病儿啼哭、呕吐，胃内容物误入呼吸道，引起窒息。可给病儿进食少量温开水或橘子汁，以防止病儿在穿刺过程中哭吵而导致声音嘶哑。

（4）穿刺前病儿往往啼哭，穿刺的最佳时机是小儿刚啼哭时。此时头皮静脉充盈.容易穿刺。对于长期头皮静脉穿刺，血管不易选择的病儿，可选择在病儿轻微啼哭的状态下进行。但若啼哭时间较长，皮肤潮红掩盖了血管走向，增加穿刺难度，应让家长哄一会儿，待病儿不哭时，隔 3~5 分钟再穿刺。

（5）穿刺部位皮肤准备用剃毛刀剃除穿刺部位周围约 5 cm² 范围的毛发，为穿刺后固定做准备，毛发剃除时注意防止剃破头皮，造成感染。

为了避免剃破病儿头皮，还应掌握以下技巧：首先用温水或 75%乙醇将穿刺部位周围的皮肤浸湿，让助手扶好病儿的头部勿左右晃动，操作者左手固定头部，右手小拇指及手掌尺侧紧贴病儿头部做支撑点，大拇指、示指、中指持剃毛刀，与皮肤平行的方向轻轻地剃除穿刺部位的毛发，对皮肤表面不平整的病儿，更要把握力度和角度，避免剃破皮肤。

三、选择血管技巧

1.头皮静脉穿刺时，首先要鉴别动、静脉动脉触之有搏动感、较粗，外观呈紫红色，较充盈，管壁较厚，不易被压瘪，易滑动，穿刺后回血快，血色鲜红，液体注入时周围组织呈树枝状立即变白，甚至出现局部搏动；而静脉触之无搏动，啼哭时充盈明显，外观呈浅蓝色，管壁较薄，易被压瘪，较易固定，不易滑动，液体滴入顺畅。

2.促进静脉显露技巧 头皮静脉穿刺时应选择充盈好、弹性较好、不易滑动且较粗直的静脉，对于皮肤黝黑、长期静脉输液显露不清的静脉，可采用拇指推压的方法。穿刺者以左手拇指、示指分别固定静脉两端皮肤，右手拇指置于静脉走行方向自左向右横向推压该处皮肤（推压时稍用力）反复数次，直至局部出现一段长约 1.5 cm 的充盈血管时迅速穿刺。

3.肥胖儿童 常常在头皮边缘才有细小静脉显露，因此，选择血管时应沿着发际耐心寻找，仔细辨别毛细静脉的走行，必要时可用 75%乙醇棉签反复擦拭数次头皮静脉部位皮肤，刺激血管充盈扩张。

4.脱水的小儿 按解剖位置用示指触摸静脉，绷紧头皮。局部皮肤上出现一条浅形的凹沟即血管，该部位血管进针感觉好，回血率高，易于穿刺成功。

5.头皮静脉选择技巧 护士在穿刺前必须保持冷静、沉着，要熟悉病儿的病情及头皮静脉的解剖位置。小儿常选用的头皮静脉有额正中静脉、额静脉、颞浅静脉、耳后静脉、枕后静脉及其属支等。其中颞浅静脉始于颅的顶部和侧面的静脉网，其外耳门前方，可摸到颞浅动脉的搏动，颞浅静脉细长浅直，不滑动，暴露明显，是头皮静脉输液的最佳部位。耳后静脉位于耳郭后方.较为固定，且较粗直，显露清楚，也是穿刺时优先选择的血管。

四、穿刺技巧

1.选择合适的光源 头皮静脉穿刺时，光线应充足，但应以不刺眼为度，以免过于耀眼的光线导致反光，造成血管选择困难，一般夜晚以 60 W 日光灯为宜.白天尽量选择在自然光线下穿刺。光源应从穿刺部位前方或左侧方向射入，避免直接照射穿刺点，造成反光，影响穿刺效果。

2.摆放合适的体位 让病儿取仰卧位或侧卧位，将枕头垫于肩背部，使头稍往后仰.充分显露穿刺部位，助手或家长位于穿刺者左侧，协助固定小儿躯干、四肢、头部，以避免病儿头部左右摇摆，身体上下扭动。操作者立于病儿头顶。为保证穿刺时手部力量的稳定，穿刺者可坐于高矮合适的凳子上进行穿刺。

3.选择好皮肤　消毒剂静脉输液穿刺消毒时，常选择聚维酮碘消毒、75%乙醇脱碘的方法。但头皮静脉穿刺时，只单纯选择乙醇消毒 2 遍的方法，这样有利于显示穿刺部位。因聚维酮碘消毒后遗留在皮肤上的色素影响血管的显露，而且 75%乙醇有一定的刺激血管扩张的作用。

4.选择良好的进针点　选择易于固定、针柄可架空的进针点，在血管最清晰处向后移 0.2~0.3 cm，让针尖在血管最清晰处刺人血管，同时要注意保护血管.为下次穿刺做好准备。

5.头皮静脉穿刺技巧　因小儿头皮静脉细小，对有一定穿刺难度的头皮静脉，可以采用"一压、二温、三穿刺、四回抽"的方法穿刺。

(1) 一压　即用左手示指或中指在穿刺静脉的向心方向，离穿刺点 3~4 cm 处压住穿刺部位，拇指、示指相对推压数次，以充分显露血管，但松紧要适宜，过松时血管易随皮肤滑动，过紧时易压瘪血管，降低穿刺成功率。

(2) 二温　即以 50℃左右的热毛巾对选定的穿刺部位进行局部热敷 3~5 分钟.使血管充盈扩张。

(3) 三穿刺　右手拇指、示指前后夹住针柄或拇指、示指上下夹住针柄，使针尖和皮肤呈 60°角，迅速刺入皮肤，针尖刺人皮下后，将针梗放平，用几乎与皮肤平行的角度在皮下移行 0.2~0.3 cm 后刺入血管。

(4) 四回抽　将头皮针与抽吸 0.9%氯化钠注射液的注射器相连接，在针尖斜面全部进入皮肤后，由助手将注射器活塞轻轻回抽.使在进针过程中处于负压状态，有利于回血的观察。若为一人操作，则在进针前将针管反折后夹于持头皮针之手的小指和无名指之间，待针尖斜面全部进入皮肤后，再快速松开反折的输液管，使输液管在进针过程中处于负压状态。此进针手法适用于儿童，可缩短穿刺时间，减少不适。

6.不同病人静脉穿刺技巧

(1) 对血管粗而明显固定者，应以 20°角正面或旁侧进针。对皮下脂肪少、静脉易活动者，要左手绷紧皮肤，固定血管，以 30°角从血管右侧快速经皮刺入血管。此法易成功。

(2) 脱水病人　由于组织间液量和血容量减少，病人皮肤弹性差，循环血量减少，血管充盈不良，可先采用热敷使血管扩充。穿刺时针尖从正面以 25°角快速刺入皮肤，然后减少角度轻轻挑起皮肤，当针梗进入约 1/4 时，针梗稍向下倾斜，以降低角度，将针尖稍抬起，挑起静脉慢慢进针到位，这样使上、下血管壁分离。以免刺破血管。

(3) 肥胖儿童穿刺时进针角度稍大一点，穿刺时应选择针头斜面短的头皮静脉针，针尖方向与血管平行，持针要稳，避免碰伤血管壁，这类病人血管管腔细、回血慢，为了使穿刺后易回血，可将调节器置于莫菲滴管下端，以距针头 60 cm 效果更佳。未见回血时，不要急于退针，可试着向后挤压头皮针管，使头皮针管内形成负压。若仍无回血，却感觉针尖在血管内，可松开调节器试滴，观察局部无肿胀，液体滴入顺畅即可固定。

（4）水肿病人皮下组织积水及静脉压增高，导致血液回流受阻或减少，表浅静脉不易看到或触及，因此应选择粗血管，沿着血管的走行，用手按压肿胀的组织，将水分暂时挤压到周围组织中，使血管暴露后，消毒皮肤25°角快速进针。

（5）新生儿病人因新生儿皮下脂肪少，皮肤柔嫩，所以新生儿的血管比婴幼儿的血管暴露得更清晰，而且弹性差，管腔小，分支多，交错成网状，血管易滑动而不易固定，因此对于一些暴露清晰的血管，以10°角进入皮肤，再挑起皮肤，沿血管方向以5°角进血管，有突破感或阻力消失感时再平行潜行2~3 mm，操作时不可用力过猛，防止穿透血管。对于交错成网状的头皮静脉，以3°~5°角进皮肤，随后挑起皮肤，沿血管方向缓慢以1°~2°角进入血管，这种血管由于充盈度差、管腔小、压力低，所以回血不好，穿刺时针头阻力突然消失后，反折头皮针管回吸即可见回血或用0.9%氯化钠注射液试推少许不见局部肿胀即可判定穿刺成功。

五、固定技巧

小儿头皮静脉相对其他部位虽较易固定，但往往由于病儿不配合，头部晃动较大。或哭闹导致汗多，造成胶布松动引起渗液，因此固定的好坏也是穿刺成功的关键。

1.头皮固定法　行头皮静脉穿刺前应剃净穿刺点周围毛发，以利于固定。固定时必须使针头顺血管方向，针柄位置略高于针尖。第1条胶布横贴于针柄处，避免松手后针柄转动方向而使针尖滑落或刺破血管。第2条胶布从针尾处向上交叉固定，不能让针柄架空。第3条胶布在针头前方加固固定，同时将头皮针管以小弧形盘在一侧，弧度要小，以不打死折为宜，弧度过大，易使小儿手指套入抓脱针头。第4条胶布将硅胶管固定在针头的旁侧、耳郭或颈后，防止其在针尾处摆动，摩擦挤压针头，致使针尖刺破血管发生渗液，同时可以避免因不小心碰触或被小儿拽出针头。如果小儿哭闹，满头大汗，应把汗液擦干。再贴胶布，以免胶布不黏。也可选用胶布将针头环形固定头部1周。

2.耳郭固定法　耳郭因汗腺极小，出汗极少，即使炎热酷暑、病儿哭闹不安时，也难见出汗，且耳后无毛囊，皮脂腺分泌的油脂不能达到耳郭皮肤表面。因此，皮肤表面无皮脂以及由皮脂汗液共同形成的薄膜，胶布易固定。另外，头皮针塑料管弯曲固定于近侧耳郭，此种固定法根据力学原理，可使针头免受外力牵拉，不易脱出，并且此固定法可以使输液管置于病儿脑后或一侧，避免输液管在病儿面前晃动，减少病儿对输液的恐惧感。

3.弹力网状绷带固定法　头皮针穿刺好后，将弹力网状绷带撑开，从病儿前囟区中心套人，网状绷带上端撑头顶及前额，下端撑下颌，两侧露耳郭，使头皮针穿刺部位于网状绷带固定范围内，调整位置至病儿舒适。对头颅较大病儿，也可将弹力网状绷带下端沿枕后固定，以减少病儿不舒适。

第三节　静脉留置针输液

静脉留置针又称静脉套管针，已广泛应用于临床。它的主要优点在于：①静脉留置针具有管体柔软、管尖圆钝的特点，可随血管形状而弯曲，且留置针在血管内有一定的长度,便于固定，不易脱出。②静脉留置针的套管对血管壁的刺激性小，能减少静脉炎和液体外渗的发生，有利于延长留管时间。③静脉留置针平均可以保留2~7日，不需要每日进行静脉穿刺，可有效保护血管。④静脉留置针放置等于保留着一条开放的静脉通路，对于随时需要静脉输液的危重病人来说，具有重要的意义。⑤有利于血浆等黏稠液体的输入。由于上述优点，静脉留置针在抢救病人时更安全可靠，也更适用于手术、昏迷、躁动及长期输液等病人。

一、用物准备技巧

（1）常规备好静脉输液用物及液体，另备 5 ml 注射器抽取 0.9%氯化钠注射液连接留置针穿刺用，肝素帽，无菌手术薄膜 1 帖，2%聚维酮碘和 75%乙醇。

（2）用聚维酮碘与 75%乙醇消毒，消毒范围直径>8 cm，待消毒液干后方可穿刺。

二、静脉选择

留置针输液宜选粗、直、柔软、富有弹性的血管，避免选用靠近神经、韧带、关节、硬化、受伤、感染及有静脉瓣的静脉。

（1）成人常规选择四肢浅静脉，如手背静脉和肘静脉；小儿一般首选头皮静脉，<3 岁的病儿，如输液量多，输注时间长，宜选用耳后静脉、颞浅静脉或其额角分支及头部其他浅静脉。

（2）严重大面积烧伤，全身水肿，静脉穿刺困难的病人输液、输血可选择切痂术中痂下的静脉。

（3）晚期肿瘤病人可选择胸、腹壁浅静脉。

（4）对于输注 20%甘露醇注射液和化疗药物的病人①应酌情选用浅静脉穿刺。②连续使用 3 日以上，套管针保留时间一般应≤3 日。

三、留置针穿刺置管

1.进针角度与速度　进针角度以 15°~30°为宜，进针速度宜慢，且应直接刺入血管。

2.送管时机及手法　进针后要及时观看回血（回血慢可稍做停顿），见有回血时降低穿刺角度，将留置针继续沿血管潜行 1~2 mm，右手固定针心，以针心为支撑，此时为送外套管的最佳时机，切忌见到回血立即送管，送管时固定针心的右手将针尾稍抬起，左手拇指与示指持外套管柄的上方左右两侧，沿针心将套管全部推入静脉，此方法送管减少了左手持外套管一侧贴皮肤送管时的阻力。

3.退针心手　法套管送入血管后，松开压脉带，退针心。退针心时按压套管尖端处，能明显减少血液外溢，优于按压穿刺点近心端血管。按压时使用左手拇指，因拇指较其他手指力度大，能有效阻断血液回流，按压的同时退出针心，连接静脉帽，待对口旋上后，方可松开左手，以双手旋紧静脉帽。

4.其他操作技巧　对外周静脉充盈不佳的病人采取分次扎压脉带的方法，即系紧压脉带，用手轻轻按摩皮肤约1分钟，松开压脉带片刻，再扎压脉带，这种方法可以提高套管针穿刺成功率。在头皮静脉留置针操作中，用右手示指背侧面弹送外套管，优于左手反向推送外套管及右手示指掌侧面推送外套管。

5.小儿静脉穿刺技巧　要固定好穿刺部位，掌握进针角度，不可<15°。进针速度不宜过快，防止针尖刺破静脉后壁。掌握送管时机及手法，针心固定不宜过低.否则会增加送管阻力。

6.婴幼儿头皮静脉穿刺技巧　选好穿刺部位后，按常规剃发，消毒皮肤，直径>8 cm。使用前应松动外套管（转动针心15°），使套管前端与钢针衔接处的粘连轻微松解，以便送套管和拔针心顺利。进针点落在血管后0.3~0.5 cm处，以10。左右角度刺人头皮后，即降低进针角度缓缓潜行，见回血即停止进针。

详细步骤：①右手固定针翼。②左手轻轻抽出针心0.2 cm。③右手将套管与针心一起送入静脉后抽出全部针心。④用透明敷贴进行固定。整个操作力求稳、轻、浅、准、慢，回血后不再进针，是因留置针较头皮针型号粗且锋利，而小儿血管较直的部分短，回血后如果再进少许易将血管刺破而致穿刺失败。

7.老年人静脉留置针穿刺技巧　老年病人由于生理因素及各种疾病因素的影响.周围血管弹性下降，脆性增加，充盈度下降，要根据具体情况选择合适的静脉及相应的留置针。一般选择22~20号留置针。在满足治疗需要的情况下，尽可能选择最短最细的导管，以减少导管对静脉壁产生的机械性刺激，增强固定的牢固程度，延长留置时间。一般在消毒静脉的上方以15°~30°角度进针为宜，见有回血.立即降低注射角度至5°~15°，再沿血管平行向前推进约0.2 cm，将针心退出约0.5 cm，软管全部送入静脉，确认穿刺成功后，抽出全部针心。

四、固定

1.一般使用无菌贴膜固定　贴膜时严禁其内有空气，无菌贴膜透气性差，使用2~3日后针眼处潮湿、发红，因此使用2~3日时应局部消毒后，更换贴膜；也可使用苯扎氯胺贴（创可贴）固定针眼，其余部分用胶布固定，用绷带将留置针包裹，使留置针不易拽出，病人亦有安全感。

2.小儿静脉留置针的固定技巧

（1）头皮静脉留置针的固定技巧病儿穿刺局部剃发要干净，且面积要大，用黏度大的胶布，反折延长管要不影响小儿睡眠，另外须用胶布加固插在肝素帽上的头皮针，防止小儿躁动时头皮针从肝素帽处滑脱。也可采用戴小帽固定，专人看守或适当约束小儿上肢。

（2）外周静脉留置针的固定技巧　由于婴幼儿好奇、好动的心理，且手部动作发育较好，故留置针容易被拔除，对病情轻者不采用手部留置针。对于留置足部者，采用环行包扎、外套袜子、适当分开双足等方法。

五、封管

1.封管液配制

(1) 肝素溶液配制 肝素原液 1.25 万 U 加入 0.9%氯化钠注射液 125~1250ml 中，即每 1 ml 含肝素 10~100U。

小儿肝素封管液剂量为 2 ml。各年龄组使用肝素盐水的浓度：新生儿为 0.5 U/ml，<3 岁为 1~5 U/ml，3~7 岁为 5 U/ml，8~14 岁为 5~12 U/ml，血液高凝状态 25U/ml。

(2) 保养液配制枸橼酸钠 1.3 g，枸橼酸 0.4 g，葡萄糖 30 g，加蒸馏水至 100 ml。

(3) 0.9%氯化钠注射液。

2.肝素帽封闭 输液结束后用注射器抽取封管液 3 ml，采取连续不间断、均匀缓慢、边推注边旋转式退出针头的方法封管，使留置针整个管腔内充满封管液。然后用无菌纱布覆盖，并记录时间。0.9%氯化钠注射液封管者 6~8 小时后.以同样方法注射 1 次；肝素封管者可保留 12 小时，再次输液时，用 2%聚维酮碘消毒肝素帽，接上液体，并记录时间。

3.特殊病人的封管要求

(1) 心血管病人，特别是原发性高血压病人需要限制盐的摄入量，若用 0.9%氯化钠注射液 20 ml 每日封管 2 次，则每日的摄盐量将增加 0.36 g，故不适宜。可采用每 1 ml 含 10~100U 的肝素封管。

(2) 血小板减少症、血友病，以及对肝素过敏的病人不宜使用肝素封管液，可选择 0.9%氯化钠注射液封管。

六、留置套管针护理

1.穿刺部位的护理 每次在输液前，应仔细检查穿刺部位的皮肤及穿刺点有无感染、红肿及过敏现象。

2.留置套管的护理 为了避免套管堵塞，每日输液前后应用 2‰的肝素盐水冲洗套管。每次输液前先抽回血，再用 0.9%氯化钠注射液冲洗导管。如无回血，冲洗有阻力时，应考虑导管堵塞，此时应拔出留置针，切忌用注射器将凝固的血块推入血管，以免造成栓塞。

3.特殊护理 如果穿刺点在关节部位，嘱咐病人尽量伸展关节，避免关节长时间弯曲所造成的留置管在血管内打折，引起输液不畅。

4.留置套管针的护理 避免活动过度，防止留置针渗液或凝血；勿使留置针处受压：预防留置针敷贴处进水。输液完毕，嘱病人缓慢活动穿刺侧肢体，以防血栓性静脉炎的发生。

七、临床应用中的问题及处理

1.穿刺失败影响穿刺成功率的因素及对策如下。

(1) 心理因素的影响对策为加强心理护理。操作前，首先向病人说明使用静脉留置针的优越性、安全性、构造及特点、操作方法及注意事项，消除其心理上的恐惧感，积极配合护士，以提高穿刺成功率。同时，护士自身也要做到镇静自如，以增强病人的信任感，多与病人交谈，做一些卫生宣教工作及谈论病人感兴趣的话题，以分散病人的注意力。如为小儿，则根据病儿理解能力和词汇掌握的程度选择合适的语言，运用举止行为和表情进行情感沟通，做好病儿的心理护理。

（2）血管因素的影响对策为选择合适的血管及穿刺点。操作前要仔细观察，选择最佳静脉。根据治疗时限的长短，预先保护血管。从肢体远端开始，根据药物对血管刺激性的强弱，选择粗细合适的血管，选择的血管尽量避开关节处，选择易于穿刺、固定的部位，血管要平直、弹性好。

（3）留置针型号的影响对策为根据留置针的结构、型号，结合病人的血管情况、穿刺部位及实际需要等特点加以选择。

（4）操作技术不娴熟的影响对策为操作者应掌握正确的进针角度、速度和方向，对操作过程娴熟，不断提高穿刺技能和技巧。

2.套管针脱落及局部渗漏

（1）套管针常见脱出原因 ①穿刺后胶布固定不牢或病人躁动未固定稳妥，特别是病儿哭闹或睡眠中动作将套管针自行拔出。②选择血管弹性不良。③一些刺激性较强的药物刺激。④被褥和更换衣物时硬性摩擦所致。

（2）处理穿刺成功后用其特有的微薄而透明的贴膜固定。固定的局部应保持干燥，并应用大胶布将套管针的尾端向上盘起.与不妨碍活动的部位一并固定。输液时应多巡视观察，控制好输液的速度：推注化疗药物时，一定要速度缓慢，边推注边观察套管针是否在血管内，防止药物外渗。若局部肿胀，应立即拔出留置针，重新更换部位穿刺，并局部进行冷敷等处理。

3.阻塞

（1）主要原因 ①输液结束后未及时推注肝素稀释抗凝液。②一组液体输完后未及时加入另一组液体或输液速度过慢，造成血液凝固而堵塞血管。③抗凝液的剂量不足、推注的速度过快，也会导致血液回流至套管末端，凝固堵塞血管。

（2）处理穿刺成功后，及时推注抗凝液，由肝素帽处缓慢注入。一旦发生留置针阻塞，应重新穿刺，不可强行挤压套管或加大输液压力，将凝固部分血液压回血管内，以防造成栓塞。

4.静脉炎 按导致静脉炎的原因分为化学性、机械性、细菌性和血栓性静脉炎。静脉炎的常见症状是穿刺部位血管红肿热痛。触诊静脉时，感觉血管如绳索般硬、滚、滑、无弹性，严重者局部针眼处可挤出脓性分泌物，伴有发热等全身症状。

（1）预防措施

1）输液前认真评估病人全身及穿刺部位血管情况。避免在感染、瘢痕、皮肤色素沉着部位穿刺，排除病人易发生静脉炎的各种因素。

2）建立病人静脉使用档案掌握病人血管情况，做到心中有数。

3）合理选择输液工具根据病人疗程、病情和液体性质，在不影响治疗的情况下，尽量选用最短、最细的穿刺针，减少穿刺时造成的血管创伤。

4）减少对血管的机械性刺激和损伤①采用新法拔针：先拔出针头，再立即用棉球按压穿刺点（包括皮肤和血管2个穿刺点），这样减轻甚至除去了针刃对血管造成的机械性切割损伤。②按压的方法：以中指和示指沿血管走向按压，按压长度3~4cm，一般输液按压2~3分钟。③输注抗肿瘤药、凝血机制障碍病人.按压时间要延长。④静脉穿刺时针头在血管内尽量减少进针长度。

5）输注高酸碱度、高渗透压的液体时，应减慢输液速度，并给予足够的稀释：同时输注数种刺激性强的药物时，2种药物中间应输入0.9%氯化钠注射液间隔，以防止药物相互作用引起静脉炎。

（2）处理措施

1）一旦发现急性静脉炎时要立即拔出留置针。

2）了解所输液体的名称、性质，根据静脉炎分级标准评估急性静脉炎的原因、分类及严重程度。

3）根据静脉炎的原因及严重程度制定相应的治疗措施，谁发现、谁报告、谁处理。

4）局部处理①一般药物引起，使用33%硫酸镁局部湿敷，活血化瘀中药湿敷，紫外线照射及理疗。②对血管活性药引起的静脉炎，可局部使用特异性解毒药、拮抗药局部封闭治疗。③对于化疗药所致的静脉炎，除以上处理外，拔针后可用0.1%普鲁卡因皮下做环行封闭，并用氢化可的松湿敷至症状消除。④对已引起局部坏死的创面，应及时换药及抗感染、局部氧疗或高压氧等综合治疗。

八、避免错误操作

1.进针角度错误 穿刺角度太小，套管与血管壁接触面积过大，易引起渗漏：若角度太大，则易刺破血管后壁而损伤血管，进针时应从血管正上方进针，直刺血管。如果将留置针从血管侧面进针，刺入皮下后再逐渐刺入血管，就会造成软管只有小部分送入静脉内，引起液体外渗，软管打折。

2.退针心太急 退针心0.2 cm后再送套管，退针心应缓慢，针心退出过多、过快，套管内无支持，易造成送管打折。

3.将套管完全送入血管内 不能将套管完全送入血管内，应留0.5 cm左右在皮肤外，防止因病人过度活动导致套管扭曲，或者套管断裂也便于取出。

4.疏通针管不当 遇到针管堵塞时，忌用力推注0.9%氯化钠注射液来疏通管道，否则会使血凝块进入血流引起栓塞。应取1支无菌注射器直接接在套管针上回抽，将血凝块吸出，以疏通针管。

第四节　静脉输血操作

静脉输血法是将血液通过静脉输入体内的方法。其目的是：①补充血容量，增加心排血量，提高血压，促进循环。常用于急性大出血、休克病人。②纠正贫血，常用于因血液系统疾病而引起的严重贫血，以及为慢性疾病的病人增加血浆蛋白及携带氧的能力，改善全身状况。③供给各种凝血因子，改善凝血功能，有助于止血。④增加血红蛋白，维持机体胶体渗透压，减少组织渗出和水肿。⑤补充抗体，以增强机体抵抗力。⑥促进骨髓系统和单核吞噬细胞系统功能。

一、输血前准备

（1）抽取交叉合血的血标本为全血标本，抽血时选用抗凝管收集血液，采血毕立即将血液和抗凝剂混匀，防止血液凝固。

（2）交叉合血标本管上详细、清楚地注明病人的病室、床号、姓名、住院号。

（3）取血时凭取血单与血库工作人员共同做好"三查"、"八对"。①"三查"：血液的有效期、血液的质量、输血袋是否完好。②"八对"：仔细核对病人病室床号、姓名、住院号、血型、血袋号、交叉配血试验结果、血液种类和血量。

（4）正常全血分为2层，上层为血浆，呈淡黄色半透明；下层为红细胞，呈均匀暗红色。两者界限清楚，且无血凝块，如血浆呈绛红色混浊或血浆表面有泡沫，血浆与红细胞交界面界限不清，有明显血凝块，说明血液可能变质，不能输用。

（5）取血护士与血库工作人员双方核对无误后方可在交叉配血试验单上签名，取回使用。

二、用物准备

（1）用物准备齐全、符合实用、方便、防止污染的原则。

（2）输液针须选用比较粗的输液针进行穿刺，如7号、9号输液针或静脉套管针。

（3）准备1瓶（袋）0.9%氯化钠注射液50 ml，输血前后冲管用。

（4）输血器选用一次性单管输血器，或一次性单管带侧孔的输血器，减少感染机会。

（5）血液不能剧烈振荡，防止红细胞大量破坏；不能加温，防止血浆蛋白凝固变性而引起反应。

（6）血液中不能加入钙剂、酸性或碱性药品、葡萄糖等药物或高渗、低渗溶液，以防止血液凝集或溶解。

（7）除非紧急情况，从血库取出的温度较低的血液在室温中放置15~20分钟后待温度稍有回升后再输入。

（8）凡输2个以上不同供血者的血液时，两者不能直接混合输入，其间应输入少量0.9%氯化钠注射液，以免发生反应。

（9）如发现血液被污染或加压储血袋有漏血等，切勿使用。

（10）一次性输血器过滤滴管中的滴管如偏向一侧，可用手轻轻弹击滴管，使滴管位居正中。

三、选择血管

（1）选择粗大、走向直的血管进行静脉输血。

（2）需要大量或快速输血时，采用中心静脉穿刺输血。

四、故障处理技巧

1.输血器过滤滴管中有小气泡　双手握成杯状同时拍打输血器过滤滴管，其中的气泡可因震动破裂而消失。

2.其他故障处理方法　同静脉输液法的故障处理方法。

五、输血反应及防治技巧

1.溶血反应是输血中最严重的一种反应。由于病人血浆中凝集素与输入血内的红细胞中凝集原发生凝集反应，尔后凝集细胞又被吞噬细胞所吞噬而溶血，导致大量游离血红蛋白散布到血浆中，而使机体发生一系列反应。通常输入 10~15 ml 血后即可出现反应。

（1）原因①输入异型血：即供血者与受血者血型不符而造成血管内溶血。②输血前红细胞已变质溶解：如血液储存过久；血温过高或过低；输血时血液被加热或震荡过剧；血液内加入高渗或低渗溶液，或加入影响 pH 值变化的药物等因素，致使血液中红细胞大量破坏。③Rh 因子所致溶血：此种类型较少发生。

（2）症状

1）开始阶段　由于红细胞凝集成团，阻塞部分小血管，从而引起四肢麻木、头胀痛、胸闷、腰背剧痛、恶心呕吐等。

2）中间阶段由于红细胞发生溶解，大量血红蛋白散布到血浆中，出现黄疸和血红蛋白尿（酱油色），同时伴有寒战、发热、呼吸困难、血压降低。

3）最后阶段　由于大量的血红蛋白从血浆进入肾小管，遇酸性物质而变成结晶体，临床出现急性肾衰竭症状，严重者可致死亡。

（3）防治技巧①认真做好血型鉴定、交叉配血试验及输血前的核对工作，避免发生差错；严格执行血液保存要求。②立即停止输血，给予氧气吸入，并通知医师。③立即皮下或肌内注射 0.1%肾上腺素 0.5~1 ml（紧急情况可静脉推注）。④静脉输入右旋糖酐 40（低分子右旋糖酐）或羟乙基淀粉（706 代血浆），以及地塞米松或氢化可的松，血压降低者静脉滴注多巴胺或间羟胺。⑤保护肾脏，为解除肾血管痉挛，可行双侧腰部封闭或肾区热敷。正确记录每小时尿量，测定尿血红蛋白，注意观察尿色。⑥密切观察病情，尤其血压、尿量。一旦出现尿少、尿闭者，按急性肾衰竭处理。

2.发热反应

（1）原因①主要由致热原引起，当保养液或输血用具被致热原污染.输血后即可发生发热反应。病人原有疾病，输血后血液循环改善，导致病灶毒素扩散而发生发热反应。②多次输血后，病人血液中产生一种白细胞抗体和血小板抗体，这 2 种不完全抗体易引起发热反应。③快速输入低温的库存血。

（2）症状多发生在输血后 1~2 小时内病人有发冷或寒战，继而发热，体温可达 39℃以上，伴有头痛、恶心、呕吐等。

（3）防治方法①除去致热原，严格清洁和消毒采血、输血用具。②反应轻者减慢输血速度，严重者应立即停止输血。寒战时注意保暖，给热饮料，加盖被；高热时给予物理降温，也可用解热镇痛药如复方阿司匹林。反应严重者用肾上腺皮质激素，并严密观察病情。

3.过敏反应

（1）原因。①病人为过敏体质，平时对某些物质易引起过敏，血液中的异体蛋白质与过敏机体的组织细胞（蛋白质）结合，形成完全抗原而致敏。②输入血液中含有致敏物质，如供血者在献血前用过可致敏的药物或食物。③多次输血产生过敏性抗体，当再次输血时，这种抗体和抗原相互作用而发生过敏反应。

（2）症状其表现轻重不一，轻者为皮肤瘙痒，局部或全身出现荨麻疹。重者可出现血管神经性水肿（多见于颜面，如眼睑、嘴唇高度水肿）、喉头水肿、支气管痉挛，严重者可发生过敏性休克。

（3）防治方法。①为防止过敏反应的发生，可在输血前口服抗组胺类药预防。②不选用有过敏史的献血者。③献血者在采血前4小时内不宜吃富含高蛋白质和脂肪的食物，可饮糖水或仅食少量清淡饮食，以免血中含有致敏物质。④一旦发生过敏反应，应立即停止输血。根据医嘱皮下注射或静脉推注1:1000肾上腺素0.5~1ml。⑤抗过敏治疗：可选用抗过敏药如苯海拉明、氯苯那敏（扑尔敏）、氢化可的松和地塞米松等治疗。⑥有循环衰竭时用抗休克治疗。⑦喉头水肿伴有严重呼吸困难者，需行气管切开或气管内插管。

4.细菌污染反应

（1）原因　不遵守无菌操作规程的任何一环节，如由于保养液和输血器消毒不严、采血或输血全过程有细菌污染或血液保存不当等，都可造成血液被细菌污染。

（2）症状细菌性输血反应的程度，随细菌种类、毒性、输入量和受血者机体抵抗力不同而异。毒性小的细菌如输入量不多，病人可不发生反应或只发生发热反应；如输入的细菌量多、毒性大，即可突然发生寒战、高热、气促、发绀等，也可有恶心、呕吐等症状，或出现弥漫性血管内凝血症（DIC）状或发生中毒性休克。

（3）防治方法。①立即停止输血，通知医师，根据病情采取必要急救措施。并迅速检查原因，以供抢救措施之参考。②将未输完的库血和病人的血标本送化验室，做血培养和药物敏感试验（简称药敏试验）。③密观察病情变化，定时测量体温、脉搏、呼吸和血压，以利早期发现休克的先兆。④抗休克和抗感染治疗。⑤高热者给予物理降温。⑥留置导尿管，并记录出入液量。

5.大量快速输血可能引起的并发症

（1）心脏负荷过重　心脏代偿功能减退的病人，如心脏病病人、老年或小儿输血量过多或速度过快，都可增加心脏负担，甚至引起心力衰竭。其临床表现，早期自觉胸部紧迫感，呼吸增快，静脉压增高，颈静脉怒张，脉搏增快，血压降低，以至出现发绀、肺水肿，须立即停止输血，并按肺水肿处理。

（2）出血倾向　导致出血的原因：①大量失血者在短时间内大量、快速输血，同时有大量的枸橼酸钠输入体内，以致枸橼酸钠来不及氧化.即与血液中的游离钙结合,使血钙降低,毛细血管张力减低,血管收缩功能不全。②库血中的血小板数量和活性均减低,凝血因子不足,可导致出血。其临床表现为皮肤出血。应及时进行有关检查,针对原因予以相应处理。大量输血时应间隔输入新鲜血 1 U,输血量>1000 ml 时,可加用 10%葡萄糖酸钙 10 ml 作静脉推注。

(3)枸橼酸中毒、低血钙、高血钾 正常情况下枸橼酸钠在肝内很快代谢为碳酸氢钠,故缓慢输入不会引起中毒。但大量输入时,枸橼酸钠可与钙结合,导致血钙降低而抑制循环,出现脉压小、血压降低及低血钙所致的手足抽搐,所以每输 1000 ml 血时,常规给予钙剂 1 g。预防发生高血钾。

(4)酸碱失衡 需大量输血者常有休克及代谢性酸中毒,大量输血可加重酸血症,可考虑每输血 500 ml 输入 5%碳酸氢钠 35~70 ml。

(5)体温过低 大量输入冷藏的库血,使病人体温迅速降低,而发生心室颤动(特别在低钙、高钾的情况下更易发生)。故大量输血前将库血在室温下放置片刻,使其自然升温,一般主张温度提高到 20 ℃左右再行输入。

(6)其他如空气栓塞、微血管栓塞、氨中毒等也应注意预防。远期观察是必要的,有因输血而传染乙型肝炎、疟疾等疾病。如发现症状,应及时报告医师进行治疗。因此必须对供血者进行严格的体检,不合格者不得供血。此外,患有丝虫病、黑热病、回归热、布鲁菌属病等也可通过输血传播,应引起注意。

六、输血完毕后处理技巧

(1)输血完毕后,空血袋装入原塑料袋中,再装入纸盒内,置 4℃冰箱内保存 24 小时,24 小时后病人无输血不良反应再放入黄色污物袋中集中处理。

(2)输血用物按医疗废物处理原则进行分类处理。

七、调节输血速度技巧

开始宜慢,15 滴/ml,观察 15 分钟后若病人无不适,再根据病情调节滴速,一般成人 40~60 滴/min,儿童根据年龄与病情调节适宜滴数,大量失血病人速度稍快,心脏病人速度宜慢,并注意观察病情变化。

第五节 静脉输液常见问题及处理

静脉输液是临床常用的护理操作之一,静脉输液过程中存在的常见问题主要有:静脉穿刺失败、静脉穿刺血肿形成、输液反应、静脉炎、静脉输液渗出与局部组织坏死、静脉堵塞以及小儿、老年人、危重症病人输液过程所遇到的特殊问题。

一、静脉穿刺失败的原因

(一)一般病人静脉穿刺失败的原因

1.病人因素 ①病人输液前未排空膀胱,心理紧张,身体疲惫,病痛,对护理技术的担心。②天气寒冷时肢体未及时保暖而血管不充盈。③水肿病人输液侧肢体未抬高。④因病人失血、失液、不能进食等疾病因素导致血容量减少，静脉充盈度差等。

2.环境因素　包括自然环境和社会环境。①自然环境：如病室光源不足。对护士判断静脉走向很受影响；病室温度、湿度不适宜，环境嘈杂，空气不对流，造成恶性刺激，使血管呈收缩状态。②社会环境：包括社会群体和病人群体，如社会群体的不尊敬对护士的工作状态有间接影响；病人群体中需要输液的病人多，每位病人都急于做治疗，而不断地催促护士，使护士产生急躁情绪，而影响穿刺成功率。

3.护士操作因素

（1）护士个人工作状态不佳。

（2）操作者未能使细瘪的血管充盈。

（3）操作时未能固定好被穿刺肢体。

（4）操作方法不当　常见于如下情况。①左手拇指未绷直静脉：未能很好地固定静脉，特别是所选静脉易滑动，这时也易造成穿刺失败。②压脉带扎得太松或太紧：不能阻断静脉回流或完全阻断动脉，因而不能使静脉很好地充盈，穿刺时易失败。③扎压脉带处离穿刺点太近或太远：扎压脉带位置离穿刺点太远就不能很好地与左手拇指共同固定静脉；太近则不利于针头潜行，压脉带扎在穿刺点以上 5~10 cm 为宜。④进针角度不对：较粗直的静脉宜 30°~40°大角度进针（有时角度可能更大），细小的静脉进针角度宜小，以 15°~30°为宜，小儿头皮静脉进针角度更小，以 10°~20°从静脉旁刺入皮肤。然后将针头放平沿静脉走向缓慢进针。见到回血后妥善固定。在进行小儿头皮静脉穿刺时由于小儿头部是椭圆体。并非平面，进针时角度不易掌握，有时进针角度可能是负角度，即针头向上翘，针尾向下压，这时如果未能感觉到进入静脉的落空感，针头已经进入血管，但因针头斜面向上紧贴血管壁而见不到回血。容易使穿刺者误认为针头尚未进入血管而继续进针，最终穿破静脉壁而致穿刺失败。⑤进针速度过快：操作时进针速度太快，还未见到回血，针尖已刺穿血管下壁，退针时见到回血，致穿刺失败。⑥见回血后潜行过多：有时静脉穿刺已经见回血，但是由于操作者潜行时不慎或潜行过多导致穿破血管上壁，穿刺失败。

（二）几种特殊静脉穿刺失败的常见原因

1.静脉疾病病人行静脉造影穿刺失败的原因　静脉造影是诊断下肢静脉疾病最可靠、最准确的方法，它能准确地显示闭塞性血管病变的原因和性质。静脉顺行造影时在病变血管端行静脉穿刺的失败率高的主要原因如下。

（1）血管扩张，腔内压力降低浅静脉曲张病人可见浅表静脉扩张，扎压脉带后，静脉充盈良好，给穿刺者的印象是血管很好，穿刺没问题。但因静脉曲张使血管扩张，管腔内压力降低，针尖进入血管后不能自动回血，操作者不能及时判断穿刺是否成功，再进针时易穿破血管。

（2）血管弹性下降，脆性增高静脉疾病病人常有全身或局部性静脉壁缺损.造成静脉壁的强度减弱，使血管壁弹性下降，穿刺时易刺破血管壁而致失败：或穿刺成功后，推药时用力过猛，或用力不均时易致血管破裂。

（3）血流动力学的改变静脉疾病病人血管扩张，加上静脉瓣功能不全，防止血液反流的保护机制遭到破坏，大量血液从深静脉或浅端静脉反流，改变了血流动力学。在穿刺时，回血缓慢，如不及时做出正确判断就有可能导致穿刺失败。

（4）侧支循环部分栓塞静脉血栓可在深、浅静脉的任何一个部位形成。在选择穿刺点时，可能恰好选在栓塞血管远端穿刺，穿刺成功后，推药时针尖前一段静脉膨胀，回抽有少许回血；再推人造影剂时很困难，说明此段静脉不通，只能另行穿刺。

2.颈内静脉穿刺置管术失败的原因　近年来，穿刺置管越来越受青睐，深静脉穿刺置管基本上已代替了以往的大隐静脉切开插管。颈内静脉穿刺失败的常见原因如下。

（1）体位及方向不正确颈部屈曲易损伤颈总动脉；而颈部过伸易使颈内静脉塌陷而抽不到回血。

（2）持针不正确如以针尖斜面靠向血管进针，可导致进入血管腔能抽到回血。但置入导丝困难，再次回抽会抽不到血。

（3）进针过深通常操作者穿刺达到预定深度回抽不到血时会试探性继续进针，向外则易损伤胸膜顶、肺尖，向内则易损伤纵隔。

3.小儿静脉穿刺失败的原因　小儿静脉穿刺是儿科护士必须掌握的一项最基本的护理技术操作，熟练掌握穿刺技术及操作技巧，对临床儿科护理工作者来说十分重要。小儿静脉穿刺失败的原因如下。

（1）护理人员的因素包括心理因素和技术因素。①心理因素：如紧张、胆怯、情绪不稳定、心情急躁等，以年轻护士多见。②技术因素：可因护士业务水平欠佳，对小儿头皮静脉解剖位置掌握不准确，穿刺角度不正确，或深或浅，在未看清血管走向的情况下，盲目操作；静脉充盈不好，回血慢，而反复进针。

（2）病儿因素病儿对打针恐惧而出现哭闹、乱动、不合作：小儿肥胖.静脉血管隐匿，穿刺难以捕捉；小儿病情危重，休克或重度脱水等血管不充盈，影响穿刺的成功。

（3）家属因素家属对护理人员操作要求很高，期望值过高，有的家属甚至因为一针不成功就恶言相向，责备不休，无形中增加了护理人员的心理压力，而影响操作结果。

（4）环境因素如在夜间，光线不好，或强或暗，使护士判断头皮静脉的走向受到一定的影响。

二、静脉穿刺失败的不良影响

静脉穿刺失败的不良影响包括对病人、护士和医院的影响3个方面。

1.静脉穿刺失败对病人的影响　给病人增加不必要的痛苦：病人对静脉穿刺产生紧张、恐惧心理；多次静脉穿刺失败使血管损坏，直接影响下次静脉穿刺质量；静脉穿刺失败而多次或反复穿刺，组织损伤加重，容易出现皮下淤血、穿刺点感染等。

2.静脉穿刺失败对护士的影响　护士在操作中由于穿刺失败，面对病人和家属的埋怨和指责容易产生紧张、焦虑的心理，造成对进一步静脉穿刺缺乏信心。

3.静脉穿刺失败对医院的影响　病人和家属期望值过高，总希望一针见血，面对护士的穿刺失败容易产生埋怨情绪，发牢骚，影响病人对护理质量和护理操作水平的满意度，并且很有可能成为引起医疗纠纷的导火线，同时也造成医院输液成本资源的浪费。

三、静脉穿刺失败的处理技巧

1.一般静脉穿刺失败的处理技巧

（1）发现静脉穿刺失败时应立即拔出针头，并压迫止血。

（2）评估穿刺局部　如果出现皮下液体渗漏，应根据所输液体的性质及局部肿胀程度采取相应的应急处理措施。

（3）查找静脉穿刺失败的原因，根据失败的原因采取相应的措施。

（4）此类病人容易发生纠纷，应多与病人沟通，做好解释工作，以取得病人的理解或谅解。

（5）在取得病人的理解及同意后，更换注射部位再次为病人进行穿刺，或挑选穿刺技术水平较高的护理人员为其进行静脉穿刺。

（6）加强巡视对静脉穿刺难度大的输液病人，重点交接班，以确保输液顺利完成。

（7）分析静脉穿刺失败的原因，积累经验，提高静脉穿刺水平。

2.特殊病人静脉穿刺失败的处理技巧

（1）狂躁不安、不听劝阻的病人如酒精中毒、阿托品化、颅脑损伤等，本类病人病情往往比较重，又不听护士的劝阻。为了减少反复穿刺给病人带来的痛苦及增加不必要的护患矛盾，穿刺部位的选择与固定至关重要，一般应选择腕关节3cm以上处、肘窝2cm以下处的静脉。一般情况下不选择下肢静脉，迫不得已时，可以选择足背静脉及小腿静脉（因为下肢静脉血流缓慢，易导致血栓，且病人活动时不方便）。这些地方远离关节对病人活动影响不大。可按常规穿刺，针头部位固定好后，距离穿刺点5~10 cm再用一条胶布固定皮管，以防病人突然活动时针头被牵拉出来。另外输液皮管不要牵拉太紧，要给病人留下一定的活动范围。

（2）慢性病人需要长期输液者首先应考虑使用周围静脉留置针。但有的病人不愿意接受这一方法，就必须有计划地选用静脉。①选用原则：从远端到近端，一般从手背开始。②穿刺方法：腕关节以下的手背及手指静脉，穿刺时以不握拳时成功率高。因为握拳时，手背肌肉拉紧。骨骼隆突明显，增加了静脉的弯曲度及不平整性。不握拳则可避免这2个缺点。穿刺时，病人的手自然放松，护士左手绷紧病人皮肤，使静脉处于相对直线，左手拇指拉紧拉直所要穿刺的静脉，直接从静脉上方刺入，见回血后再稍进一点即可。作者随机调查300名病人，握拳者成功率为88%，不握拳者为97%，病人还普遍反映不握拳穿刺法痛值低。另外，有时为了提高静脉的利用率，在指掌关节附近的静脉，可以采用逆向穿刺的方法，便于固定，且不影响滴速。

（3）肥胖病人及静脉暴露不明显的病人要熟悉静脉的解剖结构，在扎上压脉带后.嘱病人反复握拳松手 3~4 次，或者拍打注射部位 3~4 次，还可以用大拇指按压静脉 2~3 次，一般静脉受刺激后血管扩张血液充盈即可明显暴露。如果暴露还是不明显，可用右手示指沿解剖部位触摸，静脉的感觉柔软且富有弹性，并呈条索状。触摸好后稍做痕迹，即可穿刺。对深而滑且看不清的静脉，可用左手示指与中指固定在静脉的上方，右手持针，沿静脉的上方进针，较易成功。

（4）对凹陷性水肿部位的静脉因无法感觉静脉的深浅度，穿刺前，可以不用扎压脉带，只要用手指挤压穿刺部位，使组织中的水分挤向周围，即可看见静脉，在凹陷部位恢复原状前即可进行消毒，在静脉上方直接穿刺，调节器的位置可放置高一些，以加快回血速度，增加穿刺的成功率。

（5）对于血液呈高凝状态的静脉如严重感染、败血症、慢性支气管炎、阻塞 l 生肺气肿等病人，一定要选择好静脉、消毒皮肤后，再扎上压脉带，然后迅速穿刺，见回血后，立即打开输液调节器，再松压脉带。调节器的位置要放置低一些以减少回血量，减少血栓阻塞针头的机会，使输液通畅，不会延误治疗。而对于严重脱水病人的静脉，穿刺时可将头皮针直接连接于针筒，边抽回血边进针，以免刺破血管，导致穿刺失败。

3.静脉造影穿刺失败的处理技巧

（1）操作前，穿刺者应充分认识静脉疾病的特点包括静脉疾病形成的原因、机制、血管壁的损害及血流动力学的改变，提高穿刺成功率。

（2）了解病人血管状况在行静脉造影时，不要选曲张的浅静脉，曲张的静脉充盈虽好，但弹性低，血管腔扩大，血液回流不好，易致穿刺失败。可选血管充盈不是很好，但血管直、弹性好的浅静脉进行穿刺。

（3）及时总结穿刺失败的原因再次为病人穿刺时，注意体会针尖穿破静脉壁时的轻微突破感，稍停片刻，可见静脉血缓慢回流，证明针尖已穿入血管。此时不可再进针，而需固定针柄，即可推入造影剂。

（4）对于穿刺难度大的病人，可由 2 人操作，一人缓慢穿刺进针，另一人抽吸回血，一见回血，即刻停止进针，穿刺成功，进行造影。

（5）穿刺成功后一定要妥善固定，以防造影过程中出现针尖移动穿出血管外，而影响造影结果。

4.颈内静脉穿刺置管术失败的处理技巧

（1）操作前穿刺者应了解病人颈内静脉的血管状况。

（2）掌握正确的颈内静脉穿刺操作技术　以右侧颈内静脉穿刺后置管为例：病人仰卧，头偏向左侧并后仰，肩下垫一小枕，显露胸锁乳突肌，以该肌的锁骨头内缘与乳突连线为颈内静脉体表投影，作颈部中段或下段穿刺。进入皮下后保持负压，向同侧乳头方向进针 2~3 cm，回抽见静脉血后置入导丝，退出穿刺管针，然后送入 14~18 G 硅胶管，同时推出导丝，局部稍加压迫，缝合 2 针固定导管，并连接输液管。穿刺口小方纱布覆盖，每日消毒换药。

（3）及时总结穿刺失败的原因，根据失败原因采取相应的应急处理措施。如由于体位及方向不正确导致，可先用小针头穿刺探明方向，减少盲穿误伤程度。由持针不正确引起，在进针时应使套管针斜面背向血管，针管与皮肤以30°~40°角进针，使回抽血顺利，且容易置入导丝。

5.小儿静脉穿刺失败的处理技巧

（1）操作前，穿刺者评估病儿穿刺难度，了解病儿是否肥胖儿，有无休克或重度脱水等导致血管不充盈的因素。

（2）穿刺者应保持良好的心理状态，避免不良情绪影响穿刺成功率。

（3）若1人穿刺失败2次，应诚恳地向家属解释，更换穿刺高手为病儿穿刺。

（4）对特别难穿刺的病儿，可采用静脉引路法先将5 ml注射器抽吸0.9%氯化钠注射液，将头皮针与注射器相接，当针尖进入血管有落空感回抽有回血，则示穿刺成功。

（5）穿刺难度大又需长期穿刺的病儿，可用静脉留置针，保护好血管。

（6）肥胖及脱水、休克等末梢循环不好，刺难度大的病儿，可将病儿抱到治疗室，尽可能让家属回避，以免家长的不良情绪干扰护理人员的操作。

6.静脉穿刺失败的防范措施

（1）穿刺前评估　穿刺前认真评估病人全身及穿刺部位血管状况。避免在感染、瘢痕、皮肤色素沉着部位穿刺血管。

（2）建立病人静脉使用档案掌握病人血管情况，做到心中有数。

（3）做好穿刺前的准备输液前做好病人心理疏导，解除其紧张、怕疼痛的心理。嘱病人排空膀胱，帮助采取有利于穿刺的合适体位。

（4）充分显露穿刺血管对于水肿肢体先抬高，对因失血、失液、不能进食等疾病因素导致血容量减少，静脉充盈度差的病人采取保温措施，如使用暖水袋保温、输液前用温水洗手等，使病人处于适宜的环境温度中，以利于静脉血管的显露与充盈。

（5）环境准备病室应整洁、舒适，温度、湿度适宜。护士要调整好光线的明暗，为穿刺成功创造必要条件。譬如婴幼儿可以抱至光线明亮处进行静脉穿刺，穿刺成功进行妥善固定后再抱回病房。静脉输液病人较多时要合理安置病人，分清病情轻重缓急，做好解释工作，取得病人的理解。

（6）操作者心理调适准备护士操作前应着装整洁、精神饱满、情绪稳定，并根据病人血管的粗细等具体情况选择与其相适宜的针头，在保护血管的前提下选择有把握的血管进行穿刺。而绝不是挑到好血管就可以穿刺了，要有计划地使用血管。注意保护血管。

（7）加强护患沟通护理人员在做临床护理时，应多与病人沟通交流，拉近与病人之间的距离，增进护患关系，得到病人的谅解，提高病人的信任度，提高穿刺成功率。

四、静脉输液常见问题处理技巧

（一）血肿

1.原因静脉穿刺给药或采血是临床上重要的给药途径和最基本的护理操作技术。

常规表浅静脉穿刺致皮下血肿现象时有发生。

（1）多由于护理人员在操作时穿刺技术不熟练，动作粗暴，不能1次成功，反复多次穿刺损伤血管壁，造成血液溢出血管，淤积于皮下而致皮下淤血或血肿。

（2）穿刺点选择不当，股动脉穿刺点过高，术后压迫止血困难形成腹膜后血肿。

（3）穿刺针太粗，穿刺后压迫时间不够或压迫点发生移位；股动脉穿刺术后压迫包扎不当，压迫时间不够或术后过早下床活动；术后剧烈咳嗽、打喷嚏致局部压力增高等导致皮下血肿形成；拔针后按压部位不当，拔针时棉签未按压在穿刺针进血管处。因穿刺针进入皮肤至血管有一定距离，若缺乏这方面的知识将造成拔针后皮下淤血或血肿。

（4）病人有血液系统疾病，全身凝血功能障碍或在抗凝血治疗中肝素用量过多等造成穿刺部位的出血和血肿。

2.不良影响　小血肿除局部胀痛不适外，无其他症状。穿刺部位出现青紫、瘀斑、血肿较大时可压迫静脉引起静脉炎，压迫动脉引起远端动脉搏动减弱或消失。股动脉穿刺点过高致使术后压迫止血困难，可引起腹膜后血肿，血肿大时可引起髂静脉、膀胱和神经压迫症状。出血量多时可有脉搏细快、血压降低等失血性休克症状。其余不良影响与静脉穿刺失败的不良影响相同。

3.处理技巧

（1）发现静脉穿刺局部急性皮下出血时应立即停止穿刺操作，拔出针头，加压按压。

（2）小血肿一般无须特殊处理，多可逐渐自行吸收，或24小时后给予热敷、理疗，促进血肿吸收。较大血肿，可在血肿内注入透明质酸酶1 500~3 000 U，以减少疼痛，促进血肿吸收，术后24小时内给予冷敷，24小时后可给予局部热敷、理疗。

（3）病情危重或体质特殊者，血肿处伴活动性出血时，可向其内注入适量鱼精蛋白，并加压包扎。

（4）血肿较大出现压迫症状时，如病情允许应及时施行外科手术清除血肿，并彻底止血，并予以止血、冷敷、抗感染、制动等治疗，同时严密观察血肿情况及生命征的变化。

（5）穿刺部位按压时间超过5分钟仍出现穿刺点出血现象，应及早通知当班医师，查找原因，为尽早确诊提供有力的依据。

（6）术前做好充分准备，选择适宜的穿刺针和穿刺点，导管退出动脉穿刺口后，以示指、中指、环指3指垫2~3块纱布压迫穿刺部位15分钟，以皮肤穿刺口近侧为中心，轻重以指腹感到血管搏动和皮肤穿刺口无渗血为度，较粗导管（8 F）应压迫20分钟，如有渗血再重复压迫15~20分钟，然后以绷带加压包扎，必要时用沙袋压迫。术后穿刺肢体要制动24小时，并叮嘱病人避免剧烈咳嗽、打喷嚏。高血压病人术前应用药物控制血压。术后应加强对病人的巡视护理，注意观察有无皮肤、黏膜苍白，心悸，心率加快，血压降低等大出血现象。

（7）多与病人及家属沟通，安抚、稳定病人情绪，取得病人的信任和理解，避免发生医疗纠纷。

（8）有引起局部组织坏死倾向时，除采取以上措施外，还应报告医师和护士长，积极采取补救措施，并进行重点交接班。

（9）加强护理，及时评价治疗效果。必要时按报告程序上报。

4.防范措施

（1）操作者在进行静脉穿刺抽血或输液时，病人一般都因紧张，或护患沟通不畅产生不信任感。所以穿刺人员在穿刺前要做好心理护理，给病人讲解静脉穿刺的必要性和穿刺的方法，让病人充分了解静脉穿刺的重要性，建立对护理人员的信任感，使病人主动配合。同时护士要练就过硬的静脉穿刺技术，确保一次穿刺成功，预防皮下血肿的发生。

（2）护理人员应有高度的责任心，加强巡视，严密观察穿刺部位有无出血，及早发现问题，及时采取措施，预防皮下出血或尽量减少出血量。

（3）婴儿病情诊断不清的情况下行股静脉等大静脉穿刺后，建议用棉球压迫局部5~10分钟，必要时压迫时间更长，并且应由护理人员亲自按压，防止家属在按压过程中由于病儿的哭闹致使压迫点发生移位而形成皮下血肿。

（4）护理人员应不断加强学习，拓宽知识面，不但要有熟练的操作技能，而且要有丰富的专科知识，以提高对病情的观察力和判断力，及时发现问题。

（5）病人有血液系统疾病、全身凝血功能障碍或在抗凝血治疗使用肝素过程中应尽量避免股静脉等大血管穿刺。进行侵入性操作后一定要加强巡视，严密观察局部有无出血现象。

（二）发热反应

在静脉输液过程中，发热反应是最常见的输液反应。

1.原因　引起发热反应主要是由于药物因素、输液器具因素、输液操作因素和病人方面因素所致。

（1）药物方面因素①输入的溶液或药物制品不纯。②药物在运输、储存、使用中碰撞或瓶口松动等可能导致漏气、产生玻璃碎渣等而污染输液。③临床上合并用药，由此产生热原叠加。④联合用药出现不良的药物配伍及不溶性药物微粒的增加。

（2）输液器具因素　一次性输液器及注射器质量至关重要，即使是质量合格的器材，操作不当及储存时间过长，也会造成污染。临床上由于劣质输液器材造成输液反应，甚至酿成严重事故的事件时有发生。

（3）输液操作因素①输液环境：如输液室及配液室环境没有定期消毒，空气洁净度不符合要求。②部分护士无菌观念不强。在操作上无菌原则执行不够认真。③反复多次针刺橡胶塞及涤纶薄膜，安瓿折断时产生肉眼看不见的玻璃碎屑脱落，进入液体，直接成为不溶性微粒吸入药液。④输液速度不当，单位时间内进入机体致热原超标。这些都会增加输液反应的概率。

（4）病人方面因素病人体质过弱或患有血栓性疾病，血液处于高凝状态，高龄、儿童、危重、特殊体质病人对致热原的耐受程度明显降低。

2.不良影响

（1）对病人的影响病人出现与原发病无关的发冷、寒战和高热。轻者体温在38℃左右，停止输液后数小时可自行恢复正常；严重者起初寒战，继之高热，体温可达41℃，并伴有头痛、恶心、呕吐、脉速等全身症状，如处理不及时可导致多器官功能障碍，甚至死亡。

（2）对护士的影响护士面对病人和家属的埋怨、指责或过激言行容易产生紧张、焦虑的心理。

（3）对医院的影响静脉输液发热反应属于医源性感染，是由医院各方面原因造成的。出现静脉输液发热反应，病人和家属不理解，很容易引起医疗纠纷，对医院的经济效益和社会声誉造成很大的影响。

3.处理技巧

（1）反应轻者，可减慢滴速或停止输液，通知医师，同时注意体温的变化。

（2）对高热病人给予物理降温，观察生命征，必要时遵医嘱给予抗过敏药或糖皮质激素治疗。

（3）做好急性期护理记录当班护士及时记录发热反应的发生时间；输入液体（名称、容量、批号）、药物（名称、剂量、批号、产地）、剩余液体量；病人主要症状、生命征及意识状态等。

（4）密切观察病情变化及治疗效果物理降温30分钟后测量体温，记录降温效果。

（5）送检程序反应严重者，应立即停止输液，医、护、患三方现场对剩余溶液和输液器进行检测，采用无菌技术将剩余溶液和输液管道封存，三方签字，立即送制剂室和检验科进行细菌培养，并送血培养。在发生医疗纠纷争议时，如不能立即送检，置入4℃的医用冰箱保存，并尽快联系送检，应在医患双方在场的情况下将实物封存和启封。

（6）报告程序发生输液反应后，立即报告当班医师、护士长、科主任，由护士长上报护理部、质控科，填报输液反应报告单。疑似药物不良反应，填报相应报告单送药剂科。

（7）应多与病人及家属沟通，安抚、稳定病人情绪，取得病人的信任和理解。避免发生医疗纠纷。

（8）调查程序协助相关科室采集样本。对静脉输液发热反应的原因进行客观分析，制定相应的措施，改进工作环节。

4.防范措施

（1）加强责任心，严把药物、器具关①药液使用前认真查看瓶签有无松动及缺损，瓶身、瓶底、瓶签处有无裂纹；药液有无变色、沉淀、杂质及澄明度的改变。②输液器具及药品的保管要做到专人专管，按有效期先后使用。③输液器使用前认真查看包装袋有无破损，有无漏气。④禁止使用不合格的输液器具。

（2）应用现代理论把好药液配制关①改进安瓿的割锯与消毒，即在折断安瓿前后采用安尔U型和75%乙醇各消毒1次。②改进加药的习惯进针方法，使针头斜面与瓶塞呈75°角刺入，垂直刺入可增加瓶塞皮屑量而影响药液质量。⑧避免加药时使用大针头及多次穿刺瓶塞。由于反复多次穿刺胶塞会使药液中微粒增多，由于含有较多微粒的液体输入人体也会发生热原样反应。

（3）避免多种药物联用输液时多种药物联用会使药液不良反应累加。药物联用，由于溶媒pH值的改变、药物相互配伍的变化或其他原因造成药物沉淀、结晶等现象，加药后的药液应做澄明度检查，发现异常现象，应立即弃去。

（4）提高配液间的空气质量增加有效的空气进气过滤装置，在有条件的医院输液添加药物应在符合《良好药品生产规范》。

（good manufacture partice，GMP）要求的配液中心进行；没有条件时也应在洁净的环境中操作。操作时应避免空气流通和人员走动，输液问最好是装有空气自净器的房间；条件不具备时，输液时也应在输液间或病房清扫完卫生之后进行，同时减少人员走动。为了使进入液体瓶内的空气洁净，应增加有效的空气进气过滤器，减少细菌和微粒对液体的污染。

（5）保留留置针输液者应每日更换输液器具。

（6）在输液过程中应加强巡视，保持适中的输液速度。密切观察病人病情变化，出现输液反应早期表现，及时采取有效措施。

（三）急性肺水肿

1.原因①由于输液速度过快，短时间内输入过多液体，使循环血容量急剧增加，引起心脏负荷过重。②病人原有心、肺功能不全，尤多见于急性心功能不全者。

2.不良影响

（1）对病人的影响病人突然出现呼吸困难、胸闷、咳嗽、咳粉红色泡沫样痰，严重时痰液可从口、鼻涌出，听诊肺部布满湿啰音，心率快且节律不齐，可出现心力衰竭，如抢救不及时，导致严重后果，甚至死亡。

（2）对护士的影响急性肺水肿的发生是由于护士工作的疏忽，静脉输液滴数未加控制，输液速度过快或在健康教育中未向病人再三强调输液滴数控制的重要性，致使病人或家属私自调快输液滴数而引起。责任护士对病人造成的痛苦产生自责、紧张、焦虑的心理，并影响责任护士的年度考评、晋升、晋级等。

（3）对医院的影响急性肺水肿属医疗事故，是由医院护士工作的疏忽造成的。出现急性肺水肿，加重病人病情，延误病人治疗，病人和家属不理解，很容易引起医疗纠纷，影响医院正常就医环境，对医院的经济效益和社会声誉造成很大的负面影响。

3.处理技巧

（1）出现上述症状，立即停止输液，保留静脉通路，并通知医师，进行紧急处理。如病情允许可使病人端坐，双腿下垂，以减少下肢静脉回流，减轻心脏负担。必要时进行四肢轮扎。用橡胶压脉带或血压计袖带适当加压四肢，以阻断静脉血流，但动脉血仍可通过。每5~10分钟轮流放松一个肢体上的压脉带，可有效地减少静脉回心血量。症状缓解后，逐渐解除压脉带。

（2）给予高流量氧气吸入一般氧流量为 6~8 L/min（最好使氧气通过 20%~30% 乙醇湿化后吸入），提高氧分压，增加氧的弥散，改善低氧血症。

（3）遵医嘱给予镇静、平喘、强心、利尿和扩血管药，以舒张周围血管，加速液体排出，减少回心血量，减轻心脏负荷。

（4）安慰病人，给予病人及家属心理支持，解除病人的紧张情绪。

4.防范措施

（1）输液前，评估病人的心、肺功能，了解病人的病情、所输液体的总量、所输药物的性质。

（2）根据病人的病情、所输药物的性质调节输液滴数，并向病人和家属再三强调输液滴数控制的重要及私自调快输液滴数所引起的严重后果，如出现输液故障及时呼叫当班护士给予解决。

（3）根据病人年龄、病情等计算输液量与输液速度。在输液过程中，要密切观察病人情况，对老年人、儿童、心功能不全、肺功能不全的病人尤需注意控制滴注速度和输液量。

（四）空气栓塞

发生空气栓塞是由于进入静脉的空气形成气栓，随血流首先被带到右房.然后进入右室。如空气量少，则被右室随血液压入肺动脉，并分散到肺小动脉内，最后经毛细血管吸收，损害较小：如空气量大，空气在右室内阻塞肺动脉入口，使血液不能进入肺内，气体交换发生障碍，引起机体严重缺氧而立即死亡。

1.原因①输液器导管内空气未排尽，输液器管接针部位与穿刺针连接不紧，有漏气。②加压输液、输血时无人守护，液体走空；液体输完未及时更换药液或拔针。

2.不良影响

（1）对病人的影响发生空气栓塞，如空气量少，损害较小；如空气量大，病人感到异常不适、咳嗽、面色苍白、胸骨后疼痛，随之出现呼吸困难和严重发绀，有濒死感，最终因机体严重缺氧而立即死亡。

（2）对护士及医院的影响参见急性肺水肿。

3.处理技巧

（1）立即让病人取左侧卧位和头低脚高位。使气体能浮向右室尖部，避开肺动脉入口，随着心脏舒缩，将空气混成泡沫，分次小量进入肺动脉内，逐渐被吸收。

（2）给予高流量氧气吸入，提高病人的血氧浓度，纠正缺氧状态。

（3）立即通知医师，进行紧急救护处理。

（4）有条件者可通过中心静脉导管抽出空气。

（5）严密观察病人病情变化，如有异常及时对症处理。作好病情及治疗效果的详细记录。

（6）报告程序发生空气栓塞，立即报告当班医师、护士长、科主任，由护士长上报护理部。

（7）安慰病人，给予病人及家属的心理支持，解除病人的紧张情绪。

4.空气栓塞的防范措施

（1）输液前认真检查输液器的质量，排尽输液导管内的空气。

（2）输液过程中加强巡视，及时更换输液瓶或添加药物，更换液体后仔细观察输液器导管内是否有气泡。输液完毕及时拔针。

（3）在为病人进行加压输液时一定要有专人在旁守护，严密观察，不得离开病人。

（4）做好病人健康教育。向病人再三强调输液快完前按床头信号灯的重要性，病人或家属不得私自更换输液瓶。

（五）静脉炎

1.原因　引起静脉炎的原因主要有化学因素、物理因素、血管因素、解剖因素和其他因素。

（1）化学因素主要与输入药物的性质有关，如药物的酸碱度、渗透压、药物浓度、药物的刺激性、药物本身的毒性及Ⅰ型变态反应，以及药物对细胞代谢功能的影响。

（2）物理因素①环境温度过低，溶液中不溶性微粒的作用。②液体输入量、速度、时间、温度、压力与静脉管径舒缩状态不相符。③针头对血管的刺激，尤其是旧法拔针对血管的损害较大。④固定针头不当。

（3）血管因素　多次静脉穿刺对血管内膜都有不同程度的损伤，使管壁变薄、弹性下降、脆性增加，静脉萎缩变细，皮肤沿静脉走向色素沉着，出现静脉炎症状。

（4）解剖因素包括体位因素及局部解剖因素。下肢静脉发生静脉炎的程度及概率均较上肢高；指间等处细小血管壁薄，耐受性差，体液易渗出；肘窝、手腕等关节处感觉迟钝，早期渗漏不易及时发现，这些因素均易导致静脉炎的发生。

（5）其他因素如个体因素、微生物感染及神经传导因素等。

2.不良影响静脉输注药物引起静脉炎，一旦发生，常使病人心理上增加压力，顾虑不能继续输液，影响原发病的治疗，同时也增加了病人的痛苦和经济负担。由于病人不理解甚至会发生护患纠纷，要求赔偿，影响医院正常就医环境，对医院的经济效益和社会声誉造成不良影响。静脉炎的发生同时也影响到护理治疗。增加病人输液治疗的难度。

3.处理技巧

（1）发现急性静脉炎时应立即停止输液。

（2）了解所输液体名称、性质。根据静脉炎分级标准评估急性静脉炎的原因、分类及严重程度。

（3）根据静脉炎的原因及严重程度制定相应的治疗措施，并将治疗方法制定成常规措施，谁发现，谁处理。①一般药物引起，使用33%硫酸镁局部湿敷，活血化瘀中药湿敷，紫外线照射及理疗。②对抗肿瘤药物、血管活性药引起的静脉炎，可局部使用特异性解毒剂、拮抗药局部封闭治疗。

（4）对已引起局部组织坏死的创面，应及时换药及抗感染、局部氧疗或高压氧等综合治疗，促进创面愈合。密切观察治疗效果，疗效不佳，请相关专家会诊。

（5）本类病人容易发生纠纷，应多与病人沟通，取得病人的信任和理解。

（6）需再次穿刺时，避免在静脉炎区域周围及远心端进行穿刺，并挑选穿刺技术水平较高的护理人员为其进行静脉穿刺。

(7) 有引起局部组织坏死倾向的重度静脉炎，除采取以上措施外，报告医师和护士长，采取积极补救措施，并进行重点交接班。

4.防范措施

(1) 输液前认真评估病人全身情况及穿刺部位血管状况。避免在感染、瘢痕、皮肤色素沉着部位选择血管，排除病人易发生静脉炎的各种因素。

(2) 建立病人静脉使用档案掌握病人血管情况，做到心中有数，及早采取预防措施，做好预见性护理。

(3) 合理选择输液工具根据病人疗程、病情和液体性质，在不影响治疗的情况下，尽量选用最短、最细的穿刺针，减少穿刺时造成的血管创伤。

(4) 减少对血管的机械陛刺激和损伤①采用新法拔针：先拔出针头，再立即用棉球按压穿刺点，这样减轻甚至除去了针刃对血管造成的机械切割性损伤。②按压的方法：以中指和示指按血管走向按压，距离 3~4 cm。一般输液按压 2~3 分钟：输抗肿瘤药、凝血机制障碍病人或静脉留置针，按压时间要延长。③静脉穿刺时针头在血管内尽量减少进针长度，以预防静脉炎。

(5) 熟悉注射药物的性质，选择合适的给药方式①输注高酸碱度、高渗透压的液体时，应减慢输液的滴数，并给予足够的稀释。②同时输注几种刺激性强的药物时，可根据其理化性质，中间输入 0.9%氯化钠注射液间隔，并将药液冲干净，以防止药物相互作用引起静脉炎。

(6) 加强责任感，严格无菌技术操作，避免同一部位多次、长时间输液，防止细菌性静脉炎的发生。

(7) 加强感染监控管理，注意治疗室、配药间、病室及注射部位感染监控，增加有效的空气进气过滤装置，在有条件的医院输液添加药物应在符合 GMP 要求的配液中心进行，以有效减低微粒对血管的损害、堆积及形成肉芽肿血栓，导致静脉炎。

(8) 加强巡视和护患沟通，及时发现急性静脉炎，尽早处理。

(六) 静脉输液参出、组织坏死

1.原因

(1) 机械性因素多为静脉穿刺技能较差所致。①穿刺不当：针头斜面没有完全进入血管内，药物向血管外漏，穿透血管壁，使药液沿着刺破的部位外漏。②选择血管不当：血管较细、弯曲或者位于关节的活动部位。③推药过程中针柄固定不牢，针尖从血管内滑脱，致液体外漏皮下。④同一部位反复多次穿刺容易导致外渗。⑤静脉输注过程中，刺激性强的药物输入速度太快或加压输液而致血管外渗。

(2) 药物因素主要与输入药物的性质有关，如药物的酸碱度、渗透压、药物浓度、药物的刺激性、药物本身的毒性及 I 型变态反应，以及药物对细胞代谢功能的影响。

(3) 机体因素主要指机体的全身状况及局部的血液循环情况。如病人病情危重，血管充盈度差及病人不合作，以及输液量多也是造成静脉外渗的因素之一。

（4）护士的技术和责任心　由于个别护士工作责任心不强和观察输液的经验不足，不能正确地判断是否有药物渗漏，特别是水肿的新生儿；静脉输液过程中过分依赖家属，未加强巡视，致使药物渗漏皮下未及时发现或不了解渗漏药物所造成后果，对发生渗漏部位未及时报告和采取相应的处理。

（5）其他因素如长期静脉用药、体位因素、局部解剖因素、感染因素及病人不合作等，使血管内膜都有不同程度的损伤或针头移位脱出致漏。

2.分期标准

（1）1期局部组织炎症反应期。多发生于药物渗漏早期（48小时以内），局部组织明显肿胀、苍白或发红，用拇指按压肿胀处可见凹陷，有灼热感，触痛明显。有时呈持续性刺痛、剧痛或烧灼样痛。神志清醒的婴幼儿可表现为哭闹不安。

（2）2期静脉炎性反应期。多发生于药物渗漏后2~3日，受损血管沿静脉走向呈条索状肿胀、变红，用手触摸有硬结，按压时小儿哭闹挣扎，局部皮温增高。部分病儿药物渗漏处皮肤有水泡或水泡破溃。

（3）3期组织坏死期。多因渗漏药物刺激性强；发生渗漏后未及时发现或处理不恰当而导致浅层组织坏死，形成溃疡。溃疡创面可表现为：①有黄色渗出液及腐肉，有时合并感染。②全层皮肤受损，有时侵入皮下组织、肌肉深达骨骼，形成干性坏死、皮下组织液化。创面呈蜡白、焦黄或为黑色焦痂。

3.不良影响

（1）对病人的影响

1）血管损伤体液漏出，尤其是刺激性强的药物，引起血管周围大量结缔组织增生，致使管壁增厚、变硬，管腔缩小或堵塞，如钙剂、20%甘露醇注射液导致血管损害，且不易恢复。

2）局部组织损伤体液漏出对组织损伤与渗漏量、药物的性质及机体的状况有关。①少量渗漏非刺激性药物：引起局部组织肿胀，经一般处理很快消退。②渗漏量多、药物刺激性强：局部皮肤苍白，继而出现水泡，更严重者皮肤直接由红变紫黑色，如不及时处理出现皮下组织坏死、溃疡形成，坏死组织侵入真皮下层和肌层，露出韧带，坏死组织呈黑色，经换药愈合后可造成瘢痕挛缩、关节僵直、功能障碍。

3）骨筋膜间隔综合征　由于输液大量渗出，超过皮肤扩张限度，致皮下组织压力增高，并压迫骨筋膜间隔，使其容积变小，血液循环受阻，造成神经、肌肉组织缺血缺氧，从而使局部酸性代谢产物堆积，毛细血管通透性增加，大量渗出液进入骨筋膜间隔，使其压力进一步增高，造成缺血—水肿—缺血的恶性循环.最终造成肢体感觉功能障碍。

（2）对医院的影响静脉输液渗漏、坏死常使病人心理上增加压力，顾虑不能继续输液，影响原发病的治疗，同时也增加了病人的痛苦，使之不能正确对待，甚至会发生护患纠纷，要求赔偿，影响医院正常就医环境，对医院的经济效益和社会声誉造成不良影响。

4.处理技巧参见本节静脉炎处理技巧。

（七）针头堵塞

1.原因静脉输液堵管发生率较高，据统计可达 21.3%，并随输液时间的延长而增加。发生输液堵塞的常见原因有血栓性堵塞和非血栓性堵塞 2 种。

（1）血栓性堵塞下述情况导致血液反流在输液管腔内形成血凝或血栓。①由于输液瓶内液体输完未及时更换。②小儿哭闹、病人体位改变，使输液部位受压等导致静脉内压力增高。③输液吊瓶悬挂过低。④排气管受压或堵塞。⑤输液导管扭曲、打折。⑥静脉留置针封管方法不当、没有定期冲管或留置时间过长等。

（2）非血栓性堵塞①由于输液的药物结晶（如甘露醇温度过低）、多种药物混合出现沉淀、混浊颗粒。②药物浓度、黏稠度高（如 20%脂肪乳），药物如中药制剂、粉剂及大输液配伍后不溶性微粒超标。③静脉输液配置过程中微粒污染增加。如多次穿刺橡胶塞及涤纶薄膜，导致碎屑脱落，进入液体直接成为不溶性微粒。④静脉输液配置环境未进行空气消毒、净化。

2.不良影响

（1）静脉输注堵塞发生，如果处理不及时，形成凝固性血块，必须拔针重新穿刺，增加了病人的痛苦和心理压力。

（2）如果处理不得当，用含有 0.9%氯化钠注射液的注射器强行冲管，使血凝块或不溶性微粒进入血液循环，因这些血凝块不溶性微粒无法通过代谢排出体外.较大的颗粒可造成微小血管堵塞或供血不足，组织缺氧，导致如下病变：①静脉炎、水肿和肉芽肿。②堵塞肺部血管致使肺形成纤维化，病人出现呼吸困难，甚至引起肿瘤。③超出病人个体耐受的超量微粒还可引起过敏反应和热原样反应。

（3）由于病人不理解甚至会发生护患纠纷，要求赔偿，影响医院正常就医环境，对医院的经济效益和社会声誉造成不良影响。

（4）输液堵塞的发生同时也影响到护理治疗，增加病人重新静脉输液的难度。

3.处理技巧

（1）发现静脉输液堵塞时应立即检查堵塞物的种类、性质。

（2）根据堵塞原因、堵塞物的种类和性质，采取相应的补救措施。①堵塞物是不溶性微粒：应立即拔针，去除原因，重新穿刺。禁止用含有 0.9%氯化钠注射液的注射器强行冲管，以免微粒给病人造成远期危害。②堵塞物是刚刚形成的血栓：可用 10 ml 空注射器轻轻地回抽，尽可能地将凝块从管中抽出，或用含有 10 ml（25 U/ml）肝素或尿激酶（10 万 U/ml）稀释夹管 5 分钟后用空注射器回抽，若无回血再反复 1 次。③堵塞是由于药物浓度、黏度高如 20%脂肪乳，应适当稀释以降低浓度及黏度。

（3）多与病人沟通，取得病人的信任和理解，避免发生医疗纠纷。

（4）如需再次穿刺时，应挑选穿刺技术水平较高的护理人员为其进行静脉穿刺。

（5）对血液黏稠度高容易发生输液堵塞的病人（如休克、脱水），应加强巡视，进行重点交接班。

4.防范措施

（1）输液前应熟悉注射药物的性质，严格按照药品说明书规定配液，避免因溶媒改变引起药物溶解度及 pH 值改变。出现沉淀、混浊和结晶颗粒。多种药物混合时须注意药物配伍禁忌。

（2）使用粉剂药物时，必须将其完全溶解。抗生素与中草药注射剂连续给药时应用 0.9% 氯化钠注射液间歇冲管，从而减少不溶性微粒产生。

（3）应尽量减少对输液瓶塞的穿刺次数，针头不宜过粗，一般采用 9~12 号为宜，以减少胶塞微粒脱落。

（4）加强治疗室、配药问、病室及注射部位的感染监控，增加有效的空气进气过滤装置，在有条件的医院输液添加药物应在符合 GMP 要求的配液中心进行，以有效减低微粒对血管的损害、堆积及形成肉芽肿血栓。

（5）使用静脉留置针，输液完毕应及时封管，封管时一定是加压封管，定期冲管 [1 次/(2~3) d] 和更换肝素帽是预防导管堵塞的关键。留置时间一般根据病情而定，在我国尚无统一标准，BD 公司推荐为 3~5 日，但大多数学者认为以不超过 7 天为宜。血液黏稠度高的病人以 2~5 日为宜。

（6）目前使用的一次性输液器，常出现滴速调节器失控。护士必须勤巡视勤观察，输液瓶内液体输完及时更换，及时发现并处理导致血栓性堵塞的因素。

（八）疑似输液相关感染

疑似输液相关感染是感染发生在病人入院后，与静脉输液相关的感染。按照感染发生的时间分为急性输液相关感染（发热反应）和慢性输液相关感染（微粒损害）；按照感染反应的范围分为全身反应（如发热反应、过敏反应等）和局部反应（如静脉炎、静脉渗漏组织坏死等）；按照感染源的种类分为热原反应、热原样反应、细菌污染反应和过敏反应。

1.原因

（1）热原反应是外源性热原（即细菌性热原，为微生物的一种内毒素）进入机体后，先与血清作用产生一种内热原，然后通过血清直接作用于体温调节中使体温增高。

（2）热源样反应是由输液中的微粒异物，包括由胶塞橡胶微粒、衬垫涤纶薄膜脱落物、一次性输液器具中未完全塑化的高分子微粒、纤维、尘埃、碳粒和玻璃屑等，它们进入机体后作为一种刺激物引起产生多种具有生物活性的介质，特别是组胺的大量释放，这些介质又作用于不同的靶器官引起一种类似热源反应的反应。

（3）细菌、病毒污染反应是液体在储存或使用过程中被细菌、病毒或真菌污染后，迅速增长繁殖，并产生大量的内毒素，这些病菌和内毒素随输液进入病人体内，引起一种比热源反应更为严重的急性细菌感染。

（4）药物过敏反应是由于输液中加入如抗生素、磺胺类药、水解蛋白等可引起过敏反应的药物所致。

2.不良影响

（1）对病人的影响①由外源性致热源或细菌污染所致：病人出现与原发病无关的发冷、寒战和高热。轻者体温在 38℃ 左右；严重者起初寒战，继之高热，体温可达 41℃，并伴有头痛、恶心、呕吐、脉速等全身症状，甚至引起感染性休克，如处理不及时可导致多器官功能障碍综合征，甚至死亡。②由微粒异物引起：除可出现一种类似热源反应的反应外，较大的颗粒还可造成微小血管堵塞或供血不足、组织缺氧，产生静脉炎、水肿和肉芽肿；堵塞肺部血管致使肺形成纤维化，病人出现呼吸困难，甚至引起肿瘤；超出病人个体耐受的超量微粒还可引起过敏反应。③由机体过敏引起：除可出现荨麻疹、皮肤瘙痒、皮肤麻木、血管神经性水肿及胸闷、气促、呼吸困难、面色苍白、四肢冰冷等症状外，易可引起寒战、发热和血压降低，甚至过敏性休克发生。疑似输液相关感染不仅给病人带来不必要的痛苦，延误治疗，加重原发疾病，处理不及时甚至可导致死亡。

（2）对护士的影响①护士面对病人和家属的埋怨、指责或过激言行容易产生紧张、焦虑的心理。②治疗输液相关感染增加了护士的工作量及劳动强度。

（3）对医院的影响疑似输液相关感染是属于医源性感染，是由医院及药物等多方面因素造成的。出现疑似输液相关感染，病人和家属很不理解，很容易引起医疗纠纷，同时治疗输液相关感染消耗了医院大量的医疗资源，对医院的经济效益和社会声誉造成很大的影响。

3.疑似输液相关感染控制

（1）建立医院感染三级监控体系在医院感染管理委员会的领导下，建立由专职医师、护士为主体的医院感染管理科及层次分明的三级护理管理体系。①一级管理：病区护士长和兼职监控护士。②二级管理：专科护士长。③三级管理：护理部副主任，为医院感染管理委员会的副主任。负责评估医院输液相关感染发生的危险性，及时发现，及时汇报，及时处理。

（2）科室成立疑似输液相关感染管理小组，建立并健全与输液感染相关的各项规章制度。如清洁卫生制度、消毒隔离制度、消毒灭菌效果检测制度、感染管理报告等。

（3）加强疑似输液相关感染学教育，明确医护人员在疑似输液相关感染管理中的职责。

（4）设立特殊用药警示标记对一些特殊用药在输液瓶上用不同的符号设立标记，以助巡回护士重点主动观察，并向病人讲明用药目的和警示标记的意义，告知该药的注意事项及可能出现的不良反应的症状，增加护患之间的相互提醒，预防并及早发现疑似输液的相关感染。

4.处理技巧参见本节静脉输液发热反应处理技巧。

（九）特殊病人输液问题

1.原因

（1）小儿静脉输液不顺利的原因①小儿由于对医院环境、医务人员及注射治疗的恐惧、害怕疼痛，在静脉穿刺中哭闹、乱动，不配合治疗，增加了静脉穿刺的难度。②现在的小儿大多数是独生子女，爷爷、奶奶和父母视若掌上明珠。在进行静脉穿刺时，他们对护理人员的操作要求很高，有的家属甚至因为一针不成功就恶言相向，责备不休，无形中增加了护理人员的心理压力，使静脉输液风险增加。③小儿的特点是活泼好动，缺乏自控能力。持续输液过程中针头很容易滑动，输液装置脱落。④年龄小，血管细微、隐匿，尤其对于肥胖、消瘦、脱水、水肿及微循环障碍的病儿，静脉穿刺成功的难度更大。⑤小儿由于心血管系统代偿功能不全，静脉输液速度过快或输液量过多，容易发生心力衰竭和肺水肿等并发症。

（2）老年人静脉输液不顺利的原因①老年人静脉的特点是血管弹性差、脆性大、血管很容易滑动。因此对护士静脉穿刺技术提出了更高的要求。②老年人静脉脆性大，皮下组织疏松，静脉输液持续时间过长，或输入高浓度、高渗透压液体，血管通透性增加，容易发生液体渗漏，肢体肿胀。③老年人皮肤感觉功能降低，对痛觉的反应减退。当输液局部发生液体渗漏，肢体肿胀时，病人往往还没有觉察，使输液风险增大。④老年人情感脆弱，更需要被尊重、被关爱。在临床护理工作中如果护理人员言语不当或工作繁忙，呼唤未及时赶到，很容易引起护理纠纷。⑤老年人血管脆性大，凝血功能差，拔针后按压部位不当或按压时间不够，容易出现皮下淤血或血肿。⑥老年病人由于心血管系统代偿功能不全，肾脏对体液调节能力低下，在静脉输液过程中常易发生循环超负荷，多种药物治疗更容易出现药物不良反应。

（3）危重症病人静脉输液不顺利的原因①危重症病人在治疗抢救中，静脉输液途径多，往往多条静脉同时输入，输液量大，品种多，增加了静脉穿刺难度和输液感染的机会。②由于大多数危重症病人需长期静脉输液，微循环障碍，血管条件差，静脉穿刺的难度大。③危重症病人的输液反应和输液并发症常与原发疾病症状相混淆，不易辨别，以致加重病情，引起严重后果。④危重症病人的输液反应和输液并发症多较严重，治疗效果差。

2.处理技巧

（1）制定安全静脉输液质量标准按照静脉输液质量标准操作，强化无菌观念。严格执行一次性注射器、输液器使用及管理制度，把好一次性物品使用关，消除由此导致的安全风险，确保输液安全性。

（2）建立、健全各项规章制度严格执行查对制度、交接班制度、安全用药制度等，避免差错事故发生，从而降低护理风险。

（3）认真落实观察巡视制度静脉输液后每20~30分钟巡视病人1次，观察注射部位有无皮下肿胀，并询问病人是否不适。尤其对小儿、老年人、危重症病人更应多加巡视，及时更换液体和拔针。

（4）建立护理告知签字制度对特殊病人和特殊情况，应实施病人家属护理告知签字制度，如静脉输液过程中所需的特殊耗材、贵重药品均实行告知义务，在病人知情同意签字后使用；对于胰岛素、硝酸甘油、硝普钠等需严格控制输液滴数的药物，护士按医嘱要求调节好滴速，并告知病人及家属不能随意调节滴速.若出现不滴或穿刺部位肿胀、疼痛及其他异常，需立即告知当班护士。

（5）加强静脉输液风险事件呈报静脉输液风险事件呈报的目的是为风险管理提供信息，而最终目的是保证类似事件不再发生，通过肯定呈报风险事件护士的工作态度，鼓励护士如实、及时呈报静脉输液风险事件。

（6）护理风险管理的检查和监督在法律法规、操作规程、管理制度健全的情况下，必须加强对执行和落实情况的监督检查，护士长及护理部对高风险护理活动定期或不定期检查，对出现的护理风险事件认真组织讨论、分析，制定切实可行的防范措施，把护理风险降低到最低限度。

第六节　PICC（经外周中心静脉置管技术）

ICC（经外周中心静脉置管技术）是指经上肢贵要静脉，头静脉，肘正中静脉，肱静脉、颈外静脉（新生儿还可以经过下肢大隐静脉、头部颞静脉、耳后静脉等）穿刺置管，尖端位于上腔静脉或下腔静脉的导管。

【适应证】

1.静脉治疗超过 7 天者。

2.使用对外周静脉刺激和损伤较大 的药物，如化疗药物、抗生素、甘露醇、TPN、酸碱度大及渗透压高的药物。

3.外周静脉血管条件差或缺乏外周静脉通路，难以维持静脉输液者。

4.长期需要间歇治疗者。

5.早产儿或危重患者抢救时。

6.需反复输血或血制品，或反复采血的患者。

【PICC 的优点】

合理的静脉通路的建立能降低反复外周静脉穿刺带来的痛苦，静脉炎，药物外渗导致的组织损伤，坏死，血管闭塞等各种并发症。主要有以下优点：

（1）可减少因反复静脉穿刺给患者带来的痛苦，操作方法简捷易行，不受时间地点限制，可直接在病房操作。

（2）PICC 导管留置时间可长达一年，能为患者提供中期至长期的静脉输液治疗，能满足肿瘤患者常规化疗疗程的需要。

（3）导管不易脱出稳定性好。液体流速不受患者体位的影响，输液时方便了患者的活动。

（4）避免了刺激性、腐蚀性和高浓度药物对患者管的损伤，保护了患者的外周静脉。

（5）杜绝和避免了化疗药物的外渗和对局部组织的刺激，也控制了医疗风险。

（6）PICC 置管比中心静脉导管置管的危险性要低，避免了颈部和胸部穿刺引起的严重并发症，如气胸、气胸。

（7）感染的发生率较 CVC 低，<3%。

（8）解决了外周血管条件差的患者输液难题。

【注意事项】

1.严格无菌操作；

2.严禁在置管侧手臂量血压；

3.保证进针部位皮肤的清洁干燥，穿刺后的第一个 24 小时更换一次敷料，以后每周常规更换敷料 1 次；

4.更换敷料时，注意不要损伤导管。揭去敷料时，应顺导管的方向往上撕，以免拔出导管，到 PICC 门诊维护；

5.保证导管通畅，注意脉冲式正压封管。禁用 10mL 注射器以下进行封管；

6.静脉推药时，速度不要过快；

7.每周更换一次正压输液接头；

8.观察穿刺部位的情况，有无红肿及并发症的早期症状；

9.做好护理记录，记录导管的置管日期、臂围及长度，维护日期更换时况及并发症处理情况；

10.拔管：轻缓地拔出导管，注意不要用力过度。拔管后 24 小时内要用无菌敷料覆盖伤口，以免发生拔管后的静脉炎。

（时均梅 孙会 宋敏 孙丽丽）

第七章　常用护理抢救技术操作技巧

第一节　氧气吸入操作技巧

给氧法是指用各种方法使病人吸入气体中的氧浓度高于大气氧浓度，以提高肺泡内氧分压，改善和纠正低氧血症的一项重要护理措施，也是一项急救措施。氧气吸入适用证：①动脉血氧分压（PaO_2）<50 mmHg（6.7 kPa）病人，呼吸系统疾患影响肺活量病人。②心、肺功能不全，使肺部充血而致呼吸困难者。③各种中毒引起的呼吸困难者。④昏迷者及其他，如某些外科手术前、后病人，大出血性休克病人，分娩产程过长或胎心音异常者等。

一、环境准备技巧

吸氧应选择在安全、病房无火源、无易燃品的环境中进行，病房悬挂禁止吸烟标志。如选择氧气筒供氧，氧气筒在冬季应远离暖气片 1 m，远离火源 5 m。

二、用物准备技巧

物品的摆放应以方便操作和不违反无菌原则为前提。治疗盘内依次摆放氧表、湿化瓶、无菌蒸馏水、温开水、50%乙醇，治疗方盘内从上至下依次放置湿化蓝心管、橡胶管、不同型号的鼻导管、面罩及纱布数块。

三、吸氧方式选择技巧

氧气吸入时，应根据病人的病情及实际情况来选择不同类型的吸氧方式。

1.单侧鼻导管法鼻导管吸氧法是传统的吸氧方法，是通过鼻咽部供氧。鼻导管插入长度为鼻尖到耳垂的 2/3 长，鼻导管的插入对病人咽喉壁有刺激，敏感者有恶心不适，且导管易堵塞，病人难以忍受长时间吸入。由于鼻导管应每隔 4~6 小时更换 1 次。反复插入可能造成鼻黏膜的损伤，而从口咽部给氧，失去了鼻毛对吸入氧气的过滤清洁作用，现此方式已较少用。

2.双侧鼻导管吸氧法将硅胶吸痰管头端封闭，距封闭处 4 cm 处剪相距 0.5 cm 的 2 个侧孔，尾端连接氧气，两侧孔正对两侧鼻前庭，置于鼻外。适当固定。适用于潮气量小的婴幼儿吸氧。

双侧鼻导管吸氧较为方便，但其吸入氧浓度不稳定，很容易受下列因素影响。①病儿通气类型：是张口呼吸还是经鼻腔呼吸。②氧流量、病儿的潮气量：一般来说在相同氧流量时，潮气量越大，吸入氧浓度越低；反之，潮气量越小，吸入氧浓度越高。因此，此种供氧方式仅适用于潮气量小的 1 岁以内的婴幼儿。因婴幼儿呼吸道狭细，黏膜娇嫩，既不能承受鼻导管的插入，也经受不住双孔鼻塞对鼻前庭的损害。此方式避免了病儿对头罩、面罩的恐惧及对抗，以及由其引起的吸入气中二氧化碳浓度的增高。同时不影响病儿哺乳，也易于观察面色及口唇，是目前婴幼儿安全、有效、也易于接受的吸氧方式。

3.鼻塞法分单孔、双孔 2 种类型，是将鼻塞置于病人鼻前庭，操作简单，局部刺激小，病人易接受。

(1) 单孔鼻塞吸氧难以将血氧饱和度 (SaO_2) 提高到峰值，若加大氧流量，病人难以接受，临床已较少应用。但因其刺激性小，并可双侧鼻孔交替插入，所以对于需持续低流量供氧者，如肺源性心脏病（简称肺心病）病人仍为首选。

(2) 双孔鼻塞吸氧对 SaO_2 的提高最快、达峰值的时间最短，同时对氧的有效利用率也较高，由于鼻前庭给氧，保持了鼻毛对吸入氧气的过滤清洁作用。本方式既克服了鼻导管吸氧给病人带来的不适，又达到了快速、高效改善病人缺氧状况的目的。正是体现了以人为本的医疗服务，现已被临床普遍应用。

4.面罩法 使用面罩将病人口鼻全部罩上的供氧方式，对病人呼吸道黏膜无刺激，易固定，氧流量大，氧浓度可达较高水平。清醒病人主诉有憋气不适，且妨碍交流及咳嗽。开放式面罩吸氧，需要在加大氧流量（10 L/min）的情况下，才能快速将 SaO_2 提高到峰值。长时间开放式面罩吸氧可造成二氧化碳蓄积，引起肺心病病人二氧化碳麻醉而加重病情。因此只适合短期应用，以及急救和术后重症病人供氧。

5.头皮针管应用于儿科吸氧 对于较小的婴幼儿，由于鼻孔较小，应用普通的鼻塞.使病儿感觉整个鼻孔被塞满，甚至有胀痛感，加重病儿的哭闹，给护理工作带来很多不便。一次性头皮针硅胶管代替鼻塞吸氧，效果满意。吸氧时将一次性头皮针管（去掉针头部分）用聚维酮碘染色后代替普通鼻导管进行吸氧，婴幼儿插入鼻腔深度 1~1.5cm，用一块胶布固定在鼻翼两侧，可克服因鼻黏膜稚嫩、鼻腔细小而造成的吸氧困难，又可减少对鼻黏膜的刺激，病儿易于接受。

使用头皮针硅胶管作吸氧管的优点：①使用时操作简便，保证各类病人能有效吸入氧气。黏膜刺激小，避免了因为粗的吸氧管插入鼻腔引起病儿的不适和烦躁不安，甚至哭闹不合作现象，病儿易于接受。②氧气橡胶管与鼻导管接头衔接严密.不易滑脱，一次性使用，防止医院内感染。③病儿鼻腔阻塞范围小，通气效果好。④头皮针管管腔细，氧气通过集中，对鼻腔黏膜刺激小。⑤材料来源容易：为临床护理输液用的一次性头皮针。

6.全身麻醉手术后带管病人给氧法 全身麻醉术后带气管内插管的病人，吸氧管可直接固定在气管导管外口，尤其是气管切开病人通过套管吸氧，占据范围小，便于吸痰，不易影响通气。

7.早产儿恒温箱内低流量吸氧法 早产儿由于呼吸系统发育未成熟，通气和换气功能障碍，出生后给予一定流量的氧气吸入才能提高血氧浓度，减少脑缺氧而维持生命。对于合并某些疾病的早产儿来说，易出现呼吸困难和发绀等缺氧表现，必要时给氧就成为早产儿疾病治疗中不可缺少的重要环节。采用恒温箱内低流量吸氧法，操作简单，对病儿无刺激，弥补了传统的鼻导管低流量吸氧法的不足。按常规吸氧的方法准备吸氧装置后，将透明吸氧导管的一端经恒温箱上的小孔插入恒温箱内，使导管插入箱内约 5 cm，使氧气迅速均匀弥散在恒温箱内，约 5 分钟后将氧流量调整至 1~2 L/min，让病儿在恒温箱内轻松地吸氧。值得注意的是：早产儿吸氧时必须有脉搏、SaO_2 监测，SaO_2 应维持在 85%~92%。并定期行血气分析检查，使用能调节吸氧浓度的恒温箱，以避免高氧血症，预防早产儿视网膜病（ROP）的发生。

四、固定技巧

1.鼻导管吸入法固定技巧　鼻导管插入鼻腔后，传统固定方法常用"一字形胶布"交叉后固定在鼻翼的两侧，再以另一块胶布固定在脸颊部，但本法常因病人进食后咀嚼.影响胶布固定的稳定性。改用第 2 块胶布固定在耳郭的方法，胶布粘贴牢固，不易松脱，不影响病人进食。

2.面罩吸氧固定技巧　防止面罩脱落是保障安全、有效使用氧疗器吸氧的关键。临床上一直采用松紧带将面罩固定于头上，此种固定方法松紧度较难掌握.过松面罩容易脱落，若发现不及时将导致病儿缺氧而危及生命；过紧常造成病人面部肌肉和头皮受压缺血。采用外科用弹力绷带固定法可克服上述缺点。面罩根据病人头部的大小剪取合适的弹力绷带 6 cm×（8~9.5）cm，戴于病人的头上，然后用松紧带将面罩左、右两侧固定于弹力绷带的下缘。弹力绷带为网状、棉质，透气性能好，病人可免受被松紧带勒伤之苦；氧疗器面罩吸氧的病人大多数较烦躁，旧法固定易脱落，而弹力绷带戴在头上不会滑脱，保证了氧疗器面罩吸氧的有效进行，同时也保障了病人的生命安全。弹力绷带可浸泡消毒后重复使用。

五、鼻导管插入深度技巧

鼻导管插入深度不同对吸氧舒适度的影响存在很大差异。传统氧气吸入法，鼻导管插入长度为鼻尖到耳垂的 2/3，鼻导管的插入对病人咽喉壁有刺激，敏感者有恶心不适。在传统法基础上改用鼻导管插入深度 2 cm，使氧导管在鼻前庭位置。由于鼻前庭面积大，鼻黏膜内富有静脉血管构成的海绵状组织，故可供热.且具有灵敏的舒缩性，能迅速改变其充血状态。所以当吸入不同温度的空气时，通过三叉神经的反射作用，调整鼻黏膜的动脉供血情况，改变鼻腔宽度与血运量，从而对吸入空气起到调节温度的作用。同时鼻前庭的鼻黏膜内含有丰富的浆液腺、黏液腺和杯状细胞，能产生大量分泌物，并且黏膜表面经常覆盖有一层随纤毛运动而不断向后移动的黏液毯，黏液毯和纤毛对吸入的氧气都能起过滤清洁作用，可以保护下呼吸道不受刺激或感染。

另外，通过腺体和杯状细胞的分泌，组织问淋巴的渗透作用，鼻黏膜在 24 小时内分泌近 1 000 ml 水分，其中大部分水分用以提高吸入空气的湿度。所以，当吸入鼻腔的空气湿度一般只有 35%左右时，而到达鼻咽部时却能增至 79%。再者经常流人鼻腔的泪液也可以起湿润作用。而鼻咽部对吸入气体的温化、湿化和清洁过滤作用是很微弱的，因此，用改良法吸氧时，导管位于鼻前庭位置，有利于鼻腔正常的生理功能对吸入氧气发挥温化、湿化及清洁过滤作用，减少不适反应。同时，为防止管径小，出现给氧导管阻塞，可采用缩短更换鼻导管时间（4~6小时）的方法解决。

六、氧气湿化技巧

临床上氧气湿化是在湿化瓶内放入常温蒸馏水，定期更换。由于常温下的水温常低于20℃，这样氧气通过水是根本得不到湿化作用。于是病人吸入的氧气是干燥的氧气，如果长期吸入干燥的氧气会使病人的鼻腔、口腔、咽部及气管、支气管黏膜干燥，致使呼吸道分泌物黏稠，不易咳出或吸出，易导致或加重呼吸道感染。

1.蒸馏水湿化　把蒸馏水采用多种方法加热后（加热到32℃~38℃）存放在热水壶中保持水温，用加热的蒸馏水把湿化瓶内的水温调节至38℃用于氧气湿化。当湿化瓶内水温低于32℃时，就应重新加入高温蒸馏水调节至38℃。简单的测量温度方法：用手背贴在湿化瓶壁上，以手背能耐受的温度为最高温度，换水时间大约可间隔60分钟。病人用加温的蒸馏水湿化氧气，在输氧管壁上附有水珠。病人感觉口腔、鼻腔、咽喉湿润，痰液易咳出，长时间吸氧没有不　适感觉。

2.氧气加温及二次湿化法　临床上，需要长期吸氧的病人，如肺心病，由于氧气要从中心供氧站经过很长的室外管道才能到达病房，所以每当到了冬季，氧气既凉又干燥，病人在吸入时感到不舒服，往往不愿意接受长时间的氧疗。在原中心吸氧装置的基础上增加一个加温及二次湿化装置，能最大限度地减少病人在冬季吸入干燥、冷凉氧气对呼吸道的刺激。

（1）制作方法及材料原中心的吸入器及输氧管不变，在输氧管接近病人的一端加一个容积为2200 ml的加温装置，制成高18 cm、外径45 cm的加温瓶，瓶塞为木制，瓶塞上有2个管口，其中连接原中心吸氧吸入器输氧管道末端的通气管为长管，在瓶塞外长2 cm，通过瓶塞内14 cm；另一个是接病人鼻塞导管通气管为短管，瓶塞外长2 cm，通气管材料可用不锈钢或耐一般湿热的无毒塑料制成，加温瓶底部再加一恒温加热部件，整个装置即为加温及二次湿化装置。

（2）使用方法使用前，整个装置按中心吸入器规定的方法消毒，然后在加温瓶内放入蒸馏水1500 ml，将瓶塞盖好，瓶塞长管连接中心吸入器输氧管末端，短管连接一段接病人吸氧鼻塞的乳胶管，然后放到合适的位置，病人吸氧时插上电源。使瓶内的蒸馏水自动加温，并保持65℃恒温，即可使氧气经过原中心吸入器湿化瓶一次湿化，再经过加温瓶二次湿化及加温吸入。冬季氧气经过加温蒸馏水后湿化充分，吸入氧气湿度加大、温暖，病人呼吸道感到舒适，愿意接受较长时间的氧疗。加温瓶能自动加温，并保持恒温65℃，氧气经过湿热的蒸馏水不会引起意外，比较安全。

七、消除吸氧时产生水泡声的技巧

通常用的氧气湿化瓶通过蒸馏水湿化时会产生水泡声，特别是在夜深人静时，影响病人休息，采用海绵能消除水泡声，同时起到过滤作用。把氧气湿化瓶的氧气管道放于 3 cm~3 cm 的小方形消毒海绵（比湿化瓶口稍小）中间，放入湿化瓶蒸馏水水面下 2/3 处。氧气具有一定的冲击力，直接冲击蒸馏水会产生水泡声。从氧气管道出来的氧气直接通过小方形海绵，不直接冲击蒸馏水，起到缓冲消除水泡声、湿化过滤作用。

八、特殊病人吸氧技巧

（一）慢性阻塞性肺疾病病人

慢性阻塞性肺疾病（COPD）是一种严重危害人类健康的呼吸系统常见慢性疾病，中、老年人多见。COPD 由于呼吸道阻塞，大多数病人伴有不同程度缺氧和二氧化碳蓄积，不仅使通气/血流比例失调，降低 SaO_2 和 PaO_2，还严重影响病人的智能和生活质量。氧气疗法是针对缺氧的一种重要的治疗手段，不仅纠正低氧血症及其带来的危害，挽救病人生命，还能改善慢性缺氧引发的智力障碍，提高病人的自理能力。

1.吸氧浓度选择 在临床治疗 COPD 的传统氧疗管理中，常用 1~2 L/min 的氧流量（即氧疗浓度 25%~29%）氧疗，忽略了 1.5 L/min 流量（27%）的氧疗。在 COPD 的氧疗过程中采用浓度为 27%~29%进行氧疗，血气分析中的 SaO_2、PaO_2 明显高于采用浓度为 25%进行氧疗的 SaO_2、PaO_2，而动脉血二氧化碳分压（$PaCO_2$）却低于采用浓度为 25%进行氧疗的 $PaCO_2$，有效纠正了低氧血症及二氧化碳蓄积，27%~29%氧浓度氧疗效果明显好于氧浓度为 25%的氧疗效果。27%~29%浓度的氧疗还能明显改善 COPD 病人由于缺氧引起的大脑功能下降等一系列症状。如注意力不集中、综合智商下降和情商下降。长时间以 27%~29%浓度氧疗能显著提高 COPD 病人的生活质量。

2.吸氧时体位选择 慢性阻塞性肺气肿急性发作期病人由于支气管黏膜炎症水肿加重，痰液堵塞支气管腔，潮气量减低，导致总的肺泡通气量不足，表现为明显的低氧血症，氧疗可以防止动脉血氧的急剧变化，从而改善病人的预后。病人采取俯卧位，头部用软枕垫高 15°~30°，双手向上，放于头的两侧，在髋、膝、距小腿关节处垫软垫，要求每日俯卧位吸氧时间为 3 小时，俯卧位能增加功能残气量，改善通气/血流比值，减少分流，改善膈肌的运动，肺内分泌物易于清除，以及血流灌注的重新分布，使得通气得到改善。对改善肺炎、急性呼吸窘迫综合征（ARDS）以及慢性呼吸功能不全基础上发生的急性呼吸衰竭等病人的氧合状态、提高存活率有明显的治疗作用。

（二）婴幼儿心脏术后

患有先天性心脏病的婴幼儿，心内直视术后因为年龄小，撤机后咳嗽、排痰能力弱；气管、支气管较细，软骨发育不完善，极少量痰液就可以引起气管、支气管阻塞，导致肺不张和肺炎，引起缺氧的发作，严重者会出现呼吸困难症状。因此选择正确的氧疗方法尤为重要。

经鼻持续呼吸道加压通气（NCPAP）装置设备：NCPAP 鼻塞管 1 根（主管为

6~10 cm 的硅胶管，2 根支管为 1 cm 长的 6~8 号鼻导管塞于两侧鼻腔），主管左端接一玻璃接管，连氧气管与中心吸氧相连。右侧接一可控制呼出气流的活塞。大多数病儿用持续呼吸道正压吸氧 24~48 小时后，缺氧会有所改善，可避免二次插管，减少入住先天性心脏病监护病房（CICU）的时间。NCPAP 可给病儿提供生理呼气末加压呼吸（PEEP），增加肺功能残气量，改善通气/血流比值，避免肺泡塌陷，有助于维持肺泡及呼吸道开放，因此可增加肺顺应性，减少肺内分流，提高氧合能力。同时，能降低呼吸运动所需的能量，减轻横膈肌疲劳，减少泵衰竭。

（三）早产儿呼吸系统疾病

早产儿由于呼吸中枢及呼吸器官发育不成熟，极易发生呼吸暂停、肺透明膜病、吸入性肺炎等呼吸系统疾病。选用持续呼吸道给氧（CPAP），可在呼吸末保持正压，增加功能残气量，使萎肺的肺泡重新张开，减少肺内分流，增加氧合，从而改善呼吸功能，使 PaO_2 增加，并能减少因应用有创呼吸机产生肺的气压伤，故 CPAP 适用于早产儿。当早产儿出现呼吸浅促、呻吟、吐沫、呼吸暂停等早期表现时，即开始使用 CPAP。

新型 NCPAP 有空氧混合调节仪、呼气末压力调节和吸气压力调节装置，控制高氧吸入，降低了以前的简易 CPAP 吸入纯氧导致早产儿视网膜病及慢性肺支气管纤维化的发生。连接的加温湿化装置可使吸入气体维持在 32℃~35℃，提供适当温度可减少呼吸道水分丢失，减少每日输液量，从而减轻心脏负担，减少动脉导管重新开放的发生率，适当温度可保护呼吸道黏膜及纤毛运动，有利于痰液排出。

（四）气管切开病人

气管切开病人由于气管切开与外界相通，形成了一个开放性呼吸道，应用普通吸氧管吸氧时，因气管套管管径大于氧气管管径，使氧气不能完全吸入，影响氧疗效果，临床上常用加大氧流量的方式来达到氧疗效果，这样氧流量难以控制。对病人不利。应用人工鼻吸氧，把开放性呼吸道改为封闭式呼吸道，保证氧疗，并使痰液湿润，易于清除，达到保持呼吸道通畅、提高氧疗效果的目的。

人工鼻是一种湿热交换器，类似氧气管装置，使用时一头连接氧气湿化装置.一头是人工鼻的支架，将人工鼻放置于支架上，连接大小合适的气管套管接头，调节氧流量，再连接病人气管套管，形成了一个封闭式呼吸道。痰液湿润，易于清除，避免了反复吸痰，发生痰液阻塞危险，并且由于吸痰彻底，从而延长了吸痰间隔时间，减轻了病人痛苦。人工鼻能与密闭式吸痰管相连接，吸痰时，操作者的手不直接接触吸痰管，呼吸道与外界不相通，减少了外源性感染、医院内感染的机会，从而降低了肺部感染发生率，延长了肺部感染发生时间。人工鼻吸氧装置吸痰时可不中断供氧，从而防止了因吸痰引起的低氧血症而导致器官组织缺氧的不良后果。

九、吸氧病人舒适护理技巧

吸氧的舒适护理是在吸氧的护理中以病人的舒适为重点，充分考虑吸入氧气的温度、湿度、气味、噪声等因素对病人的影响，寻找解决问题的方法，使舒适护理的理论研究在吸氧护理技术中得到体现，使病人在吸氧过程中不仅得到治疗，而且舒适。

1.恒温湿化瓶取代普通湿化瓶理想的吸氧装置要求病人吸入的氧气除保持适当的浓度和流速外，还要有合适的温度和湿度，一般吸入氧气的温度要保持在36℃左右.湿度在80%左右，近于生理上的要求。目前医院使用的氧气瓶和中心供氧管道释放的氧湿度很低，相对湿度约4%。经过气泡式湿化瓶，在20℃标准室温下，如果流量为1~8 L/min，氧气湿化后的湿度最高可达到33.2%~39.1%，如果室温较低，氧气的湿度则更低，在10℃室温下仅为21.4%。这种低湿度的氧气进入呼吸道后加重了呼吸道的水分丢失，使病人呼吸道干燥。最后导致排痰困难，并可继发和加重呼吸道炎症，这是长期卧床吸氧病人继发肺内感染的重要原因之一。

采用恒温湿化瓶、60℃的湿化液，使吸入氧气的湿度与温度由常规吸氧法的34%、20 ℃增高到78%、36℃。这样通过温化给氧，不仅病人自我感觉舒适，更有利于增强呼吸道黏膜纤毛运动，使呼吸道分泌物易于排出，同时改善了因长期吸氧造成的呼吸道干燥不适的状况。

2.除去吸氧管异味　在氧气湿化瓶中加入具有芳香味的中药如菊花。并将中药用无菌纱布包好，由于菊花的芳香味掩盖了吸氧时塑料的异味，从而提高了病人吸氧的舒适度。经过细菌培养浸泡菊花的湿化液符合微生物学要求。菊花对大肠埃希菌、志贺菌属（痢疾杆菌）、变形菌、伤寒沙门菌（伤寒杆菌）、副伤寒沙门菌、铜绿假单胞菌（绿脓杆菌）及霍乱弧菌7种革兰阴性肠内致病菌有抑制作用，并对乙型溶血性链球菌有抗菌作用，对结核分枝杆菌呈抑制作用。

3.对于吸氧装置进行降低噪声的处理　取一次性头皮针塑料管。长8 cm，在距其末端约2 cm处开始，用注射针头沿管向上扎数个针孔，消毒后备用。将湿化瓶内的通气管弃去，将扎有针孔的塑料管套入，装好盛有湿化液的湿化瓶，塑料管有孔的部分没入水中，然后连接鼻导管吸氧，这样可有效地降低吸氧进程中的噪声。

4.促进舒适　在允许的范围内由病人选择自己认为舒适的吸氧管放置位置。在吸氧过程中护理人员应以良好的服务态度与病人沟通，了解病人的需求，向病人讲解吸氧的重要性，尽可能地减少吸氧对病人的不良刺激.提高吸氧的舒适度。

第二节　吸痰操作技巧

吸痰适用于危重、老年、昏迷及麻醉后等病人因咳嗽无力、咳嗽反射迟钝或会厌功能不全、不能自行清除呼吸道分泌物或误吸呕吐物而出现呼吸困难时。其目的是吸出呼吸道分泌物，保持呼吸道通畅，增加组织氧合作用。

一、用物准备技巧

治疗碗内置已消毒的血管钳和纱布、无菌持物钳、无菌敷料缸内备纱布、一次性12~14号消毒吸痰管数根（气管内插管病人用直径为导管内径的1/2~1/3大小的吸痰管）、一次性手套、消毒液挂瓶、剪刀、负压装置1套（负压瓶、压力表、胶管），必要时备压舌板、开口器、舌钳。有盖敷料缸盛作吸痰时冲洗液。口咽部吸痰时冲洗液的选择可选用0.9%氯化钠注射液，气管内吸痰可用1.25%碳酸氢钠溶液。因为对病人来说，吸痰管插入气管，刺激气管黏膜，本身就是一种创伤，易造成黏膜损伤，如用0.9%氯化钠注射液冲洗后的吸痰管插入，因其含钠盐，对损伤的黏膜是一种刺激，易造成感染。据文献报道，肺的蒸发面积大，盐水进入支气管、肺内，水分蒸发很快，盐分沉积在肺泡及支气管形成高渗状态.引起支气管、肺水肿，而加重呼吸困难。1.25%碳酸氢钠溶液是一种刺激性小的碱性液，碱性具有皂化功能，可使痰痂软化、痰液变得稀薄，而且易吸出，况且大部分细菌不易在碱性环境中生长繁殖，减少了肺内感染的机会。

二、病人准备技巧

向病人解释吸痰的目的及意义，使病人处于舒适的体位，主动配合吸痰，准备一个安静、舒适的环境，能够保护病人的隐私，消除其焦虑、紧张的心理。如为婴幼儿吸痰，应向家长解释吸痰的过程及如何保持婴儿吸痰时的体位，消除家长的恐惧心理。

三、吸痰管选择技巧

吸痰管是用来清除支气管内的痰液及分泌物的必需产品，以达到使呼吸道通畅的目的。吸痰管的选择应根据吸痰的部位及吸痰的目的来选择。临床上可供选择的吸痰管如下。

1.经鼻短时吸痰　可选择一次性使用吸痰管，吸痰管由接头和导管组成，产品材料采用医用聚氯乙烯制成，是临床与吸引装置配合使用的医疗器具，其特点是产品外表光滑无毛刺，对病人无损伤、无刺激，吸痰畅通无阻，无吸瘪现象，使用操作简便，产品通过环氧乙烷灭菌，一次性使用，无医院内感染，是临床上使用最普遍的一种吸痰管。

2.口咽部吸痰　鼻腔结构异常、舌后坠、留置鼻饲管的病人，因清理呼吸道无效，经鼻腔吸痰效果不好的病人可选择口咽吸痰管。插入的深度约为从下颌角或耳垂到门齿的长度。

3.新生儿窒息复苏吸痰　刚刚出生的新生儿如果羊水胎粪污染可选择专用的胎粪吸引管，将气管内导管经胎粪吸引管与吸引器相连，一边用手堵住胎粪吸引管的手控口，一边用吸引器吸引气管内导管，边吸引气管内的胎粪，边慢慢撤出导管，此操作简便、有效。适合在产房使用。

4.婴儿吸痰　因婴儿鼻腔较狭窄、呼吸道黏膜柔嫩、吸痰管相对粗硬等原因造成婴儿不适及呼吸道黏膜损伤，应选择一种柔韧性好的吸痰管，既可插入气管又不会因过硬而造成呼吸道黏膜损伤。可将一次性头皮穿刺针，剪去钢针端，高压蒸汽灭菌后使用。使用时直接与负压吸引装置相连接，按常规使用即可。该方法取材容易，制作简单，管径小，管质柔软，对小儿呼吸道黏膜损伤小。

5.气管内吸痰　气管导管内吸痰时，所用的吸痰管，其外径不得超过导管内径的

1/2，以免造成呼吸道阻塞，加重缺氧。

6.充氧一吸痰双腔管气管吸痰是临床上常用的护理操作，在吸痰过程中最易发生缺氧，轻者心率增快，重者发生血压降低或心律失常，特别是使用呼吸机的危重病人容易发生心搏骤停，充氧一吸痰双腔管对预防吸痰诱发的低氧血症效果明显。

充氧一吸痰双腔管的制作方法：取 40 cm 长的 12 号（直径 3 mm）与 8 号（直径 2 mm）的 2 条硅胶管用硅橡胶黏合剂将侧壁粘在一起，形成 2 个腔。12 号为吸痰管，8 号为给氧管，吸痰管前端位于给氧管的前端 4 cm；并在给氧管前端侧壁剪 3 个侧孔，便于氧气均匀分布气管内。吸痰时吸痰管与吸引器连接，给氧管与氧气连接。氧流量：成人 7 L/min，小儿 5 L/min。在整个吸痰过程中持续有氧气供给。充氧一吸痰双腔管吸痰时插入深度根据成人和小儿的不同而异，一般在隆突以下。适用于痰多黏稠不易吸出的病人。

四、成人经鼻腔吸痰操作技巧

经鼻腔内吸痰是临床最常用的一种吸痰方法。吸痰时护士应严格无菌操作，动作轻、快、准，吸痰时最好选择刺激性小及韧性高的无菌硅胶或橡胶吸痰管，成人选用 14~18 号吸痰管。

1.体位护理技巧 吸痰前，备齐用物，向病人做好解释工作。病人采取去枕平卧或半卧位，肩下垫一软枕，头稍向后仰，偏向一侧，颈过伸，防止吸痰时误吸反流，脊柱畸形、驼背者，肩下垫枕改为颈下垫一枕头，以托起颈部，利于插管。

2.翻身叩背技巧 选择病人进食后 1 小时进行，吸痰前给予翻身叩背，方法为 5 指并拢，手指向掌心微弯曲，呈空心掌，从肺底到肺尖、从肺外侧到肺内侧适度叩背，叩击频率为 50~100 次/min，可使痰液松动，易于吸出。

3.吸痰前准备 吸痰前须检查吸引器效能是否良好，各管连接是否正确，吸气管和排痰管不能接错。

4.插入吸痰管技巧 吸痰管插入时，润滑吸痰管前段，戴无菌手套。右手执笔法拿吸痰管，将吸痰管末端反折，按以下通路插入气管内：鼻孔→鼻前庭→鼻阈→固有鼻腔→鼻咽（腭垂后）→口咽→喉咽→喉口→喉前庭→喉中间腔→声门下腔→气管，将吸痰管送到气管预定部位。对于合作的病人，嘱其深呼吸；对于不合作的病人，可随其自主呼吸进入。具体方法：当病人吸气时，随吸气轻轻快速往气管方向插入，呼气时停止插入，再吸气时再插入。当达到气管隆嵴处，护士会感到有阻力，这时吸痰管插入长度应为 24~29 cm，当病人刺激咳嗽加剧时，稍退 0.5~1cm，以游离吸痰管的尖端，以免损伤气管黏膜，打开负压成人<150 mmHg（20 kPa），婴幼儿<100 mmHg（13.3 kPa），从深部左右轻轻旋转，边吸边向上提拉，时间不应超过 15 秒，若一次痰液不能吸净者应先给予吸氧后再行吸痰术。

5.根据病变情况选择吸痰管插入途径 如鼻腔有充血水肿，可用 1%呋喃西林麻黄碱滴鼻剂（呋麻滴鼻剂）滴鼻数滴后再经鼻腔插管吸痰。鼻腔狭窄严重者，经口腔吸痰。有喉梗阻者，应慎用导管吸痰，可行气管切开吸痰。

6.预防感染技巧　每1个部位用1根吸痰管.防止上呼吸道感染播散到下呼吸道，吸痰装置每人1套，不可共用，吸痰管拟插入部分，即使戴手套的手也不可触及，应采用无菌接触技术用血管钳夹持吸痰管。

7.插管注意事项　要考虑到病人的耐受性。不能反复连续插管吸痰。若插管2~3次不成功应更换操作者。

五、小儿经鼻或口、气管内吸痰技巧

1.体位摆放技巧　操作时由2人配合进行。病儿去枕平卧，肩下垫一软枕，一人将病儿颈部托起，助头后仰，颈过伸，并固定头部。不合作的病儿，除做充分的解释工作外，吸痰时需2人配合，操作者站在病人右侧，助手站在病人左侧，协助置好体位，拉直呼吸道，并约束肢体和头部。

2.吸痰前准备　病人吸痰前常规雾化吸入，拍背助咳，吸痰前后给予高浓度氧气吸入，吸痰时一侧鼻塞式或鼻导管高流量（3~4 L/min）吸氧。

3.吸痰时操作技巧操作者戴无菌手套，经一侧鼻孔或口（垫口咽通气管）将吸痰管插入10~14 cm（相当于病儿声门处）时，感阻力增高，嘱病儿深吸气或发"哝哝"声，也可用手指压天突穴，以刺激气管引起病儿咳嗽，于声门开放时迅速将吸痰管插入气管进行吸痰。判断插管成功的依据：导管插入气管后，可引起剧烈咳嗽，不能发音或声音嘶哑。插管吸痰时动作要轻柔，适时吸引，每次吸痰时间应控制在10~15分钟，压力应严格掌握，一般为<100 mmHg（13~3 kPa），以免导管贴附于管壁或损伤气管黏膜。整个过程要严密观察病人心率、血压、呼吸及SaO_2，防止心律失常、心力衰竭、低氧血症的发生。如有异常，暂停吸痰，及时处理。

六、老年人人工呼吸道吸痰操作技巧

1.加大建立的气体通道用此清除呼吸道分泌物，辅助通气及治疗肺部疾病。人工呼吸道已成为老年人、呼吸衰竭病人主要的抢救治疗手法。常用的人工呼吸道有气管内插管和气管切开。

2.吸痰管的充分湿润摩擦阻力是气管内插管病人最常见的吸痰管插入困难的原因。可用无菌加温蒸馏水润滑吸痰管，其润滑作用较好，降低摩擦阻力。

3.加强呼吸道湿化　人工呼吸道的病人失去上呼吸道的温化、湿化功能，吸入的气体全部由下呼吸道来加温和湿化，下呼吸道分泌物中的水分丢失增加，因此，吸入的气体必须在体外进行充分温化和湿化。

（1）加强人工呼吸道建立最初8小时内的呼吸道湿化特别是对气管内插管或气管切开时出血较多的病人在人工呼吸道建立的最初8小时内应每15~30分钟湿化吸痰1次，以及时清除积血，防止血痂形成。

（2）做好停机呼吸道湿化因停机后吸入的气体不能得到来自于呼吸机的湿化与温化，以及直接用导管口吸氧，导管管腔内的痰液很容易被吹干而形成痰痂。应特别重视停机期间人工呼吸道的湿化，保证湿化液250 ml/d。可采用空气湿化法、间断湿化法等输液管持续呼吸道湿化法加强湿化效果。

七特殊病人的吸痰技巧

1.新生儿吸痰技巧

(1) 由于胸部物理治疗对气管内插管的新生儿有一定的危险，所以一般不采用，给新生儿翻身、叩背时一定要注意血氧饱和度（SpO_2）的降低。最好采用先叩背2~5分钟，安抚病儿至安静，增加病儿对吸痰、缺氧的耐受性。如有 SpO_2 降低，稍做休息，并提高给氧浓度，使得 SpO_2 维持在90%以上。吸痰过程中严密观察病儿反应、面色及 SpO_2 的情况。

(2) 采用正确的翻身动作也可以减少缺氧的发生，翻身时动作轻柔，保持头、颈和肩在一条直线上活动，保持呼吸道通畅，避免脱管；用软面罩叩背，自肺下叶向上、由外向内向肺门方向利用腕力轻叩，频率50~100次/min，叩击部位垫薄软毛巾或在单衣上进行，以免引起疼痛，叩背同时一手固定病儿头颈部，以减少头部晃动。

(3) 按常规吸痰法吸去口腔、咽部分泌物后，再进行气管内吸痰。气管内吸痰的动作轻柔、迅速。吸痰的压力不能太大，应<100 mmHg（13.3 kPa），每次吸痰的时间不能超过15秒。以免损伤气管黏膜。

(4) 按需吸痰①痰多者多吸痰，少痰或无痰者尽量少吸痰。②除痰液黏稠难以吸出外。一般不常规呼吸道内注入0.9%氯化钠注射液。③根据病人对吸痰的耐受程度，在吸痰前、后5分钟适当调高呼吸机氧浓度（10%~60%）。④吸痰管送入深度：按预定长度（即等于气管内插管全长或外减 0.5~1.0 cm）送入。⑤吸引方式：边吸引边转动吸痰管回退。

2.开胸术后肺不张病人

(1) 物品准备 0.9%氯化钠注射液、一次性可控性吸痰管、一次性塑料手套、负压吸引装置、监护仪。

(2) 操作方法①病人半卧位，给予鼻导管吸氧 5 L/min。用 0.9%氯化钠注射液清洁一侧鼻腔后，以 0.9%氯化钠注射液润滑吸痰管。②戴一次性手套，正确连接吸痰管，松开负压，将吸痰管经鼻腔轻柔送到咽部，嘱病人轻咳，就势将吸痰管插入气管内。③将吸痰管沿呼吸道送至可达到的最大深度（约 50 cm），接通负压 [负压吸力 15~30 mmHg（2~4 kPa)]，吸痰过程中观察 SpO_2 和心率。打开负压吸引接头，嘱病人带吸痰管深呼吸。左右旋转吸痰管，吸痰时间不超过15秒。若 SpO_2<85%、心率>140次/min，应立即停止吸痰，给予持续吸氧，待症状缓解后继续吸痰。如此反复数次，直至将痰吸净。④在一次吸痰过程中尽量不要将吸痰管反复提拉出气管。吸痰管进入气管后，病人会出现不自主呛咳，深部的痰会随之咳入主呼吸道，对吸痰有利。若病人呛咳剧烈，可松开吸引器与吸痰管接头处带管深呼吸，以缓解呛咳。⑤留置吸痰管在呼吸道内可保留 60 分钟左右。在此期间护士可根据 SpO2 指标吸痰。

3.昏迷病人吸痰技巧

(1) 用物准备技巧治疗盘内放治疗碗（内盛漱口液棉球）、弯血管钳、压舌板、开口器、舌钳、ISl 咽通气管、手电筒。

(2) 操作技巧①操作前先给病人进行口腔护理，并注意观察口腔黏膜及舌苔情况。②用压舌板将舌根向下压，有利于口咽通气管的插入。对牙关紧闭的昏迷病人可使用开口器，对舌后坠者用舌钳将舌拉出，然后将口咽通气管经口腔迅速置人口咽部。③吸痰方法：用血管钳将吸痰管经口咽通气管插入口咽部、气管。遇痰液黏稠者，可行雾化吸入或用糜蛋白酶（糜蛋白酶）喷人稀释痰液，因气管纤毛以 1 mm/min 的速度向上推送分泌物，15 分钟后吸痰效果较好。吸痰前、后必须给予高浓度的氧气，以免因气管内吸痰导致低氧血症。④注意事项：操作时动作要轻柔、迅速，避免机械阻塞呼吸道，影响呼吸；每日晨取出口咽通气管，进行清洁浸泡消毒处理，待口腔护理后，再按操作程序安置口咽通气管，避免细菌在口咽通气管内繁殖，增加呼吸道感染的机会；当病人意识逐渐恢复，能自行咳嗽、咳痰时，即可拔除口咽通气管。

4.机械通气病人吸痰技巧 机械通气是救治呼吸衰竭的重要措施。加压机械通气妨碍纤毛运动，影响痰液排出。因此，吸痰成为机械通气病人的主要护理任务。吸痰过于频繁可导致不必要的气管黏膜损伤，加重低氧血症和急性左心衰；吸痰不及时又可造成呼吸道不畅、通气量降低、窒息，甚至心律失常，所以适时吸痰是保持呼吸道通畅、确保机械通气治疗效果的关键。

(1) 应用正确的吸痰方法选择质地光滑、管壁挺直、硬度合适、富有弹性的吸痰管，吸痰管的外径不超过气管导管内径的 2/3。吸痰时按照"由浅至深，先口后鼻"的原则。在行气管导管内吸引时先将导管浅部痰液吸尽，再吸深部痰液.吸痰管插入轻柔。插入深度=气管导管插入长度+导管的接头长度。不可深插吸痰管吸引，非抢救吸痰前通过翻身、叩背和体位引流将呼吸道深部痰液引流至肺门部，可以有效地将痰液排出，减少呼吸道损伤。口、鼻腔内吸痰应先吸口腔再吸鼻腔，吸痰管插入长度不超过病人鼻尖到耳垂的距离，避免插入过深引起反射性迷走神经兴奋造成的呼吸、心搏骤停。吸痰的全过程中均需有人固定导管以防导管脱出。

(2) 掌握正确的吸痰时间及负压 吸痰时间不超过 15 s/次，吸引负压成人不应>150 mmHg（20 kPa），小儿≤100 mmHg（13.3 kPa）。开放负压后，将吸痰管边旋转边吸引，慢慢向外提出，手法轻巧，动作轻柔。如遇痰液多时在旋转提出的过程中可稍减慢旋转、外提速度，吸出气管内较多量的痰液，切忌来回提插导致损伤。

(3) 观察病人吸痰时出现的不良反应主要为气管黏膜出血、吸痰时出现刺激性呛咳、心率减慢、发绀、气管内插管痰液阻塞以及肺不张、肺部感染。应严密观察病人面色、心率、血压、SpO_2 的变化。若 SpO_2 降低、心率增快、血压增高，应适当延长吸痰间隔时间。吸痰前通过一定时间的体位引流可使痰液容易吸出，同时对保持吸痰时体内血氧的稳定起到积极的作用。

(4) 吸痰时要求严格无菌操作加强医务人员洗手和手的清洁，用物严格消毒灭菌，无密闭式吸痰装置时在吸痰后将气管内插管与呼吸机接头处用聚维酮碘消毒后再连接，做好基础护理。尤其重视加强口腔护理，及时清除口腔内的异物和分泌物，防止致病菌的繁殖，减少误吸的发生。采用小号胃管鼻饲或微量牛奶由输液泵持续滴入，喂养前、后30分钟内不吸痰，预防胃内容物的反流，减少胃肠道病原菌的定植和吸入，以达到减少气管内痰液、预防感染的作用。

（5）呼吸道湿化吸痰前应先将呼吸道湿化，可采取对室内空气进行加温加湿、使用有效的呼吸机雾化吸入、湿热交换过滤器（人工鼻）、呼吸机的电热恒温湿化装置等使吸入的气体充分湿化，以便有效地清除呼吸道分泌物.控制肺部感染，减少并发症，减轻病人痛苦。

（6）气管内插管机械通气病人大多病情危重，并存在不同程度的意识障碍。保护性咳嗽反射减弱甚至缺失。适时吸痰方法：以听诊为依据，在确定痰液位置前提下，对大气管内痰液及时吸出；深部痰液采用翻身、拍背、雾化，促进痰液排人大呼吸道后，每次用多孔透明硅胶软管在5秒内准确吸出痰液，避免深部长时间吸痰，有效地减少了支气管黏膜损伤，避免发生吸出痰液带血现象。须注意吸痰管每次更换1根，以防止污染。

（7）吸痰前、后均应加大通气量，根据痰液性状，掌握雾化吸入次数，使痰液软化稀释，可提高吸痰的有效性，避免了痰痂形成及反复脱机吸痰带来的并发症。依据仪器监测指标的变化，使吸痰具有目的性，减少目性。

5.气管切开病人吸痰技巧

（1）用物准备技巧无菌盘内备好2个治疗碗、2把血管钳，且做好口鼻气管吸痰标记。口鼻吸痰及气管切开处吸痰分开，先抽吸口鼻，后抽吸气管切开处。吸痰管一用一废弃，治疗碗、血管钳一用一消毒。

（2）吸痰方法气管切开病人由于失去呼吸道对吸入空气的加温、加湿屏障作用，使黏膜干燥充血、分泌物黏稠，细菌易繁殖，引起感染，甚至溃疡。且需要气管切开的病人都是危重病人，此时自身免疫力已处于低谷状态，很容易引起内源性感染。气管内吸痰作为一种侵入性操作，容易引起外源性感染。

先抽吸口、鼻腔分泌物，再吸气管切开处分泌物。其优点如下。①减少感染机会：因为先抽吸口、鼻腔分泌物，防止先抽吸气管切开处至局部压力低，口、鼻腔分泌物流人气管。②吸痰彻底：由于口、鼻吸痰后刺激咳嗽反射，引起咳嗽。咳嗽时，先是短促或深吸气，接着声门紧闭，呼气肌强烈收缩，肺内压和胸泡腔内压急速增高，然后声门突然打开，由于气压差极大，肺内气体便以极高的速度冲出，将呼吸道内的异物或分泌物排出。这样，既能使吸痰彻底，又能防止口、鼻腔分泌物流人气管；由于吸痰彻底，从而延长了吸痰间隔时间；无须重复吸引.吸痰时间相对缩短，吸痰所致低氧血症的程度减轻，且持续时间缩短，也减少了对气管黏膜的损伤。

八、吸痰注意事项

1.必要时才吸痰 当病人咳嗽、呼吸困难，听诊闻及湿啰音，呼吸机报压力增高。PaO_2及SpO_2突然降低时才吸痰。有些病人需要每小时甚至更短时间吸痰1次，而有些病人只需每4小时或更长时间吸痰1次。不视病情的常规吸痰，如1次/2 h，不但易损伤呼吸道黏膜，还会因呼吸道受到刺激使分泌物增多。

2.吸痰前、后必须给予高浓度的氧气吸痰前后若不给病人高于原来使用的氧气浓度，气管内吸痰将导致低氧血症。

（1）一些新型的呼吸机有一种提供 2 分钟 100%氧气的模式。吸痰前只需将开关设置在这一模式，就可给病人提供纯氧，用毕返回到原来所需的氧浓度，此法简单。但必须注意：在调节给氧模式后的前数秒，病人所吸入的氧浓度并非 100%，需等待一段时间（30~100 秒），使呼吸机管道内的氧浓度达到 100%。

（2）使用人工呼吸气囊是另一种常用而有效地提供高浓度氧气的方法。在操作正确的条件下，人工呼吸囊可提供 100%的潮气量和平均 80%的高浓度氧气，足以满足病人的需要。但其受诸多方面的影响，如呼吸囊的型号、供给呼吸囊氧流量的大小、囊袋的容量、挤压的力与率等，为了达到预期使用效果。必须确保 1.5 L/min 或更高的氧流量以及储氧袋完全充盈.两者缺一不可。

3.正确判断是否需要加压给氧在吸痰前、后，病人除了需要高浓度的氧气之外，多数病人需要加压给氧。而那些肺功能正常、短期内使用呼吸机的病人，如冠状动脉旁路移植术及其他一些术后或有些因肺部疾患导致肺功能异常的病人，就无须加压给氧，因为加压给氧有一定的危险性，可导致平均动脉压增高。因此，评估病人对高浓度给氧的反应尤为重要，若病人的心率、SpO_2 稳定。高浓度给氧即可，反之就需要加压给氧。

4.吸痰时不宜注入 0.9%氯化钠注射液许多护士认为吸痰时在气管内滴入 0.9%氯化钠注射液可稀释分泌物，便于吸出，有些护士甚至把 0.9%氯化钠注射液气管内冲洗作为常规。然而，研究发现 0.9%氯化钠注射液与呼吸道分泌物并不能混合成易被吸出的稀薄分泌物，反之，这一操作会影响氧合作用.增加感染的危险性。

5.选择粗细适宜的吸痰管通常可选择外径小于气管内插管内径 1/2 的吸痰管，这有利于空气进入肺内，预防过度负压而致的肺不张。成年病人用 30~38 号（7~9 mm）的气管导管，可选用 10~16 号（2~3 mm）的吸痰管。

6.吸痰时注意负压的大小　每次吸痰前先将吸痰管放于无菌盐水中，以测试导管是否通畅和吸引力是否适宜。吸引负压不宜过大，一般小儿为 100 mmHg（13.3 kPa），成人为 150 mmHg（20 kPa），动作宜轻巧，而且不宜在同一部位吸引时间过长，应边退管边吸引，以免损伤气管黏膜。每次吸痰时间不可超过 15 秒，以免引起气管痉挛而加重缺氧。

7.严格执行无菌操作　操作前、后洗手，戴口罩、帽子、手套。操作前，用乙醇消毒气管导管口及导管外端 1~2 cm；操作完毕，消毒导管口及导管外端 1~2cm 处、导管接头以及呼吸机管道与导管接合处。

8.密切观察病情变化　吸痰时，密切观察病人的心率、心律、动脉压和 SpO_2 的变化。若发现病人有心律不齐如心动过速或期前收缩、血压降低、神志转模糊，应立即停止吸痰，给予 100%氧气吸入。如果发现病人的 SpO_2 降低，在吸入高浓度的氧气后，仍不能使其恢复到原来的水平，应检查脉搏血氧饱和度仪探头所置部位的循环是否正常，以及病人是否有痰液阻塞、气胸及肺功能的改变。

第三节 自动洗胃机洗胃法操作技巧

一、评估病人技巧

评估病人的病情，对有生命危险者迅速进行救护，根据病人的具体情况来进行洗胃用物的准备，尽快进行有效的洗胃，减少毒物的吸收，促进毒物的排出，减轻对机体的损害，预防并发症的发生。

1.病情观察 病人的生命征、意识、瞳孔。如病人病情危重，应首先进行维持呼吸、循环的抢救，而后再洗胃。

2.毒物 了解中毒的时间、途径，毒物的种类、性质、量，是否呕吐，有无洗胃禁忌证。如吞服强酸、强碱等腐蚀性药物者禁忌洗胃，以免穿孔，可给予牛奶、豆浆、蛋清、米汤等物理性拮抗剂，以保护胃黏膜。

3.措施观察 病人口腔、鼻腔黏膜有无肿胀、炎症及气味，认真询问既往病史、进食情况。尤其是老年人有其特殊的生理状况，进行洗胃时很容易发生胃破裂.一定要非常谨慎。消化性溃疡、食管阻塞、食管静脉曲张、胃癌等病人不宜洗胃。进食后的病人若是神志清楚可以先鼓励其进行催吐，尽量将胃内的食物残渣呕吐干净，然后再进行洗胃，以防胃管反复堵塞。

4.心理状态 了解有无焦虑、紧张，严重程度如何，是否自服毒物、合作程度等；对自服毒物者应耐心、有效地劝导，并给予针对性的心理护理，减轻病人心理负担。

5.相关知识 既往有无插胃管及洗胃的相关知识。

二、操作前准备技巧

操作前准备以用物准备齐全、病人主动配合、环境适合洗胃操作进行为原则。

1.用物准备技巧

（1）胃管的选择根据需要选择普通胃管或硅胶管。对需长时间留置胃管者，可选用硅胶胃管。硅胶胃管与普通胃管相比优点多，与组织相容性大，对病人的刺激性小。硅胶胃管留置适宜时间是 21~30 日，可降低反复插管对鼻、咽黏膜的刺激，减少插管引起的痛苦。

（2）洗胃液的选择根据毒物性质准备拮抗性溶液。①遇到毒物性质不明或此种毒物尚无特效解毒剂感到左右为难时：可考虑使用中药解毒方剂洗胃。也可选用温开水或等渗盐水，液量为 10 000~20 000 ml。②有机磷农药中毒病人：可使用 0.45%氯化钠溶液洗胃。经胃肠道吸收入血后，钠离子和氯离子所产生的晶体渗透压可以产生极强的利尿作用，促进毒物的排泄，又不致发生溶血反应，从而提高了抢救成功率。③洗胃液温度为 25℃~38℃，过高可致胃黏膜血管扩张，促进毒物吸收；过低可导致胃肌痉挛。

（3）洗胃机的准备正确连接好洗胃机的管道，洗胃前认真检查洗胃机的性能，保证其处于良好的工作状态，并进行试运行，观察出入液量是否平衡、每次进入液量是否过多、进液时的压力是否正常 [一般<300 mmHg（40 kPa）]、水流是否均匀等，调节洗胃液的流速。

2.病人的准备技巧

（1）减轻或解除病人的紧张心理，消除思想顾虑，取得病人的主动配合。病人过于烦躁时可以适当使用镇静药或采用心理护理的办法，使病人的情绪尽量趋于平静，主动配合。

（2）向病人或家属讲解插胃管的目的、操作过程及配合的相关知识。

（3）有义齿者操作前应取下，妥善放置。

3.环境的准备技巧环境安静、舒适、清洁，病人床单位周围宽敞，用物摆放合理，便于操作。

三、插胃管技巧

1.插管时所取的体位清醒病人取左侧卧位，昏迷病人取平卧位，头偏向一侧。

2.比量胃管插入长度，并做好标记洗胃液的灌入和吸出均通过胃管实现。若胃管长度不合适，势必影响洗胃质量。人体食管长度为 25~30 cm，咽部长度约为 12 cm，鼻部长度约为 8 cm，总长度为 45~50 cm，胃管远端侧孔距顶端距离为 5 cm。传统洗胃法胃管插入长度是 45~55 cm，因身高差异，临床常以病人耳垂至鼻尖再到剑突的长度为插入长度，从解剖学的角度看此长度胃管侧孔不能完全进入胃内，胃管顶端仅达贲门下，最多到达胃体部，此长度仅胃管的顶端和 1 个侧孔在胃内。由于不能将全部侧孔都留在胃内，尽管病人取左侧卧位.胃内液体有时仍不能漫过侧孔，洗胃液流出缓慢，吸出洗胃液的时间长。残留液体多，洗胃不彻底（图7—10）。将胃管插入长度延长为 55~70 cm，顶端可达胃窦部，胃管侧孔全部在胃内，病人不论取何种体位，均达到洗胃液流出快、通畅、洗胃时间短、洗胃彻底的目的。在未行电动机洗胃之前，多数能引流出较多的原液，能及时、彻底清除进入胃肠道的毒物，为抢救赢得宝贵时间。

3.润滑胃管润滑胃管，减少摩擦，以利胃管插入。

4.插胃管技巧从口腔缓慢插入，病人呕吐反应比较剧烈时应该暂停插管或洗胃。待病人反应减弱时再继续进行操作。当胃管到达咽部时，嘱病人做吞咽动作。术者缓慢将胃管插入胃内。也可采取快速插胃管法，当胃管插入 10~12 cm，达咽部时，不做吞咽动作，憋住气，术者快速将胃管经食管插入至胃内。此法不做吞咽动作，可避免术者插管与病人吞咽动作不协调造成的进管困难。

5.证实胃管在胃内后固定插管后用常规方法，证实胃管在胃内后用胶布固定，以防胃管脱出。

四、洗胃技巧

（1）根据病情取合适的体位①清醒病人：取左侧卧位，床尾抬高 10 cm，使病人臀部也随之抬高，此种卧位使胃底处于最低位，有利于胃管在胃底部抽吸，胃管置于胃腔内，不易贴于胃壁，进而减少了毒物通过幽门进入肠道，起到了体位引流的作用。②昏迷病人：洗胃宜谨慎，取平卧位，头偏向一侧，以免分泌物误入气管，用压舌板或开口器张开口腔。如舌后坠，可用舌钳将舌拉出，垫牙垫于上、下磨牙之间。

（2）按手吸键吸出胃内容物，第 1 次吸出或洗出的胃内容物留取标本送检。再按自动键，机器对胃内进行反复多次冲洗。毒物性质明确后，尽早采取对抗剂洗胃。灌入量以 300~400 ml/次为宜，灌入过多则胃容积增大，胃内压明显大于十二指肠内压，促进胃内容物排空入肠道，加速毒物吸收，同时亦可引起液体反流，导致呛咳、窒息，还易产生急性胃扩张，突然的胃扩张又易兴奋迷走神经，引起反射性心搏骤停，对心、肺疾患病人更应慎重。灌洗液过少则无法与胃内容物充分混合，不利于彻底洗胃，且延长了洗胃时间。

（3）洗胃过程中，可采用灌入洗胃液后按摩胃部的方法，边更换体位、边按摩，以达到良好的洗胃效果，严密注意出入量，必须保证出入量平衡。每间隔一定次数之后就要观察并准确计算进液量与出液量是否相等，发现问题就要及时解决。另外，洗胃过程中还要经常在送液时轻轻移动胃管，谨防胃管长时间吸附在同一部位的胃壁上。

（4）在洗胃过程中应随时观察脉搏、呼吸、血压及腹部情况，如病人主诉腹痛，且流出血性灌洗液或出现休克现象，应立即停止操作，通知主管医师，配合相应抢救工作，并且详细记录在记录单上。

（5）幽门梗阻病人洗胃时，需记录胃内潴留量，以了解梗阻情况。如灌入量为 1 500 ml，洗出量为 2 000 ml，表示胃内潴留 500 ml，洗胃宜在餐后 4~6 小时或空腹时进行。

（6）洗胃结束后从胃管内注入药用炭或解毒药，稍过一段时间再注入 50%硫酸镁 50 ml，以促进毒物排出。停止洗胃后及时关掉洗胃机。防止大量空气被灌入胃内，导致胃破裂。第 1 次洗胃后可留置胃管，每隔 6 小时再洗胃 1 次，直到下一次洗胃开始洗出液即为澄清无味时停止洗胃。此种方法抢救成功率明显高于单次洗胃法。

（7）拔除胃管时应反折捏紧胃管口，防止管内液体流入气管。帮助病人漱口、擦脸，清除残留的毒物。

第四节　人工呼吸机的使用技巧

机械通气是指用人工方法或机械装置的通气代替，控制或辅助病人呼吸，以达到增加通气量，改善气体交换，减轻呼吸功消耗，维持呼吸功能等目的的系列措施。其目的是：①维持代谢所需的肺泡通气。②纠正低氧血症和改善氧运输。③减少呼吸功。

适应证：①急性或慢性呼吸衰竭，呼吸频率>40 次/min，或<5 次/min。②心源

性或非心源性水肿。③ARDS。④胸部创伤，多发性肋骨骨折，连枷胸。⑤呼吸中枢控制失调，神经肌肉疾患。⑥大手术后通气弥散功能障碍。⑦呼吸性酸碱平衡失调。⑧低氧血症，用鼻导管给氧后，PaO_2 仍<60 mmHg（8.0 kPa）。⑨虽 SaO_2 达95%，但有点头样呼吸或潮式呼吸等呼吸形态。⑩应用呼吸机进行呼吸道药物和气溶胶治疗。

禁忌证：①严重肺大疱。②未经引流的气胸，纵隔气肿。③大咯血呼吸道未通畅前。④支气管胸膜瘘。⑤低血容量性休克未补足血容量前。⑥急性心肌梗死。

一、评估技巧

1.环境评估环境清洁、宽敞，符合用氧要求。

2.用物评估 检查呼吸机的性能，病室内有无中心供氧、供气装置，氧气管道的接头是否配套，电源及电源插座是否与呼吸机上的电源接头吻合，呼吸机管道与人工呼吸道接头是否相吻合。无中心供氧装置时则检查氧气筒是否有氧、是否有四防标志、氧气装置有无漏气等。

3.操作者自我评估 是否了解呼吸机的应用及呼吸机参数的调节。

二、操作前准备技巧

1.操作者准备 核对医嘱、床号、姓名，熟悉病情，掌握上呼吸机的适应证与禁忌证，熟悉呼吸机的性能和操作程序，掌握气管切开与气管内插管的操作技术、操作前洗手，戴口罩。

2.病人准备 与神志清醒的病人进行沟通，使病人了解上呼吸机的目的和意义.知道如何配合建立人工呼吸道，如何以非语言方式表达需要，以便护士随时提供帮助。

3.用物准备技巧 在于用物一定要准备齐全，除呼吸机外还应在床旁备有简易呼吸器、吸引器、吸痰装置，以备急用。

（1）呼吸机的选择根据病情及应用呼吸机时间的长短选择不同的呼吸机。

（2）气管导管的选择根据病人的年龄、身高、体重，选择合适的气管导管型号及插入深度。

三、人工呼吸机操作技巧

人工呼吸机操作应用技巧在于进行机械通气前，先接上模拟肺，进行试机，看呼吸机管道是否连接紧密，有无漏气，压力是否稳定，湿化器能否加湿，以保证应用的安全性。

1.建立人工呼吸道 紧急时应用简单易行的经口气管内插管，可用呼吸复苏囊先给病人充分供氧，待缺氧有所缓解后，再考虑建立能维持较长时间的人工呼吸道。

2.确定呼吸机模式根据病人的情况选择合适的呼吸模式，常用的呼吸机模式如下。

（1）容量控制通气（VCV）为定容模式，预设潮气量、呼吸频率及吸气/呼气比，以保证分钟通气量（MV），其气流模式通常采用恒流，可在控制或同步状态下使用，缺点是易发生气压伤及人机对抗。

（2）同步间歇指令通气（SIMV）　是自主呼吸和控制呼吸的结合，在自主呼吸的基础上给病人有规律地和间歇地触发指令气流，将病人所需要的气体强制送入体内。优点是不干扰病人的自主呼吸，不易产生呼吸依赖，术后有自主呼吸，逐步清醒者和脱机前多用 SIMV 的过渡。

（3）压力控制通气（PCV）是时间发动、压力限定、时间切换的通气方式。优点是呼吸道压恒定，气压伤少及氧合通气良好，但是潮气量（VT）易随肺顺应性和呼吸道阻力的变化而改变，注意监测 VT。PCV 适用于治疗 ARDS-COPD 引起的呼吸衰竭。可与 SIMV、PSV 及 CPAP 配合使用。

（4）压力支持通气（PSV）　是一种辅助通气方式，预置压力水平困难，可能发生通气不足或过度，呼吸运动或肺功能不稳定者不宜单独使用，可与 SIMV 或 CPAP 联合应用。

（5）呼气末正压（PEEP）　为治疗低氧血症的主要方式之一，可增加呼气时肺容量和跨肺压，使原来萎缩的肺泡再膨胀。同时增加肺顺应性，改善通气和氧合。多与其他呼吸方式联合应用。

（6）持续呼吸道加压通气（CPAP）预调 CPAP/PEEP 值，在此水平上进行自主呼吸，由于持续气流的供给，呼吸道压波动较小。

3.设置参数　设置报警界限和设置呼吸道安全阀，不同呼吸机的报警参数不同.参照说明进行调节。呼吸道压安全阀或压力限制一般设置在维持加压通气峰压上 5~10 cm H_2O。

4.调节温化、湿化器　一般湿化器的温度应调至 34℃~36℃。

5.调节同步触发灵感度　根据病人自主吸气力量的大小调整，一般为 2~4 cmH_2O 或 0.1 L/s。

6.观察 0.5~1 小时后依血气分析结果调节参数。

四、观察人工呼吸机的应用效果技巧

1.严密观察病情　呼吸机治疗的病人必须专人护理，密切观察治疗反应和病情变化，并做详细记录，除生命征、神经症状外，重点观察呼吸情况，包括呼吸频率、胸廓起伏度、呼吸肌运动、有无呼吸困难、自主呼吸与机械呼吸的协调等。定时监测血气分析，综合病人的临床表现和通气指标判断呼吸机治疗的效果。

2.加强呼吸道的护理　对气管内插管或气管切开病人，应加强呼吸道护理，及时清除呼吸道分泌物，尤其应做好呼吸道湿化，防止痰液干结，保持呼吸道通畅。可通过加温湿化、雾化或直接滴注等方法，湿化液不应<250 ml/d，使痰液稀薄，易于吸出。湿化的温度一般 32℃~36℃。每 24 小时应进行湿化液体更换。

3.积极控制感染　室内定时通风换气，一般每班开窗通风 30 分钟。严格限制人员出入，并可用电子消毒机、臭氧消毒机对病房进行动态空气消毒，气管内吸痰一定要遵守无菌技术操作原则。加强口腔护理，防止口腔炎的发生。

4.做好生活护理及心理护理 建立翻身卡，帮助病人定时翻身。经常拍背，以防止呼吸道分泌物排出不畅，引起阻塞性肺不张，以及长时间压迫导致压疮。昏迷病人应做好眼部护理，眼睑不能闭合者用无菌 0.9%氯化钠注射液纱布覆盖眼部，每班滴抗生素眼药水 1 次。经常用非语言方式与病人进行沟通，了解病人的需求，以便提供帮助。

5.及时发现处理人机对抗 呼吸机与自主呼吸不协调的危害很大，可增加呼吸功。加重循环负担和低氧血症，严重时可危及病人生命。如果神志清醒的病人突然出现躁动、持续的呼吸道高压或呼吸道低压报警不能用其他原因解释。呼吸气二氧化碳监测，二氧化碳波形可出现"箭毒"样切迹，甚至冰山样改变，则有可能是人机对抗，应及时报告医师处理。

五、参数调节及报警值的设置技巧

1.参数的设置

（1）VT 呼吸机的潮气输出量一定要大于人的生理 VT。用 VCV 或 SIMV 时，VT=体重（kg）× [(8~15) ml/kg]。

（2）呼吸频率不同年龄机械通气频率大致接近生理呼吸频率。VT×呼吸频率=MV，故根据血气分析需要改变 MV 时，呼吸频率是重要的调节参数。一般新生儿为 40~60 次/min，儿童 12~16 次/min，成人 8~10 次/min。

（3）呼气/吸气比值小儿一般为 1:1.5，成人为 1:(2~3)。

（4）呼吸道压力和肺顺应性呼吸道阻力不大时一般吸气峰压值为 20 cmH_2O（2.0 kPa）左右，但当肺顺应性减少或呼吸道阻力增加时（包括气管导管内径造成的呼吸道阻力），如不提高峰压值就不能保证 VT，所以峰压值应以胸部起伏的幅度为参数。成人为 20~30 cmH_2O，小儿 15~25 cmH_2O。

（5）吸氧浓度常规手术后吸氧浓度为 45%、发绀型先天性心脏病术后吸氧浓度为 60%，可视病情调整，换气功能障碍者≤50%。新生儿根据 SaO_2 调整，维持 SaO_2 在 85%~95%即可。

（6）PEEP 常规为 0~5 cmH_2O，必要时可达 6~10 cmH_2O。成人最佳为 5~10cmH_2O 小儿为 2~3 cmH_2O。

2.呼吸机报警值的设置

（1）呼吸道压力上限报警为 40 cmH_2O，特殊情况下可增至 50 cm H_2O，下限报警为 5~15 cmH_2O。

（2）低 VT 为所设置 VT 的 60%，MV 与此相同。

（3）触发灵敏度根据所选择的呼吸方式调节，VCV 或 PCV 时无异，SIMV 时调为 0~4 cm H_2O。

3.常见的报警的原因和处理

（1）呼吸道高压报警常见原因和处理如下。①气管、支气管痉挛：处理方法是解痉，应用支气管扩张药等。②呼吸道内黏液潴留：处理方法为充分湿化，及时吸引，加强翻身、叩背和体位引流，应用祛痰药，配合理疗等。③气管套管位置不当：处理方法是校正套管位置。④病人肌张力增高，刺激性咳嗽或肺部出现新合并症，如肺炎、肺水肿、肺不张、张力性气胸等：处理方法为查明原因，对症处理；合理调整有关参数，如吸氧浓度、PEEP 等。⑤呼吸道高压报警上限设置过低：处理方法为合理设置报警上限，使其比吸气气峰压（PIP）高 10 cm H_2O（1.0 kPa）。

（2）呼吸道低压报警最可能的原因为病人脱机，如病人与呼吸机的连接管道脱落或漏气。吸气压力的低压报警通常设定在 5~10 cmH_2O（0.5~1.0 kPa），低于病人的平均呼吸道压力。如果呼吸道压力降低，低于该值，呼吸机则报警。

（3）通气不足报警。①常见原因：包括机械故障、管道连接不好或人工呼吸道漏气，病人与呼吸机脱离，氧气压力不足。②处理方法：重新检查中心供气压力，维修或更换空气压缩机，及时更换破损部件；正确连接电源和管道，保证管道不打折、不受压、保持正确角度；及时倒掉储水瓶的积水；氧气瓶的压力保证>30 kg/cm²，通知中心供氧，开大分流开关，使之达到所需压力。

（4）吸氧浓度报警。①原因：人为设置氧浓度报警的上、下限有误，空气一氧气混合器失灵，氧电池耗尽。②处理方法：正确设置报警限度，更换混合器、电池。

4.人工呼吸机的停机技巧　若病人病情基本好转，意识清楚，能咳嗽、咳痰，缺氧明显改善。呼吸衰竭纠正，可考虑撤机。在试行停机前，调节好呼吸机参数，逐步下调氧浓度，减少 VT，观察病人的适应程度及 SpO_2。若病人适应良好，血气分析结果正常，便可撤机，撤机前应充分行气管内吸痰，然后按步骤进行，即撤离→气囊放气→拔管→继续常压吸氧。

第五节　气管切开术后的呼吸道管理技巧

气管切开术是通过外科方法形成一个长期或暂时的呼吸孔道，一般在甲状软骨下第 2 或第 3、第 4 环状软骨之间做横切口，插入气管导管，以形成人工呼吸道，是临床抢救和治疗呼吸道梗阻及重型颅脑损伤昏迷时间长的病人的重要措施之一。气管切开术后的呼吸道管理是护理气管切开术后病人的重中之重，直接关系着疾病的转归与恶化。

一、体位准备技巧

气管切开术后病人一般采用平卧位，颈肩部垫一薄软枕，使头轻度后仰，颈伸展.头部位置不能过高或过低，防止内套管角度变化太大而压迫、损伤气管内壁。在翻身时保持病人头、颈、躯干一致性或同方向的转动，勿使颈部扭曲，防止因套管旋转角度太大致套管滑出呼吸道，或引起呼吸道堵塞，影响通气致窒息，同时减少套管与气管间的摩擦，防止套管内口压迫气管壁引起出血、糜烂、穿孔，甚至形成气管食管瘘。

二、呼吸道湿化技巧

气管切开术后，空气直接经气管套管进入下呼吸道，失去了吸入空气的加湿与加温、清洁与过滤作用，呼吸道水分丢失可达 800 ml/d，吸入的空气干燥，易损伤气管黏膜，气管内的分泌物容易结痂，堵塞呼吸道，影响呼吸。呼吸道湿化的目的是使分泌物稀释，以利于吸引或咳出。

（一）湿化的方法

1.气管内滴药临床上常用间断滴注和持续滴注 2 种湿化方法。

（1）间断滴注湿化法传统的方法是用注射器吸取湿化液 3~5 ml，去掉针头后将湿化液缓慢滴入或直接推入到气管内。若用吸痰管从气管切开处插入 8 cm 后再滴药。效果最好，一般间隔 30 分钟 1 次。间断气管内滴药临床常用，但是工作烦琐，且易引起病人刺激性咳嗽、心率加快、SaO$_2$ 降低、血压增高，咳嗽还可将部分湿化液咳出，而影响气管湿化效果。

（2）持续滴注湿化法①将湿化液连接静脉输液管，排气后剪掉针头，将头皮针软管直接插入气管套管内 5~8 cm，以 3~5 滴/min 的速度滴入。②还可选择用微量泵控制湿化液，以 5~15 ml/h 持续滴入的方法湿化气管，持续滴注克服了病人在推入湿化液时引起的刺激性咳嗽和咳出湿化液的缺点，且减少了因反复滴注或推注湿化液引起的污染。

2.雾化吸入 是利用气流或超声波的声能为动力将湿化液撞击成微细颗粒，悬浮于气流中进入气管，以稀释痰液，促进排痰。雾化的方法有：超声雾化、空气压缩雾化器雾化、高流量氧气雾化及喷射式雾化器雾化。雾化吸入时将配好的雾化液置于雾化罐内，根据雾化的种类和病人年龄调节雾化时间。雾化吸入降低了药液对气管黏膜的刺激，从而增强了局部用药的疗效，达到局部预防感染的目的。

3.吸湿性冷凝湿化器（HCH）的应用 详见本章第六节机械通气的呼吸道管理。

（二）湿化液的选择

传统方法多采用等渗 0.9%氯化钠注射液，现研究表明湿化液采用无菌蒸馏水或 0.45%氯化钠注射液效果优于 0.9%氯化钠注射液。为提高治疗效果，可在湿化液中加入蛋白酶、抗生素、糖皮质激素、氨溴索（沐舒坦）等药物。

三、呼吸道内吸痰技巧

1.掌握吸痰的适应证 呼吸音减弱，呼吸困难，在气管套管内可以看到分泌物，可闻及痰鸣音或呼吸哮鸣音，呼吸道压力增高，不明原因的 SaO$_2$ 降低。

2.吸痰管插入深度 根据病人咳嗽反射强弱而定。如果病人意识清醒，并能用力咳嗽将痰咳出，则吸痰管不宜插入过深，以套管下 2 cm 为宜，避免插入过深,造成气管黏膜损伤及不必要的痛苦。

3.必要时雾化吸入后吸痰 痰液黏稠难以吸出时，应先给予雾化吸入后再行吸痰。

4.严格遵守无菌操作原则 吸痰时要无菌操作，口腔吸痰与套管内吸痰要分开进行，一般先吸口腔内，以避免套管内形成负压造成口腔内痰液逆流。在紧急情况下，应先吸套管内分泌物，再吸口腔内分泌物，具体操作方法详见本章第二节吸痰法操作技巧。

四、气管套管的护理技巧

（一）外套管的固定技巧

1.传统的外套管固定法　用绷带在外套管两侧固定小孔各打 1~2 个死结，另一端绕至颈后或一侧，在颈后或颈部一侧再打 1 个活结，松紧度以能放进 1 个示指为宜。此法更换绷带时复杂，易刺激病人反复咳嗽，给病人造成不适，同时存在打结处易受血渍、痰渍污染而结痂变硬，拆解困难又无弹性，当头颈部移动时易牵拉气管套管，咳嗽时影响呼吸。

2.单结外套管固定法　用一绕颈 2 倍长的绷带，从颈后绕至颈前，两端各穿入固定小孔，再绕至颈后，松紧适宜，后在颈部一侧打易活结。此种方法避免了传统方法的缺点，但其缺点是活结易松脱。

3.搭扣粘贴固定法　此法是利用一种简单、安全且廉价的气管套管固定带进行外套管固定，操作时将固定带的搭扣面正对操作者，将一侧带子穿过气管套管固定孔后反折粘贴，对侧同法，再在颈后把两端粘牢，最后依病人颈围调整松紧，即完成操作。此种方法外套管固定更牢固，并可依据病人的颈围随意调节松紧。

（二）内套管的消毒技巧

1.煮沸消毒法　临床上常用煮沸消毒法，每 4 小时煮沸消毒 1 次，但因煮沸消毒时间长，内套管与外套管长时间的分离易导致痰液黏结，阻塞呼吸道，影响通气。

2.浸泡消毒法　可应用 3%过氧乙酸溶液、0.1%苯扎溴铵、0.25%聚维酮碘或 1% 84 消毒液进行浸泡消毒。此法较煮沸消毒法节省时间，且消毒效果相同。

3.高压蒸汽灭菌法　此法灭菌效果最好，但由于取出内套管送消毒时间过长，造成内套管与外套管长时间分离，宜采用同型号内套管高压蒸汽灭菌法，然而此种做法不符合临床实际，尤其是塑料气管套管属一次性用品，增加病人的经济负担。

（三）套管外口的保护

1.双层湿纱布覆盖　在套管外口覆盖双层湿纱布，目的是防止空气中的灰尘、微粒进入呼吸道，同时又能起到湿化的作用。此种做法的缺点：①湿纱布往往浸湿切口处敷料，增加切口感染机会。②影响病人顺利把痰从套管口咳出，常造成痰液反流，痰液在通气道潴留或结痂，影响呼吸，增加呼吸道感染的发生。

2.气管套管帽　将气管套管帽用于入口端，以气管套管帽代替纱布防止空气中的灰尘、微粒进入呼吸道，避免了病人在咳嗽过程中纱布移位的发生.但气管套管帽小，易导致痰液排出不畅，主要用于恢复期及终身带管的病人。

（四）气管切口的护理

切口周围皮肤每日用聚维酮碘或 75%乙醇消毒 1 次。切口处的敷料多用中间剪开 Y 形的灭菌纱布加垫，每日更换 1 次，痰多时随时更换，但剪口处的纱布线头易堆在切口处或掉入呼吸道内，引起呛咳或造成感染。而用一次性无纺布气管纱布垫可避免以上缺点，且滞留的痰液容易被清除。

第六节　　机械通气的呼吸道管理技巧

一、体位固定技巧

一般采取平卧位或侧卧位，病情允许情况下可采用半卧位（床头抬高 45°），半卧位能有效减少胃肠道反流及误吸，是预防呼吸机相关性肺炎的相对经济、有效、简单、安全的措施。

二、保持呼吸道的温度、湿度技巧

呼吸机机械通气时，正常呼吸道的湿化、加温和过滤功能丧失，加上人工呼吸通气量增加使呼吸道失水严重。正常情况下支气管内的温度为 37℃，相对湿度 100%。湿化疗法是机械通气疗法中防止或减少并发症、保持呼吸道通畅的重要措施。

1.湿化方法

（1）电热恒温湿化装置多功能呼吸机均有这一装置，使用中及时添加湿化液，维持温度在 35℃~37℃，不宜超过 40℃，警惕恒温调节失灵，导致水温骤升骤降，引起喉痉挛、呼吸道烫伤等。

（2）短时间小雾量喷雾法每 2~4 小时雾化 10 分钟，可避免长时间大雾化导致的病人 PaO2 降低。喷雾给药能够扩大药物在呼吸道内分布的范围，增强药物分布的均衡性，雾滴在压力作用下小而均匀地进入肺组织，降低药物对支气管黏膜的刺激，增强局部用药的疗效。

（3）气管内滴注选用 0.9%氯化钠注射液呼吸道内滴注，包括直接滴注和持续滴注。①直接滴注：是在吸痰前将 0.9%氯化钠注射液 5~10 ml 注入呼吸道，滴入的数量、次数以能使呼吸道分泌物顺利被咳出、吸出或排出为原则。②持续滴注：是脱呼吸机后没拔管的病人，应用微量注射泵持续滴入呼吸道。滴入量约 250ml/d。

（4）HCH 的应用　HCH 连接于气管套管外部，俗称人工鼻，模拟人体解剖湿化系统机制，可循环呼出气体的热和水分（呼出气通常>35℃，湿度达到 100%）。即吸收人体呼气阶段的热和湿度，在下次吸气时释放。

（5）空气的温化、湿化病室内可利用加温湿化器提高空气的相对湿度和温度，使空气温度保持在>60%。

2.湿化液的选择

（1）0.45%氯化钠溶液内加敏感抗生素、糜蛋白酶等，吸入后在呼吸道内再浓缩，使之接近 0.9%氯化钠注射液，对呼吸道无刺激作用。而 0.9%氯化钠注射液浓缩后形成高渗状态，引起支气管、肺水肿，不利于气体交换。

（2）无菌蒸馏水用于分泌物稠厚、量多、需积极排痰者。

（3）1.5%碳酸氢钠配置时用蒸馏水 150 ml 加 5%碳酸氢钠 50 ml 即可，可溶解黏蛋白，清除有机物，且碱性环境可抑制细菌的生长，效果较好。

3.湿化量根据痰的性质决定，如分泌物稀薄，能顺利通过吸引器，表明湿化满意；如痰液过于稀薄，咳嗽频繁，且需经常吸痰，提示湿化过度；分泌物呈厚块黏液或结痂，则为湿化不足。湿化量以 200~220 ml/24 h 为宜。

三、呼吸道内吸痰技巧

吸痰虽然可清除呼吸道内分泌物，保持呼吸道通畅，改善通气，但也常带来若干不良反应，它可从呼吸道带走氧气，造成病人缺氧和低氧血症。如吸引时间过长、压力过高或吸痰管过粗可引起肺不张、支气管痉挛、心律不齐、呼吸道创伤、血流动力学改变。现多采用有效的改进吸痰程序：气管内深部滴药 3~5 ml，10 分钟后翻身拍背 3 分钟，给高浓度吸氧 1 分钟再吸痰（吸痰<15 秒），然后再深部滴药3~5 ml，吸痰毕再给予高浓度吸氧 1 分钟。吸痰管的外径一般为气管导管内径的l/2。具体操作方法详见本章第二节吸痰法操作技巧。

四、呼吸机管道的管理技巧

（1）使用机械通气前要对呼吸机进行检测，确认无故障后方可用于病人。在使用过程中要注意保持呼吸管道的通畅，防止管道受压、扭曲，或因痰液、呕吐物等引起阻塞，或因体位改变脱落。时刻警惕仪器故障的发生，一旦出现，必须及时识别和处理，否则会引起极为严重的后果。切忌在未辩明原因的情况下仅简单消除或重置报警，如不能在短时间内查明原因，则用简易呼吸器维持病人的呼吸.再对呼吸机进行检修。

（2）机械通气中，每日更换湿化罐内的无菌蒸馏水，及时清除呼吸机管道储水瓶积水，冷凝水收集瓶应置于管路最低位置，严禁把冷凝水引向湿化器甚至病人呼吸道中，以免逆行感染。每日更换吸引装置，并行有效消毒。定时做呼吸道深处的分泌物细菌培养，每周至少 1 次做呼吸机管道的细菌培养，并定期更换呼五人工呼吸道感染的预防技巧

病人建立人工呼吸道后，增加了外部细菌进入下呼吸道的机会，容易发生肺部感染，机械通气病人呼吸机相关性肺炎的发病率为 50%~60%，从插管到发生感染的时间为 3~7 日，严重影响疾病的预后。

1.严格无菌操作　护理病人前后加强洗手，必要时戴手套，避免病原菌在病人之间传播。

2.加强口腔护理　口腔、鼻腔常是细菌感染的途径，口内清洗后 4~6 小时又有细菌再生长，故需每日 4 次清洗或采用喷雾法。喷雾法即用过氧化氢棉球擦拭后再用5%聚维酮碘液刷洗，每次刷洗 2~3 遍，1 次/d，以后喷雾聚维酮碘 1 次/2 h。可清除口咽部细菌，预防呼吸系统感染；经口气管内插管病人的口腔护理有一定困难，需 2 人配合，一人固定气管导管，另一人去除胶布、牙垫，彻底清洗口腔后再放置洁净牙垫固定，以减少呼吸机相关肺炎的发生。

3.加强室内空气消毒　保持室内空气新鲜，定时通风，保持室温 20℃~22 ℃，湿度 60%~70%。可用空气净化机或动态多功能通气机过滤空气，定期进行室内空气熏蒸消毒，每周 2 次，可减少室内 2/3 的细菌数。

（孙会 宋敏 孙玉 沈萌）

第八章　内科系统护理技术操作规范

第一节　呼吸内科护理技术操作规范

一、体位引流护理技术操作规范

【目的】
协助排痰，维持呼吸道通畅。

【评估】
患者体质、病变的部位、咯血情况，向患者告知并解释以取得合作。

【用物准备】
软枕 3 个、木椅、可调节床、痰杯、毛巾、水杯。

【操作步骤】
(1) 衣帽整洁，进行查对，向患者告知并解释以取得合作。
(2) 根据肺部病变的部位取适当体位。
(3) 指导患者先做深呼吸运动，然后鼓励患者咳嗽以促进痰液引流，必要时协助叩背。留取标本。
(4) 按医疗废物处理规定，将用过的材料分类放入垃圾袋内，洗手。
(5) 记录排出的痰量、颜色、性质，遵医嘱送检标本。

【操作流程】
着装→评估→备齐用物→告知→解释→体位→技术操作→整理用物→送检标本→洗手→记录。

【注意事项】
(1) 体质虚弱、严重心功能不全、大咯血者慎用。
(2) 引流过程中患者出现面色苍白、发绀、胸闷、呼吸困难、心悸、大汗时应停止引流，卧床休息。
(3) 每次引流后指导患者进行深呼吸和有效咳嗽。

（4）备好吸痰装置，必要时吸痰。

（5）严重心血管疾病、近期内有大咯血者禁忌体位引流。

二、纤维支气管镜检查护理配合技术操作规范

【目的】

（1）用于原因不明的咯血，以协助诊断。

（2）内科治疗无效需局部止血治疗者。

（3）需做肺组织活检或支气管肺泡灌洗者。

（4）作为选择性支气管造影、肺组织活检及支气管肺泡灌洗等的辅助操作。

（5）用于各种气管疾病的明确诊断。

【评估】

评估患者病情、配合手术程度、了解病史及体格检查、术前排空大小便，向患者解释并取得同意及合作。

【用物准备】

纤维支气管镜、活检钳、冷光源、负压吸引装置、照相机、标本瓶、玻璃片、玻璃皿各一个、95%乙醇、5ml及20ml注射器各2个、内径1~2mm硅胶管1~2根及常规消毒用治疗盘、喉头喷雾器、2%利多卡因或0.5%~1%丁卡因、氯麻液、阿托品等。

【操作步骤】

（1）操作者洗手，戴口罩，着装整齐，佩戴胸牌。

（2）核对床号、姓名、床头卡。

（3）向患者解释检查目的，签署知情同意书。术前4h禁饮食，避免情绪紧张，取得患者同意及配合。

（4）术前30min遵医嘱为患者皮下注射阿托品0.5~1mg，精神紧张者同时给予适量镇静药；术前15min咽喉部喷雾2%利多卡因，每隔2~3min次，共3次，喷雾时嘱患者深吸气；术前10min行环甲膜穿刺，向气管内滴注2%利多卡因3~4ml。

（5）嘱患者去枕仰卧在检查台上，肩下垫一薄枕，头稍后仰；检查侧鼻孔滴入氯麻液数滴，麻醉成功后，术者将镜管经患者鼻腔或口腔置入，经咽喉、气管插入左右支气管及分支。

（6）镜管逐渐深入过程中随时调节镜管的弯曲度并详细观察喉、气管、左右支气管的形状。术中保证患者呼吸通畅，及时吸出痰液及分泌物，吸引顺序应由近而远，时间不宜过长；有刺激性咳嗽时给予麻醉药；对心肺功能低下的患者应给予高流量氧气吸入。

（7）协助医师在病变部位取活体组织病理检查，必要时行局限性支气管碘油造影；将标本用纸片取下，置入95%乙醇瓶内固定选检；取出活组织不得少于3块；

用细胞刷取呼吸道分泌物时，将细胞刷经活检镜送入气道。在医师指导下伸出刷头，取病变处分泌物后仍留在活检钳孔外，与纤维支气管镜一道取出；将分泌物涂在玻璃上，置入 95%乙醇中固定送检，涂片不得少于 5 张。

（8）检查完毕，安置患者，嘱患者术后 2h 内禁食，并严密观察病情。活检或刷检后痰中可少量带血，如有大咯血应及时通知医师对症处理。

【操作流程】

着装→评估→备物→解释→签字→术前准备→卧位→协助检查→留取标本→安置患者→整理用物→送检标本→洗手→记录。

【注意事项】

（1）术前应仔细检查所用器械及光源，保证各部分工作良好。

（2）有义齿者检查前要取出。

（3）若患者呼吸困难、低氧表现时，镜检时给予吸氧。

（4）插入动作必须轻柔，避免过强刺激或损伤，若发现明显发绀、呼吸不规则或声门紧闭、心律失常或心率过快，应立即退出纤维支气管镜，停止检查。

（5）检查时若分泌物太多应及时吸出，时间不宜过长以免造成通气不足，导致缺氧。

（6）若镜面模糊可注入生理盐水数毫升并立即吸出以冲洗镜面。

（7）术毕应禁食水 2 小时，待麻醉作用消失后方可进食，以免发生误吸。

（8）术后 24 小时观察体温和肺部啰音，对有肺部感染者应常规给予抗生素数日。

（9）凡施行了组织活检者均有不同程度出血，及时采取止血药物治疗。

三、张力性气胸紧急排气法的护理配合技术操作规范

【目的】

张力性气胸须尽快排气。使高压的胸内积气排出，缓解呼吸困难等。

【评估】

患者病情、意识状态、肺部病变的情况，做好解释并取得合作。

【用物准备】

可用气胸箱接一粗针头或 100ml 的注射器、治疗盘一套、无菌治疗巾、2%利多卡因、气胸针、胶布、纱布。

【操作步骤】

（1）核对床号、姓名，解释操作目的、方法，签署知情同意书。

（2）检查气胸器装置是否完好。

（3）协助患者仰卧位，双手抱头，根据 X 线胸片选择最佳进针位置。

（4）常规消毒铺巾，2%利多卡因局部麻醉。

（5）协助术者进行穿刺，严格观察病情变化。

（6）排气完毕拔出气胸针，盖上纱布，按压1秒钟后胶布固定。次日摄胸片复查。

（7）整理器材及用物，严密观察患者呼吸、脉搏、血压等。

（8）洗手并做好记录。

【操作流程】

着装→评估→备物→告知并解释→签字→检查→卧位→消毒→穿刺排气→固定→整理用物→洗手→记录→次日摄片。

【注意事项】

（1）精神紧张或频咳者可酌情服用镇静药或镇咳药。

（2）肺被压缩<20%，临床上症状轻微者，一般无须抽气，气体常能自行吸收。

（3）排气速度不宜过快，第一次以800~1 000ml为宜。

四、结核菌素试验（PPD）护理技术操作规范

【目的】

测定人体是否感染过结核杆菌。

【评估】

患者病情，询问有无药物过敏史，向患者做解释，以取得患者配合。

【用物准备】

无菌持物钳、无菌纱布、碘附、70%乙醇、砂轮、棉签、弯盘。1ml一次性注射器2支、药物、注射单及笔。

【操作步骤】

（1）核对床号、姓名，评估患者，询问有无药物过敏史，向患者做解释，以取得患者配合。

（2）洗手，戴口罩，备齐用物。

（3）在治疗室备①铺治疗盘；②按注射法配制结核菌素纯蛋白衍生物溶液，用1ml注射器取原液0.1ml加生理盐水稀释至0.25ml（稀释液：2U/0.1ml），用另1支1ml注射器取原液0.1ml（原液5u/0.1ml），置于预先备好的无菌盘内。

（4）整理治疗台。

（5）携用物至患者床旁，再次核对患者床号、姓名，做好解释。

（6）按照皮内注射的方法，分别在患者左右前臂内侧没有瘢痕处皮内注射0.1ml。

（7）记录注射时间，记录原液和稀释液的注射部位。

（8）指导患者如有不适随时告知。询问患者需要，整理床单位。

（9）处理用物，洗手，摘口罩。

（10）48~72 小时内观察反应并记录结果。

【操作流程】

着装→评估→核对→备物→配药→核对→解释→注射→记录→整理用物→观察→记录。

【注意事项】

（1）严格执行查对制度及无菌操作原则。

（2）药液必须现配现用。

（3）注射部位不可揉、擦、抓，以免局部感染，避免肥皂水刺激。

（4）判断结果时必须在光线充足的地方，被检验者手臂肌肉要放松。

五、肺活检护理配合技术操作规范

【目的】

（1）肺部弥漫性病变性质不明者。

（2）肺周边型肿块、结节和浸润影，经其他检查未能定性者。

【评估】

患者病情，健康状况及配合程度，做好解释并取得合作。

【用物准备】

治疗盘内置碘酒、乙醇瓶、利多卡因、盐酸肾上腺素、标本瓶、纱布、棉签、胸穿包、无菌自动活检枪及穿刺切割针、无菌手套、氧气、水封瓶。

【操作步骤】

（1）核对床号、姓名，解释操作目的、方法，签署知情同意书。

（2）洗手，戴口罩，备齐用物。

（3）协助术者插入纤维支气管镜，按常规顺序对可见范围进行检查。

（4）依照术前定位将活检钳、刮匙或毛刷由选定的支气管口插入。

（5）在 X 线引导下转动体位，多轴透视，将活检器械送达周围肺组织或欲活检的病灶处。

（6）张开活检器，置入组织内，呼气末关闭活检器使其钳夹病灶肺组织并缓缓撤出。

（7）陪护患者回病房，指导患者卧床休息如有不适随时告知。询问患者需要，整理床单位。

（8）处理用物，洗手，做好记录。

【操作流程】

着装→评估→备物→解释→签字→协助检查→取肺组织→标本送检→整理用物→洗手→记录。

【注意事项】

（1）麻醉要求比常规纤维支气管镜检查要高，保证患者较安静地接受检查。

（2）术前对病灶的定位应尽可能准确，尤其是偏上的孤立性病灶。

（3）应用活检钳进行活检时，应在吸气时张开钳子，呼气末关闭并缓缓撤出，如此反复取组织 3~4 次。

（4）对于可能发生的气胸、大出血等应准备充分的抢救措施。

六、胸腔穿刺术护理配合技术操作规范

【目的】

（1）胸腔积液性质不明者，做诊断性穿刺。

（2）大量胸腔积液压迫，导致呼吸循环障碍者。

（3）结核性胸膜炎化学疗法后中毒症状减轻仍有较多积液者。

（4）肺炎并发胸膜炎胸腔积液较多者。

（5）外伤性血气胸、脓胸或恶性胸腔积液需胸腔内注入药物者。

【评估】

患者对此操作的认知程度、患者病情及出血状况、环境准备，做好解释并取得合作。

【用物准备】

基础治疗盘 1 套，胸腔穿刺包，无菌手套，一次性注射器（5ml、20ml 或 50ml）各 1 支，试管，量杯，靠背椅，治疗卡。2% 利多卡因 10ml，需注药者按医嘱准备。

【操作步骤】

（1）着装整洁（仪表、洗手、戴口罩），进行查对，向患者解释告知取得合作。

（2）签署胸腔穿刺术知情同意书。嘱患者排大小便。遵医嘱给予心电监测及呼吸监测。

（3）协助患者面向椅背坐于靠背椅上，双手平放椅背上或仰卧于床上。协助术者定位为叩诊呼吸音消失的部位。

（4）局部皮肤消毒，术者戴无菌手套铺无菌孔巾，打开胸前穿刺包，配合术者再次常规消毒穿刺部位，协助固定孔巾。以 2% 利多卡因逐层浸润麻醉直达胸膜。

（5）抽液、抽气时，不宜过快过多，防止抽液过多过快时胸膜腔内压力骤然下

降，发生肺水肿或循环障碍、纵隔移位等意外。首次抽液的排液量不宜超过 700ml，以后每次抽液量不应超过 1 000ml。

（6）术中密切观察，要注意询问患者有无异常的感觉，如患者有任何不适，应减慢抽吸或立即停止抽液，若患者感觉头晕、心悸、冷汗、面色苍白、脉细、四肢发凉，提示患者可能出现"胸膜反应"，应立即停止抽液，使患者平卧，密切观察血压，防止休克，必要时按医嘱皮下注射 0.1%肾上腺素 0.5ml。

（7）留取标本送检。

（8）操作完毕，术者拔出穿刺针，按压穿刺点防止出血。用无菌纱布覆盖穿刺点并用胶布固定。协助医师完成胸腔穿刺操作。

（9）按规定将用过的材料分类放入垃圾袋内，洗手。

（10）记录抽取的气量和液量及其色、质、量、时间。

【操作流程图】

着装→评估→备物→告知→签署知情同意书→取体位→穿刺抽液→观察→留取标本→送检标本→整理用物→洗手→记录。

【注意事项】

（1）严格执行无菌操作，避免胸腔感染。

（2）抽取液体时不可过快、过多，第一次抽液量不超过 700ml，以后每次一般不超过 1 000ml。

（3）局部麻醉应充分，固定好穿刺针，避免刺破肺组织。加紧乳胶管避免气体进入胸腔。

（4）穿刺过程中患者出现头晕、心悸、面色苍白、出汗、气短时，应立即停止操作进行处理。

（5）抽液后患者应卧床休息，必要时复查胸透，观察有无气胸并发症。注意观察生命体征，告知患者如有不适立即报告护士，有病情变化护士立即通知医师给予处理，留取标本送检。

第二节 心血管内科护理技术操作规范

一、心电图检查护理技术操作规范

【目的】
了解心电图异常改变，指导I临床治疗。

【评估】
病情、心理因素、室内温度，检查床的宽度、强光刺激情况，解释并取得合作。

【用物准备】

心电图机、导联线、电极板、地线、导电膏或生理盐水、棉签、检查床、备用心电图纸；室内温度不低于 18℃，避免强光刺激；检查床的宽度不窄于 80cm，以免肢体紧张引起肌电干扰。

【操作步骤】

（1）操作者洗手，戴口罩，着装整齐，佩戴胸牌。

（2）准备用物，核对床号、姓名、床头卡。

（3）向患者解释检查的目的和意义，取得合作。

（4）酌情关闭门窗，必要时拉上窗帘或遮挡屏风，保护患者隐私，注意保暖。

（5）协助患者平卧，安静休息 3~5min，解开上衣，充分暴露胸部及四肢末端。

（6）在受检者四肢末端内侧及胸部涂抹导电膏，连接肢体导联：红色导联电极与右前臂相接，黄色导联电极与左前臂相接，绿色导联电极与左下肢相接，黑色导联电极与右下肢相接。

（7）连接胸导联，有 6 个不同颜色的球形电极：红色（V1）放在胸骨右缘第 4 肋间，黄色（V2）放在胸骨左缘第 4 肋间，绿色（V3）放在黄色与棕色之间，棕色（V4）放在左锁骨中线与第 5 肋间交接处，黑色（V5）放在左腋前线与棕色同一水平，紫色（V6）放在左腋中线与棕色同一水平。

（8）调节控制按钮，校对标准电压，一般为 lmV，选择纸速，一般为 25mm。

（9）启动导联选择按钮，按开始键，按顺序做 12 导联心电图，保持基线平稳，每个导联记录 3~4 个完整的心电周期，并根据需要加做特殊导联和决定描记时间的长短。

【操作流程】

着装→评估→检查→核对→解释→连接→校对→描图→整理用物→洗手→记录。

【注意事项】

（1）操作前指导患者先休息 3~5 分钟。

（2）操作过程中排除干扰，平静呼吸。

二、动态心电图检查护理技术操作规范

【目的】

能够发现一过性异常心电图改变，指导及评价治疗。

【评估】

患者情况、机器性能、记录仪各项功能是否完好，做好解释并取得合作。

【用物准备】

动态心电图记录器、电极贴片、导电膏、胶布、95%乙醇、纱布、电池、记录表格。

【操作步骤】

（1）操作者洗手，戴口罩，着装整齐，佩戴胸牌。

（2）检查机器性能，对电阻抗、心电图波形进行测试，检查记录仪各项功能是否正常，电极、导联线电缆有无折损，电池电力是否充足，保持良好状态。

（3）核对床号、姓名、床头卡。

（4）向患者解释检查目的、方法、注意事项，取得配合。

（5）检查前3天停用抗心律失常药、抗心绞痛药及其他影响心电图改变的药物。

（6）用95%乙醇擦去放置电极部位皮肤表面的油脂；将正极置于体表常规V1，V5处，负极置于胸骨左，右缘第2肋，地线置于胸骨柄上部，固定牢固，连接、调整好记录器，挎于身体一侧。

（7）指导并协助患者详细记录活动日志，并交代患者避免剧烈活动，不可进人强磁场区，不可触摸电极及周围皮肤。

（8）检查结束后，取下电极并擦拭干净。

（9）取下记录器，将信息输入分析系统，对心电图资料进行检查、判断、修改、编辑，打印出心电图图例及有关数据和图表，做出诊断报告。

【操作流程】

着装→评估→检查→核对→解释→放置电极→指导记录→取下电极→取下记录器→做出诊断。

【注意事项】

检查前3天停用抗心律失常药、抗心绞痛药及其他影响心电图改变的所有药物。

三、动态血压监测护理技术操作规范

【目的】

（1）不稳定高血压的监测及降压药物效果评价。

（2）观察患者24~72h血压动态变化，为诊断、治疗提供依据。

【评估】

患者的病情、配合程度，电池的性能、记录仪各项功能是否完好，做好解释并取得合作。

【用物准备】

血压记录仪、电池、信息回放系统、95%乙醇、纱布、电极贴片、导电膏、胶布。

【操作步骤】

（1）操作者洗手，戴口罩，着装整齐，佩戴胸牌。

（2）核对床号、姓名，耐心解释动态血压检查的目的、临床意义及注意事项，取得患者合作。

（3）将电池装入血压记录仪中，打开主机，连接记录仪，选择设置监护时间。

（4）将袖带放置于上肢肘窝处，连接袖带与记录仪，将记录仪放置于身体一侧。

（5）试测量血压1次，自动充气测压时，放松上肢，手臂自然下垂，检查血压显示情况，无误后嘱患者在有自我感觉时自测血压。

（6）整理用物，记录监测时间及生命体征变化。

【操作流程】

着装→评估→核对→备齐用物→解释→装电池→设置时间→连接袖带与记录仪→试测→整理用物→洗手。

【注意事项】

检查前1天停用降压药，监测前安静休息，活动后应休息5~10分钟再测量。

四、人工心脏起搏术护理配合技术操作规范

【目的】

使心脏发生收缩，维持排血功能，保证全身各器官血流供给。

【评估】

患者的病情、配合程度，电池的性能，做好解释并取得合作。

【用物准备】

起搏器（分为定频型、按需型、心房同步起搏器、双点按需型或房室顺序型），并检查其有效日期、性能，用分析仪测试起搏器功能、频率、幅度、脉冲、电池的电压，以及电源、起搏分析仪、电极、导线、75g乙醇、无菌手术包及器械、2%利多卡因、抗生素、急救药品与器械（包括除颤器、心脏监护仪等）。

【操作步骤】

（1）着装整洁，洗手，戴口罩，佩戴胸牌。

（2）核对床号、姓名。

（3）协助做好术前各项检查：彩色多普勒、血常规、出凝血常规、血生化等。

（4）向患者解释手术目的及注意事项，说明可能的并发症，取得患者配合并签署协议书。

（5）备皮，碘及抗生素过敏试验，术前禁食6小时；术前肌注地西泮10mg，排空膀胱。

（6）关闭门窗，遮挡屏风，取合适卧位使静脉充盈，暴露，便于穿刺。头静脉

穿刺时取去枕平卧，头偏向对侧，股静脉穿刺时取平卧位，下肢外展。

（7）连接心电监护仪，记录生命体征，建立静脉通路，保证及时、安全用药。

（8）2%利多卡因局部皮肤麻醉。

（9）协助术者做好起搏器安置工作，固定电极导管，指导患者深呼吸或做咳嗽运动，观察有无起搏脱落现象。

（10）埋置永久起搏器在皮下组织与胸肌膜间，临时起搏时要妥善固定引出导线，防止滑脱牵拉电极导线导致脱位，协助穿刺处下肢制动。

（11）局部给予抗生素，导管引出处皮肤给予75%乙醇湿敷，无菌敷料包扎，保持敷料清洁。

（12）安置患者于监护室，心电监护48~72小时，密切观察生命体征变化，观察心率与起搏频率是否一致，每天记录12导联心电图，连续3天，必要时记录心电图，估计电极位置。

（13）观察电极导管有无移位和感染、心脏穿孔、起搏器失灵、起搏器引起的心律失常等并发症；观察有无感染迹象。

（14）整理用物，记录手术过程。

【操作流程】

着装→评估→核对→解释→术前检查→签署同意书→术前准备→协助卧位→协助麻醉→穿刺→制动下肢→观察→记录→指导→整理用物→洗手→记录。

【注意事项】

（1）术中避免咳嗽及深呼吸。

（2）保持功能良好，告知患者远离磁场。

（3）适量活动，定期复查，告知更换电池指征。

五、心包穿刺术护理配合技术操作规范

【目的】

（1）明确心包积液的病因。

（2）抽取心包积液，以解除压塞症状。

（3）心包腔内注入药物。

【评估】

患者病情、配合手术程度、心脏功能，术前排空大小便，环境准备充分，做好解释并取得合作。

【用物准备】

常规消毒治疗盘、一次性心包穿刺包、一次性注射器（10ml）1支、肝素帽、量杯、心脏除颤器、心脏监护仪、治疗卡、2%利多卡因及各种抢救药品。

【操作步骤】

（1）着装整洁（仪表、洗手、戴口罩），查对，向患者解释告知取得合作。

（2）签署心包穿刺术知情同意书，遵医嘱常规给予心电、血压监测并记录。

（3）患者取半卧位或坐位。

（4）输入生理盐水 500ml，静脉滴注，6~8 滴/分钟。

（5）患者取坐位或半卧位，暴露前胸、上腹部、剑突下与左肋缘相交的夹角处。左侧第五肋间，心浊音界内侧 1~2cm 处。

（6）消毒局部皮肤，覆盖消毒孔巾局部麻醉。

（7）穿刺成功后，通过导丝将心包穿刺导管插入心包腔内，即可抽液。抽液速度宜缓慢，防止空气进入心包内。

（8）将抽取的液体按需要分别盛于试管内送检，协助医师完成心包穿刺操作。

（9）术毕留置导管；观察穿刺部位；冲洗导管每日 1 次。

（10）按规定将用过的材料放入垃圾袋内，洗手。

（11）记录穿刺全过程，记录抽液总量。

【操作流程】

着装→评估→查对→解释→签署同意书→摆放体位→建立静脉通道→定位→麻醉→穿刺→抽液→送检标本→整理用物→记录。

【注意事项】

（1）术前应向患者解释，消除顾虑，并嘱其在穿刺过程中切勿咳嗽或者深呼吸。

（2）此手术有一定危险性，要严密观察心电图、血压监护的变化。

（3）抽液量第一次不宜超过 100~200ml，以后再抽渐增到 300~500ml。抽液速度要慢，过快、过多使大量血回心可导致肺水肿。

（4）如抽出鲜血，立即停止抽吸，并严密观察有无心脏压塞出现。

（5）术中若患者感到不适，如心跳加快、出冷汗、头晕、气短等，应立即停止操作，做好急救准备。

（6）取下空针前夹闭橡皮管，以防空气进入。

（7）术中、术后均需密切观察呼吸、血压、脉搏等的变化。

六、阿托品试验护理技术操作规范

【目的】

鉴别迷走神经张力增加所致的心动过缓和病态窦房结综合征所致的心动过缓。

【评估】

患者心率、配合程度、有无禁忌证，解释目的和注意事项，以取得患者的合作。

【用物准备】

心电图机，注射用治疗盘，10%葡萄糖、阿托品，10ml 注射器。

【操作步骤】

（1）操作者洗手，戴口罩，着装整齐，佩戴胸牌。

（2）核对床号、姓名。

（3）耐心解释试验目的和注意事项，以取得患者的合作。

（4）做 12 导联心电图，以备对照。

（5）患者取平卧位，抽吸 0.5~1mg 阿托品加入葡萄糖 10ml 中，稀释后在 1 分钟内静脉推注，并立即描记心电图。

（6）在 5 分钟、7 分钟、10 分钟、15 分钟、20 分钟分别描记心电图 1 次，并观察结果，严密观察药物不良反应及心率、心律变化。

（7）8 次试验结果进行对照，认真分析试验结果，结合 1 临床症状作进一步确诊：注射阿托品，心率≥100/min 则为阴性，提示迷走神经张力增高所致的心动过缓；心率≤100/min 为阳性，提示为窦房结功能低下所致的心动过缓。

（8）操作结束指导患者休息，整理用物，洗手。

【操作流程】

着装→评估→核对→备齐用物→解释→做 12 导联心电图→推注阿托品→分别描记心电图→分析结果→整理用物→洗手→记录。

【注意事项】

（1）试验中使患者消除紧张情绪，放松四肢。前列腺肥大、青光眼、对颠茄类药物过敏的患者忌做该试验。

（2）卧位时头痛，重者有头晕、恶心、呕吐，应立即通知医师，遵医嘱输入盐水改善症状。

七、普萘洛尔试验护理技术操作规范

【目的】

通过受体阻断药来鉴别非特异性 ST-T 改变与冠心病 ST-T 的改变，鉴别自主神经功能紊乱与心脏器质性病变。

【评估】

患者病情、生命体征、配合程度、心脏功能等，做好解释以取得患者的合作。

【用物准备】

心电图机，普萘洛尔 10~20mg，备用药物阿托品。

【操作步骤】

（1）操作者洗手，戴口罩，着装整齐，佩戴胸牌。

（2）核对床号、姓名。

（3）耐心解释试验目的和注意事项，取得患者合作。

（4）试验前做 12 导联心电图，以备对照。

（5）患者口服普萘洛尔 20mg。

（6）服药后 1 小时描记 12 导联心电图，观察结果。

（7）服药后 2 小时描记 12 导联心电图，观察患者自我症状变化，并详细记录，如出现心动过缓等异常情况，要及时遵医嘱给予阿托品等药物。

（8）3 次心电图进行对照，认真分析试验结果，结合临床症状作进一步确诊：服药后心电图恢复正常为阳性，反之为阴性，阳性多提示冠心病。

（9）操作结束指导患者休息，整理用物，洗手。

【操作流程】

着装→评估→核对→备齐用物→解释→做 12 导联心电图→口服普萘洛尔→分别描记心电图→分析结果→整理用物→洗手。

【注意事项】

试验前 3 天停用洋地黄、钙离子拮抗药、利尿药等有关药物。

第三节　神经内科护理技术操作规范

一、偏瘫患者翻身护理技术操作规范

【目的】

防止并发症发生。

【评估】

患者病情、意识状态、肢体肌力，向患者解释操作目的及方法，取得患者的配合。

【用物准备】

6 个枕头、1 块板。

【操作步骤】

（1）着装整洁（仪表，洗手、戴口罩），查对。向患者解释告知取得合作。

（2）建立严格的翻身交接班制度，每 1~2 小时翻身 1 次（防压疮）。

（3）由仰卧位开始，患者双手交叉握住，由健侧上肢带动患侧上肢伸直。

（4）健侧腿伸到患腿膝关节下方。

（5）以躯干为轴向患侧或健侧转向。

（6）护士站在患侧协助。

（7）护士协助整理体位，使之处于舒适的侧卧位。

（8）按要求垫枕，摆放良肢位。

（9）整理用物，洗手，做好记录。

【操作流程】

着装→评估→查对→解释→卧位→正确翻身→摆放肢体→整理床单位→洗手→记录。

【注意事项】

（1）翻身动作轻柔防止拖、拉、拽等，防止偏瘫的肢体发生半脱位。

（2）病情不稳定的患者翻身次数适当减少。

二、腰椎穿刺术护理配合技术操作规范

【目的】

（1）测定颅内压，进行脑脊液动力学、细胞学、生化学、细菌学、病理学检查。

（2）诊断是否有蛛网膜下腔出血、脑出血。

（3）通过脑脊液冲洗置换、椎管内药物注入、放脑脊液对疾病进行治疗。

（4）进行椎管造影、脑脊液核素扫描等检查。

（5）用于腰椎麻醉。

【评估】

患者病情，配合手术程度，术前排空大小便情况，解释告知取得合作。

【用物准备】

一次性腰穿包、治疗盘、无菌手套、2%利多卡因，根据需要准备鞘内注射药物、治疗卡。

【操作步骤】

（1）着装整洁（仪表、洗手、戴口罩），查对，向患者解释告知取得合作。

（2）签署腰椎穿刺术知情同意书。协助患者排大小便。

（3）患者取侧卧位，屈颈、屈胯、屈膝到胸前双手抱膝，使腰椎后凸成弓形，腰椎间隙增大，可使穿刺顺利，提高穿刺成功率。

（4）打开腰穿包，协助术者定位及手术野消毒腰椎 3~4 或 4~5 椎间隙，铺无菌巾，再次核实所需要物品齐全无误。

（5）协助术者戴无菌手套，抽取麻醉药进行局部麻醉。告知患者如有脚麻、触电感及时向术者说明。

（6）核实穿刺点无误后穿刺，术中扶持患者保持正确体位。

（7）穿刺成功后，拔出针芯，立即协助术者接上压力表，见脑脊液流入压力表的连接管中，然后嘱患者全身放松，颈及下肢不再维持过度屈曲位，平静呼吸。留取标本及时送检。穿刺结束后纱布固定。

（8）观察患者呼吸、面色、心率、意识情况。

（9）按规定将用过的材料分类放入垃圾袋内，洗手。

【操作流程】

着装→评估→核对→备齐用物→告知→解释→签署同意书→摆放体位→配合麻醉→配合穿刺→协助测压→观察病情→整理用物→洗手→记录→送检标本。

【注意事项】

（1）穿刺结束后嘱患者去枕平卧 4~6 小时，之后仍以卧床休息为主，24 小时不宜淋浴。

（2）及时送检脑脊液标本，以免影响检验结果。

（3）颅内压高的患者不宜过多放脑脊液，防止脑疝。

（4）若脑脊液自硬膜穿刺孔外漏引起低颅压综合征，可表现为坐起或站立时头痛加重，平卧位头痛减轻，重者有头晕、恶心、呕吐，应通知医师，遵医嘱输入低渗盐水，改善症状。

三、脑血管造影术护理配合技术操作规范

【目的】

颈段和颅内动脉检查以协助诊断。

【评估】

患者病情，心理因素及护理体检的情况和配合能力，术前排空大小便情况，解释告知取得合作。

【用物准备】

对比剂、局麻药、抗凝药及急救药品；检查 DSA 机器设备及抢救设备；备好穿刺针、导管、导丝、生理盐水、股动脉穿刺包、无菌手套、沙袋等。

【操作步骤】

（1）核对床号、姓名，向患者解释检查过程，消除顾虑及紧张，签署知情同意书。

（2）术前做普鲁卡因和碘过敏试验；检查出凝血时间及心、肝、肾功能；穿刺部位备皮；术前 4 小时禁食；术前 30 分钟排空大小便。

（3）在医护人员陪同下平车运送患者到导管室。

（4）密切配合术者行脑血管造影术，严密观察病情、主诉、生命体征的变化。

（5）造影完毕，拔管，穿刺部位加压包扎。

（6）观察有无并发症，并及时对症治疗。观察患者神志变化、不适主诉。接患者回病房。

（7）股动脉穿刺者肢体制动 6~12 小时，必要时用约束带适当约束术肢，术后卧床 24 小时，同时应观察足背动脉搏动和远端皮肤颜色、温度等。

（8）术后 24 小时多饮水，以促进造影剂排泄，做好记录。

【操作流程】

着装整齐→评估→核对→解释→签字→术前准备→术中配合→术后护理→做好记录。

【注意事项】

（1）术前 6 小时使用盐水 100ml+尼莫地平 10mg 预防痉挛。

（2）术前注意动作轻柔，首先用肝素，尽量用导丝引导导管，术后观察患者四肢活动情况。

（3）每次造影时间为 3 秒、接着用肝素盐水。

（4）术前一定要空腹、以免发生过敏反应、引起呕吐、阻塞呼吸道。

四、脊髓造影术护理配合技术操作规范

【目的】

确定椎管有无阻塞及阻塞的位置和形状，达到诊断脊髓疾病的目的。

【评估】

患者病情，心理因素及护理体检的情况和配合能力，术前排空大小便情况，解释告知取得合作。

【用物准备】

治疗盘、局麻药、急救药品；机器设备及抢救设备；备好穿刺针、造影剂、腰穿包、注射器、无菌手套等。

【操作步骤】

（1）造影前准备：①告知患者及家属脊髓造影的必要性和方法，以及造影过程中可能发生的反应，消除紧张、恐惧心理，征得家属的签字同意和患者的配合；②做碘油和碘水造影者应做碘过敏试验；③造影前 6 小时禁食，做好皮肤准备；④备好各种用物和抢救药品。

（2）造影后护理：①做脊髓空气造影的患者，应取头低足高位 24~48 小时，防止空气过多进入颅内引起头痛等症状；脊髓碘油造影者要适当抬高头部，取头高足低位，防止碘油进入颅内；碘水造影后可取平卧位；②观察生命体征，肢体活动及膀胱功能情况，若有排尿困难、疼痛应做相应处理；③协助卧床患者做好生活护理。

【操作流程】

着装→评估→核对→备物→解释→签字→术前准备→陪检→术毕→卧位→观察病情→协助生活护理→记录。

【注意事项】

（1）造影前需进行碘过敏和麻醉剂试验、摄脊椎平片、造影当天禁食一餐、情绪紧张者可给予镇静药、碘水脊髓造影前嘱患者多饮水。

（2）造影后患者需仰卧在床上、抬高头部保持至少 6 小时、24 小时内尽量避免活动、不可弯身下俯以减少造影后反应、鼓励患者进流质或正常饮食、多饮水。

第四节　消化内科护理技术操作规范

一、腹腔穿刺术护理配合技术操作规范

【目的】

（1）抽取腹水化验检查，明确腹水性质。

（2）适量放腹水缓解压迫症状。

（3）腹腔内注射药物及腹水浓缩回输等。

【评估】

患者病情、意识状态，注意患者安全，做好环境准备，告知患者操作目的及注意事项并取得合作。

【用物准备】

基础治疗盘、腹腔穿刺包、量杯、腹带及中单、卷尺，按医嘱准备药物及 2% 利多卡因 1 支，治疗卡。

【操作步骤】

（1）着装整齐，进行查对，备齐用物携至床旁，向患者告知并解释操作目的以取得合作。

（2）签署腹腔穿刺术知情同意书。嘱患者排尿（防穿刺损伤膀胱），清洁局部皮肤。

（3）铺中单，取半卧位或平卧位，腹水少量者取左侧位，腰背部铺好腹带，测腹围、脉搏、血压及腹部体征并记录。

（4）协助术者配合定位，选择适宜穿刺点。常规皮肤消毒，铺无菌孔巾，配合局部麻醉。

（5）术者左手固定穿刺部位皮肤，右手持针经麻醉处垂直刺入腹壁，待针尖抵

抗感突然消失时，表示针尖已穿过壁腹膜，即可抽取腹水。

（6）术中协助留取标本，注意观察生命体征。术中患者如出现面色苍白、心慌、头晕、出汗、血压下降、腹痛等症状，应停止放液，安静平卧，并遵医嘱给予输液、扩容等对症处理。如腹水为血性，则留取标本后即拔针。

（7）放液：用消毒血管钳固定针头，与针座连接引流管，以输液夹子调整滴速；放液速度不宜过快，放液量不宜超过 3 000ml。

（8）术毕：术者取出穿刺针，用无菌纱布按压穿刺点数分钟，用胶布固定。测腹围，自上而下逐层束腹带。协助医生完成腹腔穿刺操作。

（9）按规定将用过的材料分类放入垃圾袋内，洗手。

（10）记录腹水颜色、形状和量，放腹水后腹围。遵医嘱送检标本。

【操作流程】

着装→评估→备物→告知并解释→签署知情同意书→穿刺抽液→观察→留取标本→送检标本→整理用物→洗手→测量→记录。

【注意事项】

（1）术后嘱患者卧床休息，保持穿刺点位于上方，如不适应立即报告医师。

（2）腹带不宜过紧，以防造成呼吸困难。

（3）穿刺处如有腹水外渗，及时更换敷料及腹带，防止穿刺处感染。

（4）如放液流出不畅，可嘱患者稍微变换体位或将穿刺针稍做移动，以助液体流出通畅。

（5）严格无菌操作.防止腹腔内感染。

（6）如有肝性脑病先兆、包虫病、结核性腹膜炎、卵巢囊肿者禁忌穿刺。

二、肝穿刺术护理配合技术操作规范

【目的】

（1）肝疾病性质不明，需取活检组织病理检查以明确诊断。

（2）确定患者肝组织损伤程度，观察肝病的发展与转归。

（3）为肝脓肿患者穿刺抽吸脓液和注射药物，达到治疗目的。

【评估】

患者病情、心理状态、对肝穿刺意义的认知程度，注意患者安全，做好环境准备，告知患者操作目的及注意事项并取得合作。

【用物准备】

基础治疗盘、无菌肝穿刺包、穿刺针、无菌手套、一次性注射器（10 ml）2支、4%甲醛溶液标本瓶、沙袋、腹带、无菌敷料、治疗巾，遵医嘱准备治疗药物、局麻用药2%利多卡因、生理盐水、治疗卡。

【操作步骤】

（1）操作者洗手、戴口罩、着装整齐、佩戴胸牌。

（2）核对床号、姓名、床头卡。

（3）向患者解释检查目的、意义、方法、操作配合及注意事项。

（4）签署肝穿刺知情同意书。为患者测量血压脉搏并记录。

（5）遵医嘱用药，嘱患者排尿，协助患者取仰卧位，身体右侧靠近床沿，并将右手置于枕后，让患者保持固定的体位，训练其深呼吸和屏吸呼吸方法，以利于术中配合。

（6）协助术者定位，配合常规消毒皮肤，铺无菌孔巾，用2%利多卡因由皮肤至肝被膜进行局部麻醉。

（7）术者进针时嘱患者深吸气，然后呼气末屏气，将穿刺针迅速刺入肝内并立即抽出。总计穿刺深度不超过6cm。

（8）穿刺过程中，观察患者面色、血压、脉搏的变化。

（9）协助术者取下孔巾，用腹带束紧、沙袋加压包扎4~6小时。

（10）遵医嘱将所抽肝组织放人4%甲醛固定液中或涂于载玻片上及时送检。

（11）按规定将用过的材料分类放入垃圾袋内。洗手。

（12）测量血压脉搏并记录穿刺结果。

【操作流程】

着装→评估→核对→解释→签同意书→肝穿刺→束腹带→观察→记录→留取标本送检→休息→整理用物→洗手→记录。

【注意事项】

（1）术后绝对卧床休息6~8小时，定时测量血压、脉搏、呼吸，开始4小时内每15分钟测1次。如发现头晕、脉搏细弱、血压下降、面色苍白、出冷汗、烦躁不安、呼吸困难等出血征象时，应立即通知医师紧急处理。

（2）若穿刺部位疼痛明显，应仔细检查原因，如果是一般组织创伤性疼痛，可遵医嘱应用止痛药，同时密切观察生命体征。若发现气胸、胸膜休克或胆汁性腹膜炎时，应及时处理。

（3）观察伤口有无渗血，如敷料有渗血，及时更换，防止穿刺部位感染。

（4）禁忌证：全身情况衰竭及严重贫血者，有出血倾向者，大量腹水、肝包虫病、肝血管瘤、肝外梗阻性黄疸者等。

三、上消化道内镜检查护理配合技术操作规范

【目的】

（1）诊断食管、胃、十二指肠疾病。

（2）取异物、息肉摘除、胃镜下止血等。

【评估】

患者病情，询问有无青光眼、高血压、心脏病及药物过敏史，做好环境准备，告知患者操作目的及注意事项并取得合作。

【用物准备】

内镜、冷光源、吸引器、内镜台车、治疗者、基础治疗盘、一次性注射器（10ml）1支、弯盘、牙垫、手套、纱布、纸巾、垫巾、管道清洁刷、活检钳、标本固定瓶、黏膜染色剂、喷洒导管小毛巾、含酶洗漱剂、消毒液、治疗卡、镇静药、解痉药、去泡剂、咽喉麻醉药、盐水。

【操作步骤】

（1）衣帽整洁，进行查对，向患者告知目的并解释注意事项以取得合作。

（2）签署胃镜检查知情同意书。

（3）检查前需禁食、禁水、禁药6小时，幽门梗阻者应先洗胃再检查。

（4）检查前取下活动义齿、眼镜，解开衣领、腰带。

（5）询问有无青光眼、高血压、心脏病及药物过敏史，如有以上情况应与检查医师取得联系。

（6）备齐用物，于检查前10分钟进行咽喉麻醉。

（7）帮助患者取左侧卧位，双腿屈曲躺于检查床上，在患者颌下放一弯盘，嘱患者张口咬住牙垫。

（8）协助操作者进行胃镜检查，观察患者反应，发现异常立即通知医师并遵医嘱进行处理。

（9）操作中留取活检或治疗，注意观察患者生命体征。

（10）操作完毕，应用纱布将镜身外黏液擦掉，并嘱患者将口腔内容物吐出，用纸巾擦拭口唇。

【操作流程】

着装→评估→备物→签署同意书→取卧位→嘱患者咬住牙垫→胃镜检查→擦拭患者口唇→洗手→记录→送检标本。

【注意事项】

（1）检查后少数患者出现咽痛、咽喉部异物感，嘱患者不要用力咳嗽，以免损伤咽喉部黏膜。

（2）胃镜检查和治疗后注意有无腹痛、呕血或黑粪，发现异常立即通知医师。

（3）严重心、肺疾病、上消化道大量出血、生命体征不稳者、精神异常不能配合检查者、急性咽炎者、明显主动脉瘤、腐蚀性食管炎性期、疑有胃肠穿孔者禁忌做胃镜检查。

四、三腔双囊管压迫护理技术操作规范

【目的】 应用于食管、胃底镜静脉曲张破裂患者的压迫止血。

【评估】

患者病情、心理，对疾病的认知程度，告知患者操作目的及注意事项并取得合作。

【用物准备】

三腔双囊管、止血钳3把、无菌手套、弯盘1个、治疗碗1个、一次性注射器（5ml、20ml、50ml）各1支、纱布、液状石蜡、棉签、线绳、蝶形胶布、治疗巾、0.5kg重物滑轮牵引固定架、压力计、剪刀、治疗卡。

【操作步骤】

（1）着装整洁（仪表，洗手、戴口罩），查对、向患者解释并告知以取得合作。

（2）签署三腔双囊管知情同意书。

（3）协助患者侧卧，颌下铺一治疗巾，用棉签清洁鼻腔。

（4）检查胃囊、食管囊充气情况并分别做标记。用液状石蜡润滑三腔双囊管前端和双气囊。

（5）协助术者将三腔双囊管经鼻腔缓慢插入至咽喉处（15cm）嘱患者做吞咽动作，插管至55cm时自胃管抽吸胃液。

（6）协助检查管端确在胃内，将胃囊注气200~300ml，测量压力50~70mmHg，轻轻外拉至遇阻力说明胃囊已压迫胃底。

（7）协助术者酌情将食管气囊充盈，一般注气80~120ml，压力30~40mmHg。

（8）严密监测生命体征和抽吸胃液。

（9）拉紧后用蝶形胶布将管固定在患者面部。

（10）协助患者平卧后，用绳线系于三腔双囊管尾端通过滑轮支架和重物牵拉床尾。牵引方向与鼻孔平行。

（11）协助医师完成三腔双囊管操作。

（12）按规定将用过的材料分类放入垃圾袋内，洗手。

（13）记录插管结果（包括注气量、胃液量）及时间。

【操作流程】

着装→评估→备物→告知并解释→签署同意书→插胃管→检查确在胃内→注气→整理用物→洗手→记录。

【注意事项】

（1）三腔双囊管压迫期间，每2小时抽吸胃液1次，每4小时测量气囊压力一次，24~48小时放气1次，放气时间一般为20~30分钟。严密监测生命体征及胃肠减压引流情况并做好记录。

（2）出血停止后，遵医嘱放松牵引或放去气囊气体，继续观察24小时，无继续出血后由医师决定拔管时间。

（3）气囊压迫一般3~4天，一般不超过10天。因压迫过久可使胃、食管黏膜因缺血而糜烂。

（4）拔管前，将气囊内余气抽净，遵医嘱给患者口服液状石蜡 20~30ml，慢慢拔出三腔双囊管，用力不可过猛，防止撕脱黏膜引起再次出血。

（5）气囊压迫期间密切观察患者的变化，因胃囊充气不足，漏气或牵拉过大，会出现三腔双囊管向外滑脱，气囊压迫咽喉部，会导致患者呼吸困难甚至窒息，应立即放松牵引，放出气囊内的气体。

五、十二指肠引流术护理配合技术操作规范

【目的】

引出十二指肠液及胆汁进行检查以协助诊断肝、胆、胰腺、十二指肠等脏器的炎症、结石、寄生虫等疾病，同时可以注入药物达到直接治疗的作用。

【评估】

患者病情，意识状态，患者配合检查程度，积极做好术前准备，告知患者操作目的及注意事项并取得合作。

【用物准备】

治疗碗 1 个（内放纱布 1 块，镊子 1 把）、十二指肠引流管 1 条、50ml 注射器 1 支、无菌液状石蜡、无菌手套、治疗巾、弯盘、油布、纱布、夹子、pH 试纸、硫酸镁、打火机和乙醇灯。另备试管。

【操作步骤】

（1）操作者洗手、戴口罩、着装整齐、佩戴胸牌。

（2）核对床号、姓名、床头卡。

（3）向患者解释检查目的、意义、方法、操作配合及注意事项。

（4）协助患者用消毒液漱口后，戴无菌手套，将消毒的十二指肠引流管经口插入胃内，把胃内容物全部抽出，注入温水 50ml。

（5）嘱患者取右侧卧位，臀部垫高，每 1~2 分钟将引流管吞咽人约 1cm，需 30~60 分钟可达十二指肠内，送人不可过快，以免引流管头端在胃内迂回。

（6）当第二标记（55~60cm）到达切牙以后，下送时应间断抽取少量液体，根据液体性质判断引流管头端位置，如呈淡黄色、较清澈、黏稠，酚红实验为红色时，表示管端已进入十二指肠内，若为黄色则示仍在胃中。

（7）当引流管的第三标记（75cm）已达切牙时，即可用胶布固定于面部，管外端置于床面之下，液体自然流出，根据需要留取各段引流液标本，标记清楚，及时送检。

（8）检查完毕，迅速拔出引流管。

（9）及时协助患者洗漱，协助患者休息

（10）整理用物，记录引流物性状、量、颜色

【操作流程】

着装→评估→签署知情同意书→术前准备→备物→告知并解释→经口插入十二指肠引流管→整理用物→记录→送检标本。

【注意事项】

(1) 操作过程中,嘱患者勿将唾液咽下,以免影响检查效果。

(2) 抽取胃液时,应将胃液全部抽出。

(3) 如插管已达到规定的深度,仍不见碱性液体流出,说明引流管可能盘绕在胃中,可将引流管抽出少许,重新吞入。必要时肌内注射阿托品 0.5mg,以松弛幽门,或借助 X 线透视下协助插管。若经 3 小时仍未能进入十二指肠,则终止检查。

六、纤维结肠镜检查术护理配合技术操作规范

【目的】

(1) 对原因不明的结肠出血、慢性腹泻,做纤维结肠镜检查明确诊断。

(2) 结肠息肉需电凝切除者或结肠术后需复查者。

【评估】

患者病情、意识状态,患者配合检查程度,积极做好术前准备,告知患者操作目的及注意事项并取得合作。

【用物准备】

常规消毒用治疗盘、纤维结肠镜、5ml 注射器 2 支、50ml 注射器 1 支、长棉棒、扩肛器、液状石蜡、手套、盛有固定液的标本容器、另备阿托品 0.5mg,地西泮10mg。

【操作步骤】

(1) 操作者洗手、戴口罩、着装整齐、佩戴胸牌。

(2) 核对床号、姓名,向患者解释检查的目的、意义、方法、操作配合及注意事项。

(3) 协助患者取膝胸卧位或左侧卧位。

(4) 协助术者行纤维结肠镜检查,指导患者张口深呼吸并协助患者仰卧。

(5) 根据观察情况,协助术者摄像,取活检组织行细胞学等检查。

(6) 插镜过程中,密切观察患者反应,及时给予行为配合指导,以减轻不适。

(7) 检查完毕,尽量抽出积气,保持肛门清洁,观察 20~30min 患者无不适,送至病室休息。

(8) 清洗,消毒结肠镜,整理用物。

【操作流程】着装→评估→签署知情同意书→术前准备→备物→告知并解释→

协助左侧卧位→纤维结肠镜检→整理用物→记录→送检标本。

【注意事项】

（1）检查结束后，嘱患者去厕所排气。

（2）当医师进行插入窥镜时（由于结肠壁较薄），应观察患者的脉搏、面色及有无剧烈腹痛如发现异常及时通知医师。

（3）操作前认真检查光源及线路是否正常。

（4）检查后 2 小时，可进少渣饮食，3 天内不宜做灌肠检查，以防穿孔。

七、自体腹水浓缩回输术护理配合技术操作规范

【目的】

用于难治性腹水的治疗，减轻腹水患者的腹胀症状，减少因大量放腹水而造成的蛋白质丢失。

【评估】

病情及配合程度，询问病史、体格检查以排除禁忌证，告知患者操作目的及注意事项并取得合作。

【用物准备】

基础治疗盘 1 套、腹水浓缩机 1 台、腹水浓缩器 1 副、动静脉血液管 1 根、一次性大静脉营养袋 1~2 个（3 000ml）、无菌手套 2 副、无菌排气针头 2 个、一次性注射器（5ml）2 个、洁净瓶塞 1 个、输液网套 2 个、治疗卡、5 mg 地塞米松 1~2 支，12 500U 肝素 1 支、500ml 生理盐水 2 瓶。

【操作步骤】

（1）仪表端庄、服装整洁、备齐用物。

（2）告知患者操作目的及注意事项，签署自体腹水浓缩回输术知情同意书。

（3）核对患者床号、姓名，协助患者取舒适卧位。

（4）配合医师正确使用腹水浓缩机器。

（5）放腹水。

（6）腹水浓缩。

（7）协助医师完成自体腹水浓缩回输术操作。

（8）整理用物，洗手，做好记录。

【操作流程】

着装→评估→备物→告知并解释→签署同意书→准备仪器→放腹水→腹水浓缩→自体腹水回输→整理用物→洗手→记录→送检标本。

【注意事项】

（1）癌性腹水、血性腹水、食管胃底静脉重度曲张有活动性出血倾向或有出血史的患者、腹腔感染及心功能不全者为腹水回输的禁忌证。

（2）腹腔穿刺后的腹水标本送常规化验检查，白细胞<30/ml方可进行回输。

（3）进行腹腔穿刺和腹水浓缩过程中应严格执行无菌操作。

（4）浓缩后的腹水不易放置过久以防污染和细菌生长繁殖，浓缩后的腹水应为浅黄色，如发现腹水颜色发黑，有絮状物、沉淀物时，应考虑被污染不能再回输给患者。

（5）给患者进行浓缩腹水静脉回输时应注意控制滴速，要严密观察病情，注意患者主诉，如有寒战、发热应立即停止腹水回输，按输液反应处理。

（6）在腹水浓缩过程中，腹水浓缩机下端引流瓶中的滤出液应及时清理。

八、胃液采集护理技术操作规范

【目的】

收集患者空腹及用刺激药后胃液标本测定胃液量、胃液酸度及pH，用于评定胃黏膜的分泌功能检查。

【评估】

患者病情，患者和家属的配合程度，告知患者操作目的及注意事项并取得合作。

【准备用物】

无菌胃管、无菌手套、胶布、听诊器、5ml注射器1支、50ml注射器1支、负压吸引器、五肽胃泌素、液状石蜡、生理盐水、10ml注射器2支等。

【操作步骤】

（1）操作者洗手、戴口罩、着装整齐，佩戴胸牌。

（2）核对床号、姓名、床头卡。

（3）向患者解释检查的目的、方法、注意事项，取得合作。

（4）协助患者取坐位，术者戴手套，将消毒的胃管经鼻或口插入胃内50~55cm深度即可到达胃大弯黏液池。以50ml注射器接于胃管外端抽吸胃液（或以负压泵持续吸引），抽满后注入容器内，再接管继续抽吸。嘱患者变换体位（仰、侧、俯卧及坐位），尽量将胃内液体抽吸干净，然后拔管，密切观察患者反应。

（5）给予五肽促胃液素（或大剂量组胺）肌内注射，胃液分析，需于注药前留取1小时胃液（插管后最初抽出的胃液弃去），注药后继续留取1小时胃液。每15分钟胃液装一瓶，将上述5瓶胃液计量送检。

（6）协助患者漱口、洗脸。指导患者卧床休息。

（7）整理用物、洗手，记录胃液量、性质、颜色，观察患者反应。

【操作流程】

着装→评估→核对→解释→插入胃管→抽净胃液→注入五肽促胃液素→协助漱口→整理用物→洗手→记录。

【注意事项】

(1) 插管时注意观察病情变化,防止发生误吸。

(2) 抽吸胃液时注意观察胃液颜色,如有血性液抽出立即停止操作,积极治疗。

第五节　肾内科护理技术操作规范

一、肾穿刺活检术护理配合技术操作规范

【目的】

通过肾穿刺获取活体标本,以明确病理诊断。

【评估】

患者对此项操作的认识程度,了解患者有无出血倾向,术前练习俯卧位,屏气30秒掌握情况,患者卧床饮水、排尿是否掌握,告知患者操作目的及注意事项并取得合作。

【用物准备】

基础治疗盘1套、无菌纱布3~5块、肾穿刺针、一次性注射器、垫巾、饮水管、便盆、无菌手套、胶布、硬板床、B超机、硬枕、纱布治疗卡。局部麻醉药、标本固定液。

【操作步骤】

(1) 术前1天护士对患者进行肾穿刺活检术相关知识及注意事项的健康宣教。

(2) 着装整齐,查对,向患者解释告知取得合作。

(3) 签署肾穿刺术知情同意书。

(4) 患者取俯卧位,腹下垫硬枕,将肾顶向背侧。

(5) 穿刺点定位,消毒,铺无菌孔巾并逐层麻醉。

(6) B超定位,穿刺取材。

(7) 标本固定,送检。

(8) 拔针压迫穿刺部位2~3分钟,覆盖纱布,压沙袋协助医师完成肾穿操作。

(9) 穿刺后,去掉腹部垫枕,整理患者衣服,平车送患者回病房,将患者平移到床上。

(10) 测量生命体征每30分钟1次,共测4次。询问患者有无腰痛、腹痛、心

慌、恶心等不适反应。

（11）腹透液按引流液处理方法进行消毒处理。按规定将用过的材料分类放入垃圾袋内，洗手。

（12）称量透出液，做好记录。

【操作流程】

着装→评估→查对→告知并解释→签署同意书→备齐用物→取透析液→连接管路→引流→灌注→整理用物→记录。

【注意事项】

（1）腹透液悬挂不宜过高，以防压力过大损伤腹膜。

（2）灌注时速度应慢，透析液温度适宜。

（3）如发现流出液浑浊或同时伴有发热、腹痛应立即通知医师，留取透析液标本送检，按医嘱进行相应处理。

（4）发现引流液中的絮状物或血块阻塞引流不畅时立即通知医师，遵医嘱给予肝素或尿激酶入腹透液，并保留 2 小时切记不可抽吸，以免将大网膜吸入腹透管微孔。

（5）胸、腹部大手术 3 天内，妊娠、肿瘤晚期的患者不宜做此项治疗。

三、血液透析护理技术操作规范

【目的】

清除体内多余水分及代谢废物（如尿素氮、肌酐等）或毒物，纠正水、电解质与酸碱平衡，以治疗急慢性肾衰竭和某些药物中毒等疾病。

【评估】

患者病情，测体重，做好环境准备，告知患者操作目的及注意事项并取得合作。

【用物准备】

基础治疗 1 套、止血带 1 根、输液管 1 根、网套 2 个、透析机 1 台、透析器 1 个、透析管路 I 套、16 号穿刺针 2 个、棉签数包、治疗巾 1 块、止血钳 4 把、一次性注射器（20ml）1 支、胶布 6 条、创可贴 2 个、棉球 2 个、弹力绷带 2 个、治疗卡。无菌生理盐水 4 瓶。

药物准备：抗凝药（肝素 1 支或低分子肝素 1 支，A、B 透析液）。

【操作步骤】

（1）着装整洁（仪表，洗手、戴口罩），查对。向患者解释告知取得合作。

（2）签署血液透析术知情同意书。测体重，取仰卧位。

（3）开机：连接 A、B 透析液，机器自检后预冲状态。

（4）连接透析器及管路，用生理盐水预冲透析管路每个环节、排尽空气；连接空气、静脉压等监测器。

（5）患者取仰卧位，选择内瘘及静脉穿刺点，铺治疗巾，常规消毒，穿刺、固定，静脉推注首剂肝素。

（6）连接动静脉穿刺针，固定。打开夹子开泵，将血引至静脉壶时关泵。以止血钳夹住静脉管，排尽空气，并接静脉穿刺针，打开夹子，钳子固定，打开静脉压监测夹子，开泵，将血流速由小到大逐渐调至 50→100→150→200ml/min，遵医嘱设置治疗数据。

（7）监测：治疗时间遵医嘱，通常为 3~5/小时。

（8）术毕消毒穿刺针点，拔出穿刺针，动静脉穿刺点以创可贴敷盖，上置棉球，并以弹力绷带加压固定 30 分钟，测体重。

（9）整理用物，按规定将用过的垃圾分类放入垃圾袋内，洗手。

【操作流程】

着装→评估→核对→解释→签署同意书→仰卧位→开机自检→连接管路→穿刺→设置参数→监测并记录→测体重→整理用物→洗手→测量血压、脉搏→记录。

【注意事项】

（1）严格执行无菌操作。

（2）严密观察意识、血压、脉搏、体温变化，注意有无低血压、发热、高血压及心律失常。

（3）观察透析器及管路有无凝血、漏血，穿刺部位有无渗血，穿刺针脱落。

（4）透析结束回血时，全程用生理盐水回血，禁止打开气泡监测夹子，严防空气进入体内。

（5）无肝素透析患者，平均每 20~30 分钟用 100~200ml 生理盐水冲洗管路，观察管路有无凝血现象，如果凝血严重，需立即结束透析。

（6）在透析过程中，除特殊医疗外，尽量不输血液制品或黏稠度较高的液体，防止阻塞透析器，造成凝血现象。

第六节 内分泌、血液内科护理技术操作规范

一、血糖监测护理技术操作规范

【目的】

快速方便的监测血糖，为控制血糖提供依据。

【评估】

患者手指皮肤黏膜是否完整、有无瘢痕、有无局部感染情况，患者合作程度，血糖试纸的有效期，试纸是否与密码相符，血糖试纸的插口处是否污染，解释告知并取得合作。

【用物准备】

血糖监测仪、匹配的血糖试纸、采血笔、采血针或一次性安全锁卡式采血针、75 9/6乙醇棉签、干棉签、治疗卡。

【操作步骤】

（1）着装整洁（仪表、洗手、戴口罩），查对，向患者解释告知取得合作。

（2）确认患者是否符合空腹或餐后2小时血糖测定要求，指导患者长期监测血糖方法。

（3）患者取舒适体位，温水洗手，使手臂下垂10~15秒。

（4）根据要求把采血针头装入采血笔备用或备一次性安全锁卡式采血针。

（5）打开血糖仪，插入或调试代码与将要使用的试纸瓶上代码完全一致，并出现滴血标识。

（6）消毒手指尖侧面，待干，将采血笔或一次性安全锁卡式采血针固定在手指采血部位按中间按钮，将一大滴血滴入或吸入试纸试孔待全部滴或吸满，足够量的血正确滴入或吸入后，待屏幕上显示血糖的测定值。使手指向上用无菌干棉签按压采血部位。

（7）从血糖仪中取下用过的试纸，关闭血糖仪。

（8）按规定将用过的材料分类放入医疗垃圾袋内。

（9）洗手，把血糖结果记录在血糖监测记录单上。

【操作流程】

着装→评估→核对→解释→装采血针→调代码→插入试纸→检测→关闭血糖仪→整理用物→洗手→记录。

【注意事项】

（1）当仪器出现NOTENOUGH BLOOD RETEST，表示血量太少需重新采血。

（2）手不要接触测试孔，瓶装试纸应盖紧。防止氧化。

（3）血糖仪用后消毒处理（用棉棒或软布用清水清洁仪器，不可用酒精擦拭）。

（4）试纸应保持干燥，不可长时间暴露空气中，也不可沾染乙醇等液体。

（5）针头刺破指尖面侧后不要过度挤压滴血，以免影响检测结果。

二、胰岛素泵使用护理技术操作规范

【目的】

模拟人体胰腺分泌功能，全面有效地降低高血糖水平，从而达到控制糖尿病的目的。

【评估】

患者及家属对此项治疗目的的认识程度，机器性能，患者血糖水平，解释告知并取得合作。

【用物准备】

治疗盘内盛：胰岛素泵、储药器、输注导管、弯盘、胰岛素注射液、无菌胶贴、75%乙醇、碘附、无菌棉签。必要时备胰岛素泵专用枪。

【操作步骤】

(1) 核对姓名、床号，解释应用胰岛素泵目的，取得配合。

(2) 洗手，戴口罩，备齐用物。

(3) 正确安装胰岛素泵及各部件。安装好胰岛素及输注导管，排尽输注导管内的空气，根据医嘱调节基础率或餐前大剂量。

(4) 携用物至病床旁，取脐周 5cm 以外不影响穿衣服的部位，常规消毒，待干。

(5) 将输注针头刺入消毒部位皮下，用无菌胶贴固定，并注明穿刺时间。

(6) 检查胰岛素泵是否在工作状态。

(7) 将胰岛素泵妥善固定在患者皮带或腰带上。

(8) 向患者说明应用胰岛素泵后的注意事项，必要时告知患者饮食能量计算方法。

(9) 整理床单位及用物，询问患者需要。

(10) 洗手，记录应用胰岛素泵的时间。

【操作流程】

着装→评估→核对→备物→再核对→安装调试→消毒→注射→固定胰岛素泵→告知患者→整理→洗手→记录。

【注意事项】

(1) 严格执行无菌操作原则，预防感染。

(2) 根据医嘱调整基础量或餐前大剂量，每日检查并核对。

(3) 经常检查输注导管是否通畅，发现问题及时解决。

(4) 应用胰岛素泵时应避开瘢痕和硬结部位，以免影响药物吸收。

(5) 定时为患者监测血糖，血糖过高或过低及时通知医师。

(6) 经常巡视，防止输注针脱落。

(7) 观察穿刺部位皮肤有无红肿并及时更换输注针头及无菌胶贴。

三、胰岛素笔使用护理技术操作规范

【目的】

用于注射胰岛素，确保其注射剂量准确，有效地减轻注射部位疼痛。

【评估】

患者及家属对此项治疗目的的认识程度，正确安装胰岛素笔及各配件（笔、笔芯、针头），解释告知并取得合作。

【用物准备】
治疗盘内盛：75%乙醇、棉签、胰岛素笔、针头、笔芯、弯盘、注射单。

【操作步骤】
（1）核对、解释。
（2）洗手，戴口罩，正确安装胰岛素笔及各配件（笔、笔芯、针头）。
（3）调试胰岛素笔，确保注射前胰岛素已处于针尖备用的注射状态。
（4）准确调节注射剂量，准备注射。
（5）选择注射部位，消毒皮肤、待干。
（6）再次核对床号、姓名、注射剂型及剂量，实施注射。捏起注射部位皮肤垂直或倾斜45°进针，缓慢完全按下注射推键，并将针头保留在皮下6~10秒，在缓慢拔出针头之前，一直紧按注射推键不放松。
（7）注射结束，套上外针帽，取下针头，妥善处理废针头及用物。
（8）洗手，记录注射时间并签名，告知患者按时进餐。

【操作流程】
着装→评估→核对→备物→再核对→安装调试→消毒→注射→整理→洗手→记录。

【注意事项】
（1）严格执行无菌技术操作。
（2）胰岛素剂型及剂量必须准确无误
（3）注射完毕，至少停留6秒以上拔针。
（4）每次注射之前，排尽空气（预混胰岛素应先摇匀再排尽空气）。
（5）注射之后，应检查剂量显示窗，确认读数已回0。
（6）注射悬浮型胰岛素制剂时，如在笔芯架的显示窗可见笔芯橡皮活塞，不再进行注射，应及时更换笔芯。

四、口服葡萄糖耐量试验护理技术操作规范

【目的】
利用口服葡萄糖可刺激胰岛B细胞引起胰岛素释放增加，从而可反映B细胞的功能状态，对糖尿病的诊断、分型及治疗有一定价值。糖尿病疑似者确诊，糖尿病高危人群均应做口服75g葡萄糖耐量试验（OGTT），进一步明确诊断。

【评估】
患者年龄、病情、合作程度等，告知试验的目的、性质及注意事项并取得合作。

【用物准备】

基础治疗盘 1 套、垫巾 1 块、止血带 1 根、胶贴 1 包、一次性采血针 5 支、一次性生化采血管 5 个、治疗卡。75g 葡萄粉或 50%葡萄糖溶液 150m1，儿童为每千克体重 1.75g、总量不超过 75g。

【操作步骤】

（1）着装整洁（仪表，洗手、戴口罩），查对，向患者解释告知取得合作。

（2）禁食至少 10 小时，清晨进行试验。试验前 3 天每日进食糖类量不可少于 200g（生重）。

（3）空腹抽静脉血，测血糖。

（4）75g 葡萄糖溶于 200ml 水中或 50%葡萄糖溶液 150ml 加水 150ml，从喝第一口糖水开始计时，于 3~5 分钟内饮完。

（5）于服糖后 30 分钟、60 分钟、120 分钟、180 分钟取静脉血测血糖。

（6）标本注明时间顺序，及时送检，准确记录，告知患者进食。

（7）按规定将用过的材料分类放入垃圾袋内，洗手。

【操作流程】

着装→评估→解释→禁食→抽血→口服糖水→分别抽血→标本送检→整理用物→洗手。

【注意事项】

（1）饮糖水后诱发呕吐终止试验，试验过程中避免剧烈活动，保持情绪稳定，禁止吸烟。

（2）试验过程中停服一切药物，试验后方可进食。

五、骨髓穿刺术护理配合技术操作规范

【目的】

（1）观察骨髓内细胞形态及分类，以协助诊断血液系统疾病，做骨髓细菌培养或涂片。

（2）败血症或某些传染病需骨髓细菌培养及涂片检查某些寄生虫病。

（3）用于骨髓移植时骨髓采集，恶性肿瘤骨髓转移。

【评估】

患者生命体征及配合能力，检测患者有无出血倾向，向患者解释告知取得合作。

【用物准备】

基础治疗盘 1 套、骨髓穿刺包、无菌手套、一次性注射器（5ml 和 20ml）各 1 支、治疗巾、清洁干燥玻片 6~8 片、推片 1 张；如做骨髓培养另备细菌培养瓶、乙

醇灯、火柴、治疗卡。局部麻醉药 2% 利多卡因。

【操作步骤】

（1）着装整洁（仪表、洗手、戴口罩），查对，向患者解释告知取得合作。

（2）签署骨髓穿刺术知情同意书。

（3）协助患者取适当体位。如在胸骨及髂前上棘穿刺取仰卧位，在髂后上棘及棘突穿刺取俯卧位，腓骨穿刺取侧卧位。

（4）选择髂前上棘穿刺点、髂后上棘穿刺点、胸骨穿刺点。

（5）暴露穿刺部位，协助术者打开骨穿包，戴无菌手套。配合常规消毒皮肤，铺无菌孔巾。用 2% 利多卡因局部麻醉。

（6）术者穿刺，抽吸骨髓，涂片。

（7）按压穿刺点，用无菌敷料覆盖固定。血小板减少者至少按压 3~5 分钟，并注意观察穿刺部位有无出血。术毕协助医师完成骨髓涂片操作。

（8）按规定将用过的材料分类放入垃圾袋内，清洗穿刺针，洗手。

【操作流程】

着装→评估→核对→解释→签署同意书→体位→选择部位→消毒→局麻→穿刺→包扎→整理用物→洗手→记录。

【注意事项】

保持局部干燥，避免感染，若局部出现触痛和发红，可能是感染的征象，应及时处理。

六、131 碘吸收试验护理技术操作规范

【目的】

用甲功仪体外测量口服碘口服液后 2 小时、4 小时、24 小时甲状腺摄 131 碘率，判断甲状腺功能。

【评估】

患者年龄、病情、合作程度、了解试验的性质等，向患者解释告知取得合作。

【用物准备】

测碘仪；碘口服液。

【操作步骤】

（1）操作者洗手、戴口罩、着装整洁、佩戴胸牌。

（2）核对床号、姓名、床头卡。

（3）向患者说明试验的目的、方法、注意事项、取得患者合作。

（4）指导患者空腹服碘 2~10 单位，同时计时。

（5）服碘后 3 小时及 24 小时各测验吸碘率 1 次，必要时 6 小时加测 1 次，根据测得的数据描绘吸碘率曲线，并判断结果。

（6）按规定将用过的材料分类放入医疗垃圾袋内，洗手。

（7）洗手，记录试验过程。

【操作流程】

着装→评估→核对→备物→解释→指导服碘→计时→分别测验→记录→描绘曲线。

【注意事项】

（1）试验前 3 个月禁做碘造影试验，停服抗甲状腺药物、皮质类固醇、对氨水杨酸、促甲状腺激素、碘胺药及避孕药等。

（2）试验前 1 个月禁食含碘高的食物，试验前 1 天晚饭后禁食。

七、螺内酯试验护理技术操作规范

【目的】

本试验有助于醛固酮增多症的诊断。

【评估】

患者一般情况及配合情况，对试验的原理、方法、注意事项熟知程度，向患者解释告知取得合作。

【用物准备】

基础治疗盘 1 套、垫巾 1 块、止血带 1 根、胶贴 1 包、一次性采血针 10 支、一次性生化采血管 10 个、干燥尿管若干、血压计、听诊器、储尿罐及量杯各 1 个，螺内酯片。

【操作步骤】

（1）操作者洗手、戴口罩、着装整洁、佩戴胸牌。

（2）查对床号、姓名，向患者解释操作目的，取得合作。

（3）给患者食用固定饮食（每日饮食含钠 160mmol、钾 60mmol）7~14 天，饮用纯净水。

（4）食用固定饮食的第 3 日留取 24 小时尿查钾、钠、氯。

（5）第 4 日晨采血查钾、钠、氯及二氧化碳结合力（或血气分析）1 次。

（6）从第 4 日起，遵医嘱每日口服螺内酯片 60~80mg，1 次/6 小时，隔 2~4 天测定 24 小时尿钾、钠、氯和血钾、钠、氯及二氧化碳结合力 1 次。

（7）对照期及实验期每日早、晚各测量血压 1 次并记录。

（8）按规定将用过的材料分类放入垃圾袋内。

（9）洗手，记录试验过程。

【操作流程】

着装→评估→核对→解释→签署同意书→备物→固定饮食→留尿→采血→口服螺内酯→检验→测血压→整理用物→洗手→记录。

【注意事项】

（1）留取 24 小时尿查钾、钠、氯时，需加甲苯 10ml 防腐，并注意准确记录 24 小时尿量。

（2）试验前向患者解释试验目的、吃固定饮食意义，以取得其配合，要求所配给的饮食全部吃完，不随便增加其他食物。

（3）按医嘱服药及测量血压，并做好记录。

（4）试验期间如螺内酯服至每日 320mg，血钾仍无明显反应，遵医嘱增加剂量和延长试验时间，但大剂量长期服用螺内酯男性可引起乳腺发育，女性可引起月经紊乱，应注意观察。

第七节　小儿内科护理技术操作规范

一、小儿颈外静脉穿刺采血护理技术操作规范

【目的】

用于 3 岁以下婴幼儿和肥胖儿童血标本的采集。

【评估】

患儿心、肺功能以及凝血情况，观察颈静脉充盈情况，评估患儿合作程度，向患儿家属解释告知取得合作。

【用物准备】

治疗盘内放置：碘附、无菌棉签、采血试管、化验单、5ml 注射器 1~2 个、棉垫 1 块。

【操作步骤】

（1）洗手、戴口罩、备齐用物，携至患儿床旁，合理放置用物。

（2）核对床号、姓名、化验单、采血试管；将患儿抱至床边。

（3）向家长做好解释工作。

（4）检查注射器有无过期，包装是否完好，取出注射器，检查有无漏气、损伤。

（5）助手将患儿仰卧于床边，头偏向一侧，将棉枕垫于其肩下，助手面向患

儿，用双臂按住患儿躯干及上肢，一手扶头一手扶肩，暴露颈外静脉。

（6）操作者站在患儿床头，再次进行核对。

（7）常规消毒患儿穿刺部位皮肤6~8cm，待干，重复消毒，左手绷紧欲穿刺部位皮肤下方，右手持注射器沿颈外静脉平行穿刺，见有回血后左手放松皮肤，固定针管，右手抽针栓取足血量，左手以无菌棉球轻压穿刺处同时快速拔出针头，助手按压穿刺部位5分钟或直至不出血为止。按压时切勿按压颈动脉窦。

（8）操作者将血液缓慢注入试管内，进行第3次核对。

（9）观察穿刺部位有无出血，协助其坐起，取舒适体位。

（10）清理用物，洗手记录，将血标本连同化验单及时送检。

【操作流程】

着装→评估→核对→卧位→消毒→穿刺→取标本→再次核对→整理→洗手→记录→送检。

【注意事项】

（1）严格执行查对制度及无菌操作规程。

（2）密切观察患儿面色及呼吸情况，发现不适立即停止操作。

（3）穿刺颈静脉时，不可过分压迫及弯曲颈部，头、肩、颈应处于同一水平位。

（4）婴幼儿抽取血液应慢慢抽吸，抽吸过快更难抽出血液。

（5）严重的心肺疾患者，有出血倾向者，垂危患儿以及新生儿均不宜用此法。

二、婴幼儿股静脉穿刺采血护理技术操作规范

【目的】

用于早产儿、新生儿及不易从四肢静脉和颈外静脉进行静脉穿刺采血婴幼儿血标本的采集。

【评估】

患儿病情、凝血情况、穿刺处周围皮肤情况、患儿合作程度，向患儿家属解释告知取得合作。

【用物准备】

碘附、无菌棉签、弯盘、采血试管、化验单、5ml注射器1~2个、棉垫。

【操作步骤】

（1）核对，向家长做好解释，并做好会阴部的清洁准备。

（2）洗手，戴口罩，备齐用物，携用物至患儿床旁，再次核对床号、姓名、检验项目、所需血量及合适试管。再次向家长解释。

（3）患儿取仰卧位，脱去一侧裤腿，用尿布覆盖会阴部位，大腿下垫一棉垫，

将患儿两腿分开成蛙状，助手固定患儿，操作者站立于穿刺侧，在患儿腹股沟中、内 1/3 交界处，用左手示指触摸股动脉搏动，用碘仿消毒操作者左手示指及患儿穿刺部位皮肤，待干。

（4）检查注射器包装是否完好，有无漏气，取出注射器。

（5）再次核对床号、姓名、检验项目、所需血量及合适试管。

（6）再次消毒操作者左手示指及患儿穿刺部位皮肤，待干，用左手示指触摸股动脉搏动后，右手立即持注射器呈 45°刺入搏动点内侧 0.5cm 处，一般刺入 2~5cm 后向上提针，并同时抽吸见有回血时，立即停止提针，左手固定并抽足所需血量，拔出针头。

（7）由助手按压穿刺部位 2~3 分钟或直至不出血为止并观察局部有无出血。

（8）操作者立即将血液注入试管中，再次仔细核对。

（9）整理患儿衣裤，包好包被。

（10）收拾用物，整理床单位，询问家长有无需要。

（11）洗手，摘下口罩，并登记标本送检。

【操作流程】

着装→评估→核对→解释→再核对→卧位→再消毒→穿刺→采血→再次核对→整理用物→洗手→记录→送检。

【注意事项】

（1）严格执行查对制度及无菌技术操作规程。

（2）病情危重，虚弱患儿慎用，在操作中注意观察患儿面色、神志、呼吸。

（3）有出血或凝血功能障碍者禁用此法，以免引起内出血。

（4）穿刺处严格消毒皮肤，并遮盖尿道口，防止尿液污染。

（5）进针部位准确，避免误伤动脉，如误入动脉，应立即拔出针头，按压穿刺处至出血停止。

三、鼻饲喂乳护理技术操作规范

【目的】

为病情严重、口腔疾患、吸吮及吞咽能力较弱的早产儿，不能经口进食者提供所需营养。

【评估】

患儿日龄，既往残留食物情况，确定所需奶的种类、奶量、间隔时间，患儿既往有无呕吐、窒息，鼻腔、口腔黏膜有无受损、炎症。向患儿家属解释、告知取得合作。

【用物准备】

奶液、奶牌、温开水、无菌持物镊、治疗巾、治疗碗、棉签、胶布、婴儿胃管、

10ml 注射器、弯盘、听诊器、剪刀、手电筒、压舌板、盛有清水的水杯、治疗盘。

【操作步骤】

（1）核对。

（2）更换尿布，洗手，戴口罩。

（3）将配制好的奶液及其他用物携至床旁。若为母婴同室的患儿还应做好对患儿家属的解释工作。

（4）核对患儿床号、姓名、住院号及奶牌。

（5）患儿取仰卧位，垫治疗巾于颌下，备好胶布。

（6）检查鼻腔或口腔黏膜有无炎症、受损，清洁鼻腔。

（7）检查一次性胃管有无漏气、过期，测量长度做好标记。

（8）戴手套，右手持镊夹住胃管，左手托住胃管，注意无菌操作原则，沿一侧鼻孔缓慢插入。插管过程中要密切观察患儿有无呛咳、呼吸困难、发绀，如有异常，立即拔管，暂停片刻后重新缓慢插入。插到标记长度时，用胶布固定胃管于口周及耳部。

（9）检查胃管有无盘绕口腔中，并确定胃管进入胃内。

（10）再次核对患儿床号、姓名、住院号及奶牌。

（11）测试奶液温度。滴 1~2 滴奶液于前臂下段内侧，以温热不烫皮肤为宜。

（12）用 10ml 注射器抽吸奶液缓慢注入，完毕后注入 2ml 温开水。将胃管尾端固定在合适部位。

（13）使患儿右侧卧位或头偏向一侧，注意观察有无呕吐和溢奶现象。

（14）整理床单位。

（15）处理用物。洗手并记录进奶量。

【操作流程】

着装→评估→核对→备物→鼻饲前准备→插胃管→鼻饲→整理用物→洗手→记录。

【注意事项】

（1）鼻饲的患儿每日做好口腔护理，每日更换鼻饲注射器。每周更换胃管 1 次，并从另一侧鼻孔插入。

（2）插管时动作轻柔，鼻饲速度应缓慢、均匀，奶液温度适宜。

（3）每次鼻饲前要检查胃管是否在胃内，抽吸残留奶液并做好记录，喂奶后注入少许温开水。

四、儿科约束法护理技术操作规范

【目的】

（1）保证患儿安全防止意外发生。

（2）便于诊疗护理操作顺利进行。

【评估】

患儿身体状况，家长对操作的理解程度，向患儿及家长解释、告知取得合作。

【用物准备】

根据患儿约束部位准备用物、治疗卡；全身约束（凡能包裹患儿全身的一切物品，如大毛巾、毛毯、大单等。手足约束法：手足约束带或纱布棉垫与绷带）。

【操作步骤】

（1）着装整洁、进行查对。备齐用物，带至床旁，向患儿及家长告知并解释操作目的、注意事项以取得合作。

（2）安抚患儿，避免引起患儿情绪不安。

（3）全身约束法：①将大单平整折成自患儿肩部至踝部的长度将患儿仰卧于中间；②用近护士侧大单经患儿胸腹部包紧其同侧上肢、躯干和双下肢，从患儿对侧腋窝处整齐地掖于身下，再将大单的另一侧包裹手臂及躯干紧掖于靠护士一侧身下。绷带围绕双臂打活结系好，松紧适宜。

（4）手足约束法。患儿平卧，姿势舒适，用约束带打成死结，套在手腕或足踝部，以棉垫衬垫，松紧以插入两指为宜。另一端系在床栏上。

（5）整理患儿床单位。按规定将用过的材料分类放入垃圾袋，洗手。

（6）记录约束时间及部位，并交接班。

【操作流程】

着装→评估→核对→备物→解释→约束→整理用物→洗手→记录→交接班。

【注意事项】

（1）使用约束带过程中要经常更换体位。

（2）严密观察局部皮肤血液循环状况，避免皮肤受损，必要时局部按摩或加衬棉垫。

（3）约束期间保证肢体处于功能位，保持适当的活动度。

（4）长时间约束者，每2小时松解1次，并活动肢体。

（5）双套结在使用中易造成血液循环障碍。改用死结保证约束带松紧适宜。

第八节　精神科护理技术操作规范

一、电休克治疗（ECT）的护理技术操作规范

【目的】

（1）电休克治疗是一种利用短暂适量的电流刺激大脑，引起患者短暂的意识丧

失和全身性抽搐发作，以达到控制精神病症状的一种治疗方法。

（2）配合医师完成电休克治疗的护理。

【评估】

（1）询问患者身体状况，了解患者既往有无中枢神经系统疾患及严重躯体并发症，有无严重骨关节病、视网膜脱落、青光眼、全身感染性疾患。

（2）测量生命体征，评估患者生命体征是否在禁忌范围内。

（3）评估患者的营养状况、年龄。

（4）告知患者电休克治疗的目的、方法、注意事项，取得患者配合。

【用物准备】

电疗机、治疗床、头枕及胸枕各 1 个、盐水或导电胶、毛巾、牙垫、约束带、氧气、吸痰器、简易人工呼吸机、开口器、舌钳、阿托品、洛贝林、抢救用药等。

【操作步骤】

（1）洗手、戴口罩。

（2）治疗前护理

①向家属告知进行治疗的必要性、疗效、可能出现的不良反应和风险，取得家属的知情同意；

②向患者解释治疗的意义、方法和效果，以解除患者的误解和顾虑，取得患者的合作；

③治疗前详细了解病史，进行全面体格检查；

④治疗前 4 小时禁食、水，防止治疗中出现呕吐引起吸入性肺炎；

⑤延后（患者完全清醒后或 ECT 术后 2 小时）服用晨间口服药物；

⑥测量生命体征并记录，生命体征有异常者报告医师暂停治疗；

⑦遵医嘱于治疗前 15 分钟皮下注射阿托品 0.5~1.0mg、洛贝林 0.3mg；

⑧嘱患者排空大小便，防止患者痉挛发作时便溺于床上；

⑨协助患者取下活动性义齿、眼镜、发卡，防止痉挛时异物坠入气管或发生外伤。

（3）治疗时护理

①协助患者仰卧于治疗床上，四肢自然伸直，尽量放松；

②松解患者的领扣和裤带，以免影响呼吸；

③在患者颈部及肩胛骨下方各置一硬枕，使脊柱伸张；

④将牙垫置于患者上、下臼齿之间，嘱其咬紧，以免痉挛发作时损伤齿、唇、舌；

⑤将生理盐水或导电胶涂于患者两侧颞部，以免皮肤灼伤；

⑥治疗时 4 名护士站于患者两侧，分别保护患者两侧的肩、肘、髋、膝关节等处，患者痉挛时随着患者的抽动自然按扶，以防骨折、脱臼或肌损伤；

⑦患者痉挛停止后，迅速撤出患者肩胛下方的枕头，将头部侧转，使口腔分泌物自动流出，观察患者自主呼吸恢复情况。若患者自主呼吸恢复不好，遵医嘱给予呼吸兴奋药、吸氧、人工呼吸等抢救措施；

⑧患者的自主呼吸和睫毛反射恢复后，擦去导电胶及口角分泌物，取出牙垫，检查口腔情况，将患者送回病房休息。

（4）治疗后护理

①回病房后，协助患者平卧头偏向一侧，以利于口腔分泌物流出，预防吸入性肺炎；

②专人守护患者，若出现兴奋躁动，给予保护性措施，患者意识未完全清醒前，勿让其下床活动，严防摔伤；

③注意观察脉搏、呼吸、血压，发现异常及时报告医师急救处理；

④观察牙齿有无松动，口、唇、舌有无外伤。完全清醒后下床活动时注意观察肢体活动情况，如有问题及时报告医师并做处理；

⑤患者完全清醒后协助患者进食、服药。若患者入睡，不可唤醒急于进食，以免发生噎食。若患者出现恶心、呕吐，应取侧卧位，可暂不进食，严重者给予对症处理；

⑥如患者有大小便失禁，应及时为患者更换衣裤；

⑦个别患者苏醒后可有记忆力减退、定向障碍，有时会找不到自己的床位等，应帮助患者料理个人生活，防止发生意外。

（5）告知患者电休克治疗的目的、方法、注意事项，取得患者配合。

【操作流程】

着装→核对→评估→备物→核对→告知、解释→再核对→治疗前准备→ECT 操作→整理用物→ECT 后观察、护理→记录→交接班。

【注意事项】

（1）治疗前 4 小时禁食、水。

（2）嘱患者排空大小便，穿宽松内衣，取下眼镜、活动义齿、发卡。

（3）严格执行查对制度，防止差错。

（4）治疗期间保证患者营养，增强体质，提高患者对治疗的耐受性。

二、无抽搐电休克治疗（MECT）的护理技术操作规范

【目的】

（1）应用肌松弛药与麻醉药，使患者在麻醉状态下接受治疗。每次治疗是通过给人体一个短时间限量电流刺激，在脑内诱发一次癫痫发作，这种发作会使人体内发生某些生物学变化，从而使精神症状减轻甚至消失。

（2）配合医师完成无抽搐电休克治疗的护理。

（3）因肌松药可引起心血管和肺部并发症，故患有心血管及呼吸系统疾病的患

者慎用。

【评估】

（1）询问患者躯体情况，了解患者有无心血管及呼吸系统疾病。

（2）测量生命体征，评估患者生命体征是否在正常范围内。

【用物准备】治疗床、无抽搐电休克机、心电监护仪、麻醉机、氧气、牙垫、吸痰器、喉镜、气管插管、导丝、一次性电极、通电用电极片2个、头带1条、压舌板、开口器、舌钳，丙泊酚注射液200mg、硫酸阿托品1mg、氯琥珀胆碱注射液100mg、0.9%氯化钠500ml，输液器、三通管、抢救用药等。

【操作步骤】

（1）洗手、戴口罩。

（2）治疗前护理：与电休克治疗前护理相同，不同之处如下

①治疗前禁食禁水时间一般为6~8小时，因治疗时给患者行基础麻醉，禁食禁水时间短有可能使患者将呕吐物吸入气管而导致不良后果。

②治疗前要备好牙垫、麻醉药品及无抽搐电休克机、心电监护仪、麻醉机。

（3）治疗时护理

①协助患者仰卧于治疗床上，安抚患者，减轻焦虑、恐惧，四肢自然伸直，尽量放松。

②松解患者的领扣和裤带，以免影响呼吸。

③将血氧探头夹于患者右手中指上。

④0.9%氯化钠打开静脉通路，确定穿刺成功，针头在血管内，遵医嘱静脉依次注射硫酸阿托品1mg、丙泊酚注射液静脉注射5ml左右给氧气吸入，到患者睫毛反射迟钝或消失，呼之不应，推之不动为止。静脉滴注0.9%氯化钠2ml后，氯琥珀胆碱1ml（50mg）以注射用水稀释到3ml快速静脉注射（10秒钟注完）。

⑤协助医师将牙垫置于患者上、下臼齿之间，以保护牙齿、唇、舌。

⑥停止供氧。经静脉给药后通电治疗，立即协助医师紧托患者下颌头后仰，当脸面部和四肢肢端抽搐将结束时加压人工呼吸、供氧，直至自主呼吸完全恢复，拔除静脉针头，将患者送回观察室，专人监护。

（4）治疗后护理

①维持呼吸道通畅，将患者头偏向一侧，仔细观察有无呼吸道阻塞或呼吸困难；

②治疗后专人监护，防止患者在意识障碍过程中坠床和跌伤；

③监测呼吸、脉搏直到意识完全清醒；

④意识恢复2小时后护士协助服药并进流食或半流食，防止出现吞咽困难；

⑤注意观察静脉注射部位，如出现肿胀、瘀斑遵医嘱给予外敷。

（5）指导患者

①告知患者无抽搐电休克治疗的目的、方法、注意事项，取得患者配合；

②指导患者治疗2小时后进流食或半流食，不要急于下床活动。

【操作流程】

核对→评估→备物→告知、解释→再核对→治疗前准备→MECT 操作→整理用物→治疗后观察、护理→指导→记录→交接班。

【注意事项】

（1）治疗前 6~8 小时禁食、水、药。

（2）治疗前排空大小便、穿宽松内衣、取掉眼镜、活动义齿、发卡及各种饰品。

（3）严格执行查对制度，防止差错。

（4）严防药液外漏，造成局部组织坏死。

（5）治疗期间保证患者入量，以增加患者对治疗的耐受性。

三、约束带的使用护理技术操作规范

【目的】

（1）控制患者危险行为的发生（如自杀、自伤、极度兴奋冲动、毁物、有明显攻击行为），避免患者伤害他人或自伤。

（2）意识障碍、谵妄、躁动的患者防止坠床。

（3）对治疗护理不合作的患者保证治疗得以实施。

【评估】

（1）患者病情（有无自杀、自伤、冲动伤人、毁物倾向）。

（2）对治疗护理依从性。

（3）意识状态和肢体活动。

【用物准备】

约束带 2~4 条，必要时备胸带 1 条，准备好需要肌内注射和静脉输液的药物。

【操作步骤】

（1）患者安置在指定房间。

（2）查对保护性约束医嘱及家属知情同意书。

（3）携用物至床旁，核对患者姓名，做好解释工作（使用约束带的目的）尽量争取患者配合。

（4）根据患者情况，选择约束部位（常用部位为腕、踝关节），患者平卧，护士站于患者两侧，将约束带叠"8"字环套，再对折或双套结，将套结套在约束部位，再打一个结，使手脚不易脱出。首先约束双上肢手腕，必要时约束双下肢踝关节，四肢约束后患者处于舒适的功能位。必要时加用胸带 1 条。将约束带固定于床上。

（5）约束部位应放衬垫、松紧适宜（能放进 1 或 2 横指为宜）、血供良好。

（6）约束操作时用力不要过猛，避免患者受伤。

（7）整理床单元，注意保暖。

（8）指导患者：①讲解住院治疗的必要性，帮助患者稳定情绪；②保护性约束的目的、方法、持续时间。

【操作流程】

着装→核对→备物→评估→再核对→解释→约束→整理用物→记录→交接班。

【注意事项】

（1）约束带的使用一定要在护士的监护之下，并保证被约束患者不受其他患者的伤害，防止自行解开或被其他患者解开约束带而发生危险。

（2）加强巡视，每15分钟巡视1~2次，观察患者约束部位血液循环情况及松紧度，定时更换体位，或每2小时活动肢体1次，夜间患者入睡解除约束。

（3）做好被约束患者的生活护理，保证人量，协助大小便，保持床铺清洁干燥。

（4）交班记录完整（约束的原因、时间，约束带的数目、约束部位、肢体情况、解除约束时间、配合情况）。

四、噎食的急救护理技术操作规范

【目的】

清除梗塞于咽部的食物，保持呼吸道通畅，缓解呼吸困难。

【评估】

（1）患者病情、精神科药物不良反应的知晓程度。

（2）患者进食能力、方式和安全性。

（3）评估患者进食过程中有无面部涨红、呛咳反射、胸闷、窒息感，意识清晰与否。

【用物准备】

根据噎食情况准备相应用物，如穿刺针、抢救药物等。

【操作步骤】

（1）就地抢救，分秒必争，立即清除口咽部食物，解开衣领，疏通呼吸道，同时通知医师。

（2）意识清醒的患者用中指、示指从患者口腔中抠出存留食物。

（3）如不能缓解，用手指清除无效者、意识尚清醒的患者，采用立位或坐位，抢救者站在患者身后，双手环绕患者腰间，左手握拳，使拇指关节突出部顶住患者腹部正中线脐上部位，右手握住左拳，连续快速向后上方用力冲击，推压5或6次，然后再拍打后背数次，常可将食物咳出。

（4）昏迷的患者：采用仰卧位，救者面对患者跪姿跨于患者髋部，双手掌根放在胸廓下脐上的腹部，快速冲击压迫患者腹部，促使食物排出。

（5）患者为儿童时，可将儿童扛到肩上，使其腹部与救者肩部相抵用力跳起，反复数次。

（6）身体肥胖者以及孕妇，不应采取腹部冲击法，应使用胸部冲击法。患者坐位或站位，救者站在患者身后，双手从其腋下穿过至胸前，左手握拳，并用拇指侧顶在患者胸骨中部，右手握住左拳向后上方冲击、挤压，压迫胸骨 6~8 次，直到食物被咳出。（注意冲击压迫不要用力过大，防止造成胸骨骨折）。

（7）如果以上方法不能将食物排出，应立即用环甲膜穿刺针或 12~18 号的无菌针头在甲状软骨下缘与环状软骨上缘的中间部位（喉结最突出的正下方），消毒皮肤后刺入气管，改善呼吸道受阻情况，协助医师行气管切开、心肺复苏术。

（8）指导患者：①讲解药物的不良反应的表现及进食注意事项；②向患者讲解进食方法、速度在消化吸收中的作用；③预防噎食的应对方法；④出现吞咽困难时向医师、护士及时正确表达的方法及重要意义。

【操作流程】

评估→备物→清除口咽部食物→冲击、压迫上腹部（肥胖者及孕妇使用胸部冲击法）→环甲膜穿刺术→气管切开→心肺复苏术。

【注意事项】

（1）遇到噎食患者，一定要分秒必争，就地抢救。

（2）吞咽困难患者看护下进流食或半流食。

（3）行腹部冲击挤压时注意力度适宜，压迫部位准确，防止压住胸骨剑突导致胸骨骨折。

（4）对突然发生噎食的患者护士需用手指将食物从口中抠出，当手指伸入患者口腔时应注意不要被患者反射性咬合动作咬伤手指，可在伸手之前用随手可及的物品如筷子、勺等垫在患者上下牙齿之间。

五、常温人工冬眠治疗的护理技术操作规范

【目的】

体内注入几种神经阻滞药混合液（如盐酸氯丙嗪、氟哌啶醇、盐酸异丙嗪、氯硝西泮），引起自主神经和神经内分泌系统的抑制，使机体进入与动物自然冬眠相似的状态，疗效适于精神分裂症偏执型、急性发病及病程短的患者，控制患者各种运动性兴奋。

【评估】

（1）患者病情（有无冲动、伤人、毁物等行为）、用药史、不良反应。

（2）营养状态、注射部位组织情况，躯体情况（血压低于 80/50mmHg 或高于 150/90mmHg，孕妇、心力衰竭等禁忌）。

（3）药物的性质、作用及不良反应。

（4）患者对药物的了解程度及心理反应。

【用物准备】

治疗盘内放 5ml 一次性注射器、皮肤消毒剂、无菌棉签、砂轮、启瓶器、注射药物、手消毒液、注射卡。

【操作步骤】

（1）保持室内安静，空气流通，光线不宜太强。

（2）戴口罩，洗手。

（3）核对医嘱（三查八对），严格无菌操作制度。

（4）耐心解释，取得患者合作，治疗前排空大小便。

（5）一般在第 1 次开始治疗前 10~30 分钟测生命体征 1 次，以后每日测 2 次。

（6）选择舒适体位及注射部位，常规消毒皮肤，待干。

（7）再次核对，检查药液、注射器；消毒安瓿、吸药、排尽空气。

（8）绷紧皮肤，一手持注射器，固定针栓，将针头快速垂直刺入，深度为针梗 2/3。固定针栓，抽回血，缓慢注入，观察反应。

（9）干棉签按压、拔针。

（10）再次核对。

（11）肌内注射后肌注部位红外线灯照射 30 分钟或贴敷土豆片。

（12）整理用物、洗手、记录。

（13）指导患者：①告知患者所注射的药物的作用、不良反应及注意事项；②告知患者应多休息、避免运动幅度过大，防止直立性虚脱；③告知患者注射时勿紧张，肌放松。

【操作流程】

核对→评估→备物→解释→再核对→肌注→观察→再核对→整理用物→洗手→记录。

【注意事项】

（1）严格无菌操作，应有计划地更换注射部位。

（2）观察肌内注射部位有无红、肿、热、痛。

（3）严密观察病情，如出现轻度不良反应，如口干、便秘、心慌等可酌情处理，出现严重不良反应，如心律失常、心率过快或过慢、血压过低或过高，呼吸过慢等应暂停治疗。

（4）护理人员应将患者的精神状态，药物反应及治疗时所用的物品等认真交接班，并做好护理记录。

六、工娱治疗的护理技术操作规范

【目的】

通过工作、劳动、娱乐和文体活动，丰富和调节患者的住院生活，缓解精神症状，提高社会适应能力，促进康复。

【评估】

（1）患者病情（有无自伤、自杀、伤人、冲动、外走行为）、意识状态、心理状态、合作程度。

（2）根据疾病恢复程度、爱好、安排工娱治疗的时间和种类用物准备各种治疗物品。

【操作步骤】

（1）工疗时间：8：00~10：00、娱疗时间2：30~4：30。

（2）体育健身活动：每日组织患者做早操、工间操、打乒乓球、羽毛球、篮球、棋牌类活动等。

（3）劳作：组织患者进行折纸、手工编织、十字绣等。

（4）文娱活动：教唱歌、器乐演奏、跳舞、卡拉OK比赛，节日组织大型联欢会等。

（5）学习与健康教育：组织患者每日读书、读报、画画、练毛笔字、看新闻，举办卫生知识讲座、座谈康复体会等。

（6）指导患者：①鼓励患者参加文娱治疗，改善负面情绪，增强治疗的信心；②恢复期患者多参加文娱治疗、集体活动，可调节心理状态，提高患者回归社会的适应能力，为出院做准备。

【操作流程】

核对→评估→备物→健身活动→手工编织→文娱活动→读书、读报→知识讲座→观察→清点用物→记录→交接班。

【注意事项】

（1）工娱治疗应有计划，统筹安排，在工娱活动中出现各种心理问题要及时疏导，出现急躁情绪而放弃活动时护士要帮助患者寻找原因，给予启发和鼓励。

（2）护士根据患者病情、爱好选择不同项目，充分调动患者主观能动性，以达到有效治疗目的。

（3）护士应指导患者完成治疗内容，鼓励患者参加，表现突出者适当给予精神和物质奖励。

（4）工作娱乐活动中，必须保证患者安全，严密观察病情，防止发生意外；各种物品应认真清点，切勿丢失，做好交接班。

七、音乐治疗的护理技术操作规范

【目的】

音乐有良好的松弛肌肉、镇静、催眠作用，可以调节异常情绪，有利于患者的身心健康，即能丰富患者住院生活，又能促使减少精神疾病症状。

【评估】
（1）评估患者的疾病类型、情绪状态、文化程度、欣赏水平。
（2）注意患者的优势情绪，并注意选择乐曲。

【用物准备】
音乐治疗机、DVD、光盘、耳机、音乐收听室。

【操作步骤】
（1）音乐收听室幽静整洁，室内空气新鲜，陈设简洁幽雅，光线柔和。
（2）负责治疗的护士通过查阅病历，了解其现病情，做到心中有数。
（3）结合患者病情、情绪状态、年龄、文化程度、欣赏水平，选择不同乐曲。
①对情绪兴奋的患者，先让其听节奏欢快的曲子如"西班牙斗牛士"等，使患者的兴奋情绪借助音乐充分释放出来，转而再让其听节奏缓慢的、具有镇静性的音乐如"二泉映月"等曲子，使其兴奋情绪最终平静下来，从而达到控制兴奋的作用。
②对情绪抑郁、悲观厌世的患者，可先听节奏缓慢音调低沉的乐曲如"梁祝"等，患者的忧伤情绪宣泄后，再让其听明朗欢快充满希望的乐曲，如歌曲"好运来"等，从而使患者情绪兴奋，增强生活的信心和勇气。
（4）治疗护士要主动热情，启发、诱导、鼓励患者参加治疗，调动患者的主观能动性，认真观察治疗中的反应。
（5）音乐治疗时采用耳机收听方式，协助患者掌握好音量的大小，以免长期超大音量造成听力障碍。
（6）治疗时间不宜过长，每次1小时左右。
（7）治疗时做好安全护理，管理好电源，防止患者发生意外。
（8）注意观察患者的病情变化，详细记录治疗效果。
（9）治疗结束后整理用物，清洁卫生，开窗通风。
（10）指导患者：①告知患者音乐治疗的目的，取得患者配合；②告知患者掌握好音量的大小，声音不可过大，以免造成听力障碍。

【操作流程】
核对→评估→备物→告知→了解现病情→选择乐曲→观察→安全护理→整理用物→记录。

【注意事项】
（1）严重的意识障碍、极度兴奋、躁动，有冲动攻击行为及高热者禁止音乐治疗。

（2）做好音乐治疗设施安全保护工作，管理好电源，防止患者发生意外。

（3）根据病情有计划地选择适宜的乐曲。

（4）治疗护士掌握好音乐治疗机的音量，防止超大音量造成患者听力障碍。

（宋敏 孙玉 张静 高磊 李甜甜）

第九章 外科系统护理技术操作规范

第一节 手术室护理技术操作规范

一、手臂消毒护理技术操作规范

【目的】

通过机械性刷洗和化学消毒的方法，去除手及手臂皮肤上的暂存菌及部分居留菌，以预防患者术中感染。

【评估】

操作环境是否清洁宽敞、符合无菌操作要求。

【用物准备】

无菌软毛刷、普通肥皂液、消毒肥皂液、无菌擦手巾、手臂消毒液。

【操作步骤】

（1）着装整洁，戴帽子时将头发全部遮挡，口罩遮住口鼻，勿戴饰品及手表，修剪指甲。长袖洗手衣应卷袖过肘，至肘上 10cm。

（2）普通肥皂液清洗双手及上臂，至肘关节上 10cm。

（3）取无菌软毛刷蘸消毒肥皂液按指尖、指甲、指缝、手指、手掌、手背、手腕、前臂的顺序刷洗，至肘关节上 10cm。

（4）双手交替刷洗 3 遍，每遍刷洗 3 分钟。

（5）流动水冲净肥皂液，冲洗时双手向上屈肘，使水从指尖向肘部流下。

（6）无菌毛巾擦干手及手臂，按手到手臂方向擦。

（7）取消毒液涂于手及手臂一遍，再取少量涂于双手。

（8）双手悬空举在胸前，用肩膀推开手术间门，待手臂干燥穿无菌手术衣。

【操作流程】

衣帽整齐→评估→用物准备→普通洗手→消毒肥皂液刷手 3 遍→擦干→涂消毒液→进入手术间→准备穿无菌手术衣。

【注意事项】

（1）刷洗时应特别注意刷洗甲缘、掌纹及腕部的皱褶处。

（2）在刷洗和冲洗过程中，应保持双手向上，使污水顺肘部流下以免流水污染手部。

（3）双手交替刷洗时应更换无菌刷。

（4）双手消毒后悬于胸前，不可高举过头，也不可低于脐部。

二、穿无菌手术衣技术操作规范

【目的】在手术人员体表建立无菌屏障，防止手术人员身体与服装所带的微生物感染患者。

【评估】
操作环境是否清洁宽敞，无菌包是否符合要求。

【用物准备】
手术器械车、无菌手术衣包（内有无菌手术衣数件）、无菌手套。

【操作步骤】

（1）着装整洁，戴帽子时将全部头发遮挡，口罩遮住口鼻，勿戴装饰品及手表。

（2）准备用物，将无菌手术衣包置于器械车上，检查灭菌日期、有无潮湿、破损。

（3）手臂消毒，巡回护士协助将手术衣包打开。

（4）取出无菌手术衣，选择较宽敞的地方。

（5）认清衣服的上下、正反面并注意衣服的折法；提住衣领，向两边分开，轻轻抖开手术衣。

（6）将手术衣轻轻向前上方抛起，看准袖筒入口，两手臂顺势伸入袖内，手向前伸直。

（7）请巡回护士从身后抓住两侧的衣领角向后拉并系好领带，两臂向前伸出袖口。

（8）戴无菌手套。

（9）解开胸前衣带的活结，右手捏住三角部相连的腰带，递给巡回护士或已穿好手术衣和戴好手套的手术人员，巡回护士应用无菌钳夹住腰带尾端绕过穿衣者背后，使手术衣遮盖背部，再递给穿衣者，穿衣者系好腰带，穿衣完毕。

【操作流程】
衣帽整齐→评估→准备用物→手臂消毒→穿无菌手术衣→戴无菌手套→准备手术。

【注意事项】

（1）取衣时要整件一次拿起，不能只抓衣领将手术衣拖出无菌区。

（2）穿衣时，双手不能高举过头或伸向两侧，不可碰触未消毒物品。

（3）未戴手套的手不能触及手术衣的正面，更不能将手插入胸前衣袋里。传递腰带时，不能与协助穿衣人员手相接触。

（4）穿好手术衣后，如手术不能立即开始，应将双手置于胸前，不可将双手置于腋下或下垂过腰，上举过肩。

（5）选择手术间内较宽敞处站立等待，不得离开手术间，不可接触非无菌物品。

（6）发现手术衣破损、潮湿要及时更换。

三、连台手术更换手术衣技术操作规范

【目的】

进行连台手术时，必须更换手术衣及手套，以重新建立无菌屏障，防止交叉感染。

【评估】

手术间环境是否清洁宽敞、符合无菌操作原则。

【用物准备】

手术器械车、无菌手术衣包（内有无菌手术衣数件）、无菌手套。

【操作步骤】

（1）脱手术衣

①个人脱手术衣法：左手抓住右肩手术衣，自上拉下，使衣袖向外翻。同法拉下左肩手术衣。脱下全部手术衣，使衣里外翻，保护手臂及洗手衣裤不被手术衣外面所污染。将脱下的手术衣扔于污衣袋中。

②他人协助脱衣法：自己双手抱肘，由巡回护士将手术衣系带解开，由肩部向肘部翻转，然后再向手的方向扯脱，如此则手套的腕部就随着翻转于手上。

（2）脱手套

①先用戴手套的手提取另一手的手套外面脱下手套，不可触及皮肤。

②用已脱手套的拇指伸入另一戴手套的手掌部以下，并用其他各指协助，提起手套翻转脱下，手部皮肤不接触手套的外面。

③亦可用右手插入左手手套翻折部（左手套的外面），将左手手套脱至手掌部，再以左手拇指插入右手手套的内面脱去右手手套，最后用右手指在左手掌部（左手套的内面）推下左手手套。脱第一只手套时勿将手套全部脱去，留住部分以帮助脱另一只手套。

（3）涂擦手臂消毒液。

（4）穿无菌手术衣。

（5）戴无菌手套，准备手术。

【操作流程】

衣帽整洁→评估→准备用物→清洗手套→脱手术衣→脱手套→手臂消毒→穿无

菌手术衣→戴无菌手套→准备手术。

【注意事项】

(1) 脱手术衣时，先洗掉手套的污迹，注意勿溅湿手术衣。

(2) 脱手套时，手不可接触手套的外面及其他任何物品。

(3) 脱手术衣及手套过程中，如手臂被污染，应重新刷手。

四、用无菌持物钳铺盖无菌车技术操作规范

【目的】

(1) 建立无菌区域，放置手术用各种无菌物品，防止手术器械、物品污染。

(2) 便于管理手术器械、敷料，防止遗漏。

【评估】

操作环境是否清洁宽敞，物品摆放是否合理。

【用物准备】

手术器械车、无菌敷料包、无菌手术衣包、手术器械、各种手术用一次性物品、无菌持物钳包 (镊子罐 1 个、持物钳 2 把)。

【操作步骤】

(1) 着装整洁，洗手，戴口罩，备齐用物。

(2) 选择清洁、宽敞、明亮的环境放置手术器械车、将无菌敷料包放于车中央。

(3) 检查无菌敷料、器械、物品、有效期及包布有无潮湿及破损。

(4) 将主敷料包放于器械车中央，用手打开外层包布。

(5) 双手各拿 1 把无菌持物钳先展开左右两侧桌单，再打开近侧桌单，抽出灭菌指示卡，检查是否达到灭菌效果。

(6) 绕至手术车对侧打开另一侧桌单。

(7) 取 1 块治疗巾铺于器械车左边，将器械打开。器械放于无菌车左下角，手术衣放于右下角。

(8) 一次性物品置于无菌车上。

(9) 物品准备完毕，用持物钳将盖单盖好 (方法同打桌单)。

【操作流程】

衣帽整齐→评估→准备用物→选择操作环境→打开外层包布→打开内层桌单→置手术用品于无菌器械台上→铺盖盖单。

【注意事项】

(1) 打无菌包时，手及未消毒的物品不可触及无菌包内面，操作时不可跨越无

菌区。

（2）器械台面要干燥平整，四层以上，各边布单下垂超过30cm。

（3）台面边缘以下视为有菌区，物品不可超过台缘，戴无菌手套的手不可扶持无菌台边缘。

五、手术区皮肤消毒技术操作规范

【目的】

杀灭切口及周围皮肤上的致病菌，防止切口感染。

【评估】

患者合作程度，手术部位，手术区皮肤准备情况及有无破损。

【用物准备】

无菌持物钳、消毒碗、消毒纱布、消毒液。

【操作步骤】

（1）着装整洁，戴帽子时将全部头发遮挡，口罩遮住口鼻，勿佩戴饰品及手表。

（2）手臂消毒。

（3）用消毒纱布蘸取2%~3%的碘酊，以手术切口为中心向周围涂搽两遍，待干后用75%乙醇脱碘两遍。或直接用0.5%碘附涂搽2~3遍。

（4）消毒范围：手术切口及周围15cm以内的皮肤。

（5）消毒液的选择：成人用2%~4%碘酊消毒，75%乙醇脱碘，或用0.5%碘附消毒。小儿用0.5%碘附消毒。口腔、会阴黏膜用0.5%碘附消毒。

6.如为感染伤口或肛门会阴处，则应由周围向感染或肛门会阴处消毒。

【操作流程】

衣帽整齐→评估→手臂消毒→选择消毒液→第一遍消毒→更换消毒钳→第2、3遍消毒→消毒液涂搽手臂→穿无菌手术衣。

【注意事项】

（1）消毒液量不可过多，以免造成皮肤损伤。

（2）消毒时要稍用力，涂搽第2遍时应更换消毒钳。

（3）消毒范围不可小于切口周围15cm，如需延长切口，则需扩大消毒范围。

（4）消毒时应由手术中心向四周涂搽（如为感染伤口或肛门区手术，则自手术区周围涂向感染伤口或会阴、肛门处），已经接触污染部位的药液纱布不应再返擦清洁处皮肤。

（5）消毒者的手切勿接触患者皮肤或其他物品，消毒后手臂应再用消毒液涂抹1遍，然后穿无菌手术衣。

六、手术区铺单技术操作规范

【目的】

遮盖手术患者除切口所必需区域以外的其他部位，使手术切口周围成为一个较大范围的无菌区域，以避免和尽量减少手术中的污染。

【评估】

患者手术体位，手术部位，术野大小。

【用物准备】

无菌器械台、各种规格手术巾、布巾钳、切口保护膜。

【操作步骤】

(1) 着装整洁，戴帽子时将全部头发遮挡，口罩遮住口鼻，勿佩戴饰品及手表。

(2) 铺单医生只手臂消毒，洗手护士手臂消毒后穿无菌手术衣，戴无菌手套。

(3) 手术区皮肤消毒。

(4) 铺单

①腹部手术铺单：洗手护士将治疗单折边1/3，第1、2、3块折边向医师，第4块向自己，按顺序传递给医师；医师接过治疗巾，折边向下，前3块依次铺于切口对侧、下方和上方，第4块铺于近侧；4把布巾钳夹住治疗巾交角处，避免移动。将2块无菌中单分别铺于切口上、下方；铺开腹洞单。将开腹洞单孔对准切口，短端向头部，长端向下肢，先上后下分别展开，上端遮住麻醉头架，下端遮住器械托盘，两侧和足端下垂超过手术台30cm。

②胸部手术铺单法：将4块双折的无菌中单分别铺于背侧身下、遮盖肩部及头架、胸侧身下及切口下方；将4块折边的治疗巾铺于切口四周，顺序同腹部铺单，布巾钳夹住治疗巾交角处，或贴切口保护膜；将1块双折中单铺于器械托盘上；铺胸单盖住全身及器械托盘；在麻醉架上横铺1块大单，以保护无菌区。

③会阴部手术铺单法：用一双折无菌中单铺于患者臀下；4块治疗巾分别铺于手术切口周围，切口下面的治疗巾盖住肛门；将1块双折的中单铺于腹部器械盘上；器械护士与一位医师共同铺会阴单。

④上肢手术铺单法：将一双折中单铺于患肢下手术桌上；1块双折或四折治疗巾围绕手术部位上方，裹住气囊止血带，一把巾钳固定；1块双折治疗巾或中单包裹手术部位以下的前臂和手，用绷带包扎固定。患肢下再铺1块大单；1块大单横铺于手术部位上缘覆盖头架及上身，与患肢下大单连接处用2把组织钳固定，铺中单覆盖身体未铺单部分。

⑤下肢手术铺单法：患肢下横铺2块中单，自臀部向下并覆盖健侧下肢；1块双折治疗巾遮盖会阴部；1块双折治疗巾围绕手术部位上方，裹住气囊止血带，1把巾钳固定；1块大单铺于患肢下方，双折中单包裹足及手术切口以下区域，绷带包

扎固定；1块大单铺于手术部位以上，覆盖上身及麻醉架，与患肢下所铺大单连接处用2把组织钳固定。

【操作流程】

衣帽整齐—评估—准备用物—摆放手术体位—手臂消毒—穿无菌手术衣、戴无菌手套—手术部位消毒—传递无菌手术巾—按不同手术部位铺巾。

【注意事项】

（1）传递无菌巾时，洗手护士将无菌巾两上角内翻包住双手，不得与铺巾医师未戴手套的手接触。

（2）铺单前要确定切口部位，放置准确，已铺下的无菌巾只能由切口处向外移，不可由四周向内移。

（3）铺巾顺序应按先铺相对污染处，再铺清洁处。一般按先下后上，先对侧后近侧的原则铺置。

（4）手术切口周围、器械台、器械托盘要求铺4层以上无菌单，其他区域2层以上。

（5）手术床边缘无菌巾至少下垂30~40cm。

（6）手术巾如有破损，污渍、潮湿，均不可使用。

七、各种手术体位摆放技术操作规范

【目的】

充分暴露手术野，维持患者正常的呼吸功能，避免肢体、关节和神经受压，保证手术顺利进行。

【评估】

患者年龄、身体状况和手术方式、手术部位、麻醉方法及合作程度。

【用物准备】

各种尺寸体位垫、支臂架、头圈、足圈、腿架、髂托、约束带等。

【操作步骤】

（1）着装整洁，洗手，戴帽子、口罩。

（2）核对患者姓名、床号、诊断、手术部位。向患者解释操作目的、方法，取得合作。

（3）摆放各种手术体位

①平卧位：将一中单横向对折横铺于手术床上1/3部，置患者平卧于手术床上，双臂用中单约束在身体两侧；头部放一海绵头圈，膝下腘窝处放一软垫，使腹部放松，腰部放置一软垫，增加舒适度；约束带约束膝关节，松紧适宜；足跟放置足

圈，防止肩部受压；放置麻醉架，器械托盘，调节手术灯光。

②垂头仰卧位：患者平卧于手术床，头部置于手术床头板上，肩部超过背板边缘；四肢摆放固定同平卧位。肩下放一软垫；足底放置脚托板，足跟放置足圈；放低头板，使头后仰 60°~70°，以充分暴露术野；使手术床抬至头高脚低 15°~20°，有利于头颈部静脉回流，减少创面出血；放置麻醉架，器械托盘，调节手术灯光。

③侧卧位：麻醉后，将患者翻转与手术床呈 90°侧卧；腋下垫一软垫，头部垫软垫及海绵头圈，与肩同高；双上肢放于上下 2 层托手架上，并用弹力绷带固定，松紧适宜，露出手指，便于观察末梢循环；髂托固定下腹部及臀部；下方下肢自然伸直，上方下肢适当屈曲，双膝及踝部放置软垫垫高，双下肢接触部放软垫相隔；约束带约束膝关节处；放置麻醉架，器械托盘，调节手术灯光。

④俯卧位：麻醉后，将患者翻转成俯卧，同时，置头部于头托上，使口鼻位于头托空隙处，保证患者呼吸通畅；胸部及髂部各放一较厚软枕，以减少胸部受压，保持患者呼吸通畅。两手臂用中单约束于身体两侧；小腿胫前部放置一软枕，抬高足部，使小腿微曲；约束带约束下肢，松紧适宜；放置麻醉架，器械托盘，调节手术灯光。

⑤膀胱截石位：患者麻醉后，将患者下移，使臀部略超过手术背板下缘；两大腿外展 60°~90°，分别放于两侧腿架上，根据不同手术需要调整大腿前屈角度；两上肢约束于两侧托手架上，尽量减小外展角度，最大不超过 90°；臀下放一软垫，以减轻局部受压，并充分暴露术野，腰部垫软垫，保证患者舒适；放下或取走手术床腿板；放置麻醉头架，器械托盘，调节手术灯光。

【操作流程】

衣帽整齐→评估→准备用物→评估→核对、解释→按要求摆放体位→放置体位垫、托手架、腿架等→约束一固定→整理用物。

【注意事项】

（1）根据不同手术需要，将用物准备齐全。

（2）保证体位固定牢靠，充分暴露术野。

（3）骨隆突受压部位需垫软垫，防止受压。体位垫大小、厚度适宜。

（4）胸腹不可受压，以免影响呼吸。

（5）上肢外展不超过 90°，以免造成损伤。

（6）约束带松紧适宜，既起到约束作用，又不可造成损伤。

（7）患者体表不可接触金属，以防烧伤。

第二节　普外科护理技术操作流程规范

一、备皮技术操作规范

【目的】　彻底清洁皮肤，去除手术区皮肤污垢及毛发，预防手术切口感染。

【评估】

病室环境，患者病情、身体状况、认知程度及自理能力。评估手术方式，备皮部位清洁度、毛发情况、皮肤有无破损。

【用物准备】

一次性备皮包（治疗碗、弯盘、棉签、纱布、一次性备皮刀）、肥皂水、液状石蜡、一次性垫单、毛巾、热水、手电筒。

【操作步骤】

（1）着装整洁，佩戴胸牌，洗手、戴口罩。

（2）备齐用物，携至床旁。

（3）核对床号、姓名、手术部位。

（4）向患者解释操作目的及方法，取得合作。

（5）协助患者取适当体位，遮挡患者，于患者身下垫一次性垫单，暴露需备皮部位，评估局部皮肤情况。

（6）肥皂水涂抹局部，绷紧皮肤，备皮刀剃净毛发。

（7）热水浸湿的毛巾擦净肥皂液，检查备皮部位毛发是否剃除干净及皮肤有无损伤。

（8）如为腹部手术，先用液状石蜡将脐部污垢软化再用棉签涂乙醇去除。

（9）活动自如患者嘱其沐浴，卧床患者给予床上擦浴。

（10）妥善安置患者，整理用物。

【操作流程】

衣帽整齐→评估→备齐用物→核对、解释→取合适体位，遮挡患者→涂擦肥皂水→刮净毛发→检查皮肤情况→安置患者→整理用物。

【注意事项】

（1）备皮刀片必须锐利，绷紧皮肤，并顺着毛发方向剃刮，动作轻柔，避免刮伤皮肤。

（2）备皮要在手术前一天或当天进行，不可距手术时间太久。

（3）皮肤如有刮伤或发红等，应及时通知医师并记录。

二、换药技术操作规范

【目的】

检查伤口，更换敷料；保持伤口清洁，控制感染，促进伤口愈合。

【评估】

患者身体状况，合作程度，伤口大小、愈合情况，有无感染。

【用物准备】

无菌换药包（弯盘、治疗碗、镊子）、无菌敷料、碘附、生理盐水、棉球、75%乙醇、胶布，必要时备汽油。

【操作步骤】

（1）衣帽整齐，佩戴胸牌，洗手、戴口罩。

（2）核对床号、姓名，向患者解释操作目的、方法，取得合作。

（3）根据需要选择合适敷料。

（4）置患者于适当体位，暴露伤口，注意遮挡患者。

（5）用手揭除外层敷料，再用镊子揭除内层敷料及引流物。如敷料粘连，先用盐水棉球浸湿松动后再揭除。

（6）双手执镊清洁伤口，1把镊子接触伤口，另1把传递敷料，碘附消毒伤口及周围皮肤。

（7）盐水棉球清洗创面，擦去伤口分泌物、脓液或坏死皮肤，有引流者更换引流物。

（8）覆盖无菌纱布，一般6~8层，胶布、绷带固定。

【操作流程】

衣帽整齐→评估→准备用物→核对、解释→摆放体位、暴露伤口→取下敷料→消毒→清理伤口→放置引流物→包扎、固定→告知注意事项→整理用物。

【注意事项】

（1）严格遵守无菌操作原则。

（2）换药时，要按照从清洁、污染、感染、特殊感染的原则进行，避免交叉感染。

（3）包扎伤口时，要保持良好血液循环，不可固定太紧。包扎肢体时，要从远端到近端，促进静脉回流。

三、人工肛门护理技术操作规范

【目的】

（1）保持人工肛门周围皮肤清洁，防止肠液对周围皮肤刺激或浸渍。

（2）帮助患者掌握人工肛门自我护理的方法。

【评估】

病室环境，患者意识状态、身体状况、合作程度、自理能力、视力，造口类别。

【用物准备】

治疗碗内盛生理盐水、镊子、棉球、纸巾、造口尺寸表、笔、剪刀、肛袋、方便夹、纱布、手套、一次性垫单、治疗巾。

【操作步骤】

（1）着装整洁，佩戴胸牌，戴口罩，帽子，洗手。

（2）备齐用物，携至床旁。

（3）核对患者姓名、床号。

（4）向患者解释，取得合作。

（5）协助患者取合适体位，床头抬高 30°。

（6）暴露造口部位，铺垫单及治疗巾于造口侧下方。

（7）戴手套，取下原来的人工肛门袋，放人垃圾袋。

（8）纸巾擦净造口周围粪便，用镊子夹生理盐水棉球由外向内清洁造口周围皮肤及造口。

（9）测量造口口径大小，在肛袋底板保护纸上做记号，用剪刀裁剪开孔。

（10）纸巾擦干造口周围皮肤，粘贴肛袋，排出空气，开口拉手反褶，夹子夹好。

（11）协助患者取舒适体位，向患者做健康指导。

（12）整理用物，洗手，记录。

【操作流程】

着装整齐→评估→准备用物→核对、解释→取适当体位→暴露造口→取下原来造口袋→清洁造口及周围皮肤→测量造口口径，底板开孔→粘贴造口袋→安置患者→健康指导→整理用物。

【注意事项】

（1）粘贴肛袋时，确保造口周围皮肤清洁干燥。

（2）3~5 天更换底板，如有渗漏应立即更换。

（3）撕离造口袋时注意保护周围皮肤，防止损伤。

（4）粘贴肛袋底板时，要避免有皱褶，必要时用防漏膏。

（5）粘贴完肛袋后，嘱患者用手轻压 5~10 分钟。

四、肠内营养泵使用技术操作规范

【目的】

通过肠内营养泵，准确、匀速向胃肠内输入营养液，保证患者机体需要，促进胃肠功能恢复。

【评估】

病室环境，患者营养状况、体位、舒适度及合作程度。

【用物准备】

营养泵 1 套，输液盘，配置好的营养液。

【操作步骤】

(1) 衣帽整齐，佩戴胸牌，洗手、戴口罩。

(2) 备齐用物，携至床旁。

(3) 核对患者姓名、床号。

(4) 向患者解释，取得合作。

(5) 协助患者取舒适体位。用 20ml 温开水冲洗胃管，确保管腔通畅。

(6) 将连上输液器的输液袋（瓶）挂在输液架上，用固定夹将营养泵固定在输液袋（瓶）下方，打开输液器开关，将营养液充入输液器中，注入"莫菲管"中的营养液不得超过水位线。

(7) 将"莫菲管"、胶管及输液管按使用要求安装到泵上。

(8) 打开营养泵开关，将速率调至所需值。

(9) 按快进键将输液器中气体排尽，将输液器输出接头和导管连上。

(10) 按启动键泵即间断向肠（胃）内输入营养液。

(11) 安置患者舒适体位，观察患者有无不良反应，交代注意事项。

(12) 整理用物，洗手、记录。

【操作流程】

着装整齐→评估→准备用物→核对、解释→安装营养泵→打开开关→调整速率→排气→连接肠胃管→启动营养泵→告知注意事项→安置患者→整理用物。

【注意事项】

(1) 严格执行无菌操作，防止医源性感染。

(2) 营养泵严禁用于静、动脉及可能进入空气的输液场合。

(3) 应选用营养泵指定的专用输液器。

(4) 首次使用前应在关机状态下连续充电 18 小时，并按营养泵使用说明正确操作。

第三节　骨外科护理技术操作规范

一、皮牵引术护理配合技术操作规范

【目的】

皮牵引是皮肤牵拉使牵引力直接加于皮肤，间接牵拉骨骼，以维持复位后的位置。可缓解疼痛，减轻关节面所承受的压力，使局部充分休息，从而达到治疗目的。

【评估】

患者的意识、生命体征，患肢的皮肤颜色、温度、感觉、肢体运动功能，患肢股动脉、腋动脉、足背动脉搏动情况，患者疼痛程度等。

【用物准备】

皮牵引带（根据肢体的粗细选择）、棉垫、牵引架、线绳、牵引锤。

【操作步骤】

（1）皮牵引带操作：①核对医嘱；②配合医师清洁牵引部位皮肤，协助患者取平卧位，在皮牵引带上、下两端加棉垫，用皮牵引带包裹患肢，注意松紧度要适宜；③调整皮牵引带至肢体功能位，保持皮牵引持续有效。

（2）枕颌带牵引操作：①配合医师协助患者取坐位或平卧位，用枕颌带托住下颌和后枕部使用扩展弓穿入枕颌带两孔内，使两侧牵引带保持比头稍宽的距离；②于扩展弓中央系一牵引绳，置于床头滑轮上，加上重量牵引。

【操作流程】

着装→评估→准备→核对→皮牵引带上、下两端垫棉垫→用皮牵引带包裹患肢→调整皮牵引带至肢体功能位→洗手→记录牵引时间。

【注意事项】

（1）观察牵引过程中皮肤情况，防止皮肤损伤、破溃及压疮发生。

（2）牵引带松紧要适宜，应经常观察患肢末梢血供情况。

（3）保持牵引有效，保持患肢功能位，牵引重量要适宜，过轻易畸形愈合，过重造成骨折不愈合。

（4）保持适宜的温度，避免室温过低，加盖被子时勿压在牵引绳上面，以免影响牵引力。

（5）枕颌牵引时，保持下颌皮肤干燥清洁。

二、骨牵引术护理配合技术操作规范

【目的】 骨牵引是利用克氏针、斯氏针穿入骨内对某部位进行的牵引，牵引力直接作用于骨骼，起复位、固定作用。常用于颅骨、股骨髁上、胫腓骨远端等牵引。

【评估】患者的意识、生命体征，患肢的皮肤颜色、温度、感觉、肢体运动功能，患肢股动脉、腘动脉、足背动脉搏动情况，患者疼痛程度、凝血功能等。

【用物准备】

（1）物品准备：基础治疗盘1套、无菌手套、10ml注射器2支、络合碘、治疗卡、牵引弓、手摇钻、牵引针、骨锤、牵引绳、滑轮、重锤及锤托、肢架、牵引支架。

（2）药物准备：局麻药。

【操作步骤】

（1）颅骨牵引：备头皮，取仰卧位，颈部用枕头固定。在两侧乳突之间画一条冠状线，再沿鼻尖至枕外粗隆画一条矢状线.将牵引弓的交叉部支点对准两线支点，将牵引弓两端的钩尖置于横线上充分撑开，钩尖的落点做切口标记。络合碘消毒皮肤，标记点用1%利多卡因局部麻醉，在标记点各做一小横切口至骨膜，并做剥离，用手摇钻在横切口顺牵引钩方向钻孔，钻入颅骨外板（小儿3mm，成人4mm）安牵引弓，并将牵引弓两侧螺钉拧紧，防止松脱或向内挤刺入颅内。系紧牵引绳，通过床头的滑轮进行牵引，床头抬高20cm作为对抗牵引。牵引重量根据创伤程度决定，一般为6~8kg。

（2）股骨髁上牵引：将患肢置于布朗架上，自髌骨上缘近侧1cm内，画一条与股骨垂直的横线，老年人打钉应距髌骨上缘高一些，青壮年打钉应距髌骨上缘近一些。再沿腓骨小头前缘与股骨内髁隆起最高点，分别做一条与髌骨上缘横线相交的垂直线，相交的两个点做标记，即斯氏针的进出点。消毒后局部麻醉，自大腿内侧标记点刺入斯氏针直至股骨，保持水平位并与股骨垂直，锤击针尾，斯氏针穿出外侧皮肤标记点，两侧外露的牵引针等长，用络合碘消毒两侧针眼且套上无菌小瓶保护，小腿和足部用胶布辅助牵引，防止患肢旋转和足下垂。安牵引弓，通过布朗架的滑轮开始牵引，将床尾抬高20~25cm，作为对抗牵引。根据病情决定牵引力一般按体重的1/8~1/7计算，年老体弱及病理性骨折患者，可按体重的1/9计算。小腿辅助牵引的重量为1.5~2.5kg，足部皮肤牵引重量为0.25~0.5kg。

（3）胫腓骨远端牵引：将患肢置于布朗架上，助手固定患者足跟部及脚维持稳定，消毒后给予局部麻醉，自内踝尖向上3cm左右，内侧无肌腱处，将斯氏针或克氏针尖端经皮肤刺入至胫骨，用手摇钻，与胫骨垂直穿过踝上经腓骨至皮外。两侧外露的针等长，安置牵引弓进行牵引，一般牵引重量为4~6kg。

【操作流程】着装→评估→准备→配合医师选择穿刺点并标记→消毒皮肤→局部麻醉→切开皮肤→插入牵引针→消毒两侧针孔并包扎→安装牵引弓、牵引绳、滑轮、牵引支架→持续牵引→处理用物→洗手、记录牵引时间。

【注意事项】

（1）需抬高床尾或行颅骨牵引者，做好棉圈，避免颅底枕部受压。

（2）针孔用无菌纱布覆盖，2~3天换药1次，如有分泌物及时换药。

（3）保持牵引持续有效，根据病情调节牵引重量，不可随意改变体位。

（4）翻身或改变体位时，注意牵引方向是否有效。颅骨牵引患者，翻身时头颈与躯干保持在轴线上，不可扭曲和摆动头部，以防脱位压迫脊髓，造成脊髓损伤甚至死亡。

（5）协助患者进行功能锻炼，防止肌萎缩和关节僵硬。

（6）定时翻身按摩受压部位，防止压疮发生。

三、关节持续被动活动器护理技术操作规范

【目的】

（1）促进患肢的血液循环，防止静脉血栓形成。

（2）防止周围肌、软组织萎缩和关节粘连。

（3）促进关节活动，改善关节活动角度。

【评估】

患者的意识、生命体征、疼痛程度，患肢的皮肤颜色、温度、感觉、肢体运动功能，患肢股动脉、腘动脉、足背动脉搏动情况等。

【用物准备】

肢体持续被动活动器（CPM 机）1 台、接线板、防护套、治疗卡。

【操作步骤】

（1）向患者告知取得合作。

（2）检查 CPM 机是否处于备用状态，将 CPM 机妥善放置在病床上，接通电源。

（3）将患者患肢置于 CPM 机上，固定好防护套。

（4）调节活动器轴心与关节位置一致，将患肢固定稳妥，上好固定带，防止患肢离开机器支架，达不到活动要求的角度。

（5）遵医嘱选择活动时间和活动角度，一般开始角度控制在 30°，每日增加 5°~10°，增加幅度以患者感到不痛为宜。每日 2 次，每次 30~60 分钟，早期运动幅度每2 分钟为一个周期，每个周期逐渐增加 1 分钟，7~14 天为 1 个疗程。

【操作流程】

着装→评估→准备（操作者、用物、患者）→检查机器、接好电源→将患肢置于 CPM 机上→固定防护套→调节活动轴心→固定患肢→调节活动时间和角度→整理用物、洗手。

【注意事项】

（1）使用前向患者说明治疗过程中可能出现的情况、注意事项及作用，使患者主动配合治疗。

（2）根据手术部位类型而区别，一般应从小角度到大角度，循序渐进，不可操之过急，以患者能忍受为宜。伤口渗血多时，及时停止训练，查找原因。

（3）使用前要调整好杆的长度，拧紧旋扭，摆放好适当的体位，系好固定带，防止肢体脱机受损，达不到要求的活动角度。

（4）使用过程中，关节内手术后有负压吸引管先夹闭，停机后再开放，避免引流液回流造成感染。

（5）切口愈合后，主动活动无疼痛及肿胀消退，2~4 周方可脱机自行锻炼。

（6）加强机器的维护与保养，出现故障及时检修，关节重建术后者，停机不能超过 2 天。持续使用时中间应有间隔，防止机器损坏。

四、关节腔闭合式连续冲洗护理技术操作规范

【目的】

应用于骨髓炎或化脓性关节炎和关节手术后感染的患者。连续闭合冲洗可以更彻底清除坏死组织及炎症，防止继发感染，促进伤口愈合，并保持关节腔内一定的液体充盈，避免关节粘连。

【评估】

患者的意识、生命体征，患肢的皮肤颜色、温度、感觉、肢体运动功能，患肢股动脉、腘动脉、足背动脉搏动情况，关节局部有无红肿等。

【用物准备】

进水管、引流管、无菌冲洗液、引流袋、络合碘、治疗卡。

【操作步骤】

（1）连续冲洗法：进水管24小时滴注冲洗液至关节腔或骨髓腔内，引流管持续不断地将冲洗液排出。

（2）间歇保留冲洗法：根据医嘱将冲洗液滴入关节腔内，保留30分钟后，通过引流管排出。冲洗次数根据医嘱进行。

【操作流程】

着装→评估→核对医嘱→备无菌冲洗液→连接进水管→引流管接引流袋→开始冲洗。

【注意事项】

（1）患肢抬高，保持冲洗管道的通畅，以防止管道扭曲而影响疗效。

（2）冲洗液瓶应有标记，避免误为静脉补液。

（3）根据病情选择入量。

（4）观察引流液的颜色、性质和量，术后24小时若有较多渗血，应较快滴入冲洗液，每隔2~3小时宜加快滴注30秒，也可在第1、2天加快滴速达80~100滴/分钟，以免渗血凝固或脱落的坏死组织堵塞管腔。

（5）保持进水管比出水管口高，观察切口有无肿胀。冲洗液面距床面高60cm，天气寒冷时应将冲洗液加温后冲洗。

（6）加强生命体征和局部切口的观察，如体温正常，切口局部无炎症，引流液清澈无浑浊，可根据医嘱拔管，拔管时先拔去进水管，继续引流1~3天后切口内无渗出物可拔出引流管。

（7）保持切口局部清洁、干燥，如有渗出及时更换敷料。

（8）应积极让患者进行关节的主动和被动功能锻炼。

五、轴线翻身技术操作规范

【目的】

(1) 协助颅骨牵引、脊椎损伤、脊椎手术、髋关节术后的患者在床上翻身。

(2) 预防脊椎再损伤及关节脱位。

(3) 预防压疮、坠积性肺炎等并发症，增加患者舒适感。

【评估】

患者的意识、生命体征、四肢运动功能，患者皮肤情况。

【用物准备】

清洁大单、翻身枕、小沙袋、薄枕、颈托、治疗卡。

【操作步骤】

(1) 向患者解释翻身的目的，取得患者的合作。

(2) 移开患者的枕头，松开被尾。

(3) 两位操作者站于患者同侧，将患者平移至操作者同侧床旁。

(4) 一名操作者将手置于患者的肩和腰部，另一操作者将两手分别置于腰和臀部，使躯体保持在同一水平位，翻转至侧卧位。

(5) 将一翻身枕放于背部支持身体，另一翻身枕放于两膝之间并使双膝自然弯曲。

(6) 整理患者床单位。

【操作流程】

着装→评估→准备→去掉患者的枕头→松开被尾→搬患者至同侧床旁→翻身→垫翻身枕→整理床单位。

【注意事项】

(1) 翻转患者时，应注意保持脊椎平直，以维持脊柱的正确生理弯度，避免由于躯干扭曲，加重脊柱骨折、脊髓损伤和关节脱位。翻身角度不可超过60°，避免由于脊柱负重增大而引起关节突骨折。

(2) 患者有颈椎损伤时，应有另一位护理人员负责支托患者的头部、颈部，保持颈椎平直。

(3) 翻身时注意为患者保暖并防止坠床。

(4) 准确记录翻身时间。

第四节 神经外科护理技术操作规范

一、创腔引流护理技术操作规范

【目的】

(1) 引流手术残腔内的血性液体和气体，使残腔逐步闭合。

(2) 减少局部积液或形成假性囊肿的机会。

【评估】

患者病情、生命体征、清醒患者询问有无头痛等，做好环境准备，解释并取得合作。

【用物准备】

治疗盘、无菌换药包、无菌手套、治疗巾、生理盐水、一次性无菌引流袋1个、络合碘、乙醇纱条、棉球、纱布、治疗卡。

【操作步骤】

(1) 着装整洁（仪表、洗手、戴口罩）查对，向患者解释告知取得合作。

(2) 协助为患者摆好体位，暴露引流管区域。

(3) 固定头部、防止头部摇动，对意识不清者或小儿应予约束。

(4) 引流管口常规消毒，将引流管夹闭，在严格无菌情况下更换引流装置。

(5) 严密观察引流量、颜色、性质及引流速度并记录，发生异常变化立即通知医师紧急处理。

(6) 创口引流瓶或袋放置于头旁枕上或枕边，高度与头部创腔保持一致，以维持正常颅内压，保持整个引流装置密闭无菌。

(7) 创腔引流一般放置3~4天，拔管前夹闭引流管24小时，观察患者有无头痛加重、恶心、呕吐、意识改变、体温升高等，如无不适方可拔管。

(8) 按规定将用过的材料分类放人垃圾袋内，洗手。

(9) 记录引流的颜色、性质和量。

【操作流程】

着装→评估→备物→告知并解释→体位→固定→消毒→更换引流袋→观察→整理用物→洗手→记录。

【注意事项】

(1) 严格无菌操作，患者头枕治疗巾，每日更换头部无菌治疗垫巾，在无菌操作下更换引流装置，防止颅内感染。

（2）术后早期，创口引流瓶或袋放置于头旁枕上或枕边，高度与头部创腔保持一致，以保证创腔内一定的液体压力，避免脑组织移位，有可能撕破大脑上静脉。

（3）手术 48 小时后，可将引流瓶略放低，以期较快引出创腔内液体，使脑组织膨出，减少局部残腔，避免局部积液造成颅内压增高。

（4）术后早期引流量多，应适当抬高引流瓶（或袋）。

二、腰椎穿刺脑脊液置换术护理配合技术操作规范

【目的】

（1）测量颅内压并减压。

（2）脑脊液动力学检查。

（3）鞘内注入药物，治疗颅内炎症或进行化疗。

（4）了解颅脑外伤、脑血管疾病患者有无蛛网膜下腔出血及出血转归情况。

【评估】

患者病情、生命体征、清醒患者询问有无头痛、腰椎疾患等，做好环境准备，解释并取得合作。

【用物准备】

治疗盘、腰椎穿刺包、测压管、无菌换药包、无菌手套、治疗巾、生理盐水、麻药、注射器（5ml）1 个、络合碘、乙醇纱条、棉球、纱布、治疗卡。

【操作步骤】

（1）着装整洁（仪表、洗手、戴口罩）查对，向患者解释告知取得合作。

（2）协助医师为患者摆好体位，暴露腰椎穿刺区域。

（3）清醒患者取侧卧位，并尽力将腰部向后凸，使头和双膝尽量靠近——呈"虾米"状，在医师操作时不能动，对意识不清者或小儿应予约束。

（4）以穿刺点为中心消毒 10cm 范围。

（5）操作过程严密观察患者面色、意识、呼吸、脉搏，如有异常及时通知操作医师。

（6）严密观察脑脊液引流量、颜色、性质及引流速度并记录，发生异常变化立即通知医师紧急处理。

（7）穿刺完毕，协助和指导患者全身放松，去枕平卧 4~6 小时，做好病情观察与生活护理，鼓励患者多饮水补充水分，防止发生低颅压、减少头痛等并发症。

（8）及时将脑脊液标本送检，以免影响检查结果。

（9）指导患者保护穿刺局部，敷料不得弄湿、污染，24 小时不宜沐浴，以免引起局部、椎管内或颅内感染。

（10）按规定将用过的材料分类放入垃圾袋内，洗手。

【操作流程】

着装→评估→备物→告知并解释→体位→固定→消毒→观察指导→整理用物→洗手→记录。

【注意事项】

（1）严格无菌操作，防止椎管内或颅内感染。

（2）术中严密观察患者变化及脑脊液色、量、性状。

（3）手术后病人去枕平卧 4~6 小时，防止脑脊液自穿刺点流出，引起低颅压。

第五节　心胸外科护理技术操作规范

一、动脉血气标本采集护理技术操作规范

【目的】

（1）通过动脉血液气体分析，明确患者的氧供、氧耗情况。

（2）知道呼吸机各参数的调整。

【评估】

患者的意识、生命体征，采血动脉搏动情况、局部皮肤有无感染、硬结。

【准备用物】

一次性血气针（或一次性 2ml 注射器 2 支、0.5ml 肝素、橡胶塞 1 个）、治疗盘、棉签、络合碘、无菌纱布、治疗卡。

【操作步骤】

（1）核对并观察患者病情，向患者及家属告知，取得合作。

（2）2ml 注射器抽取少量肝素湿润空针后排尽（若为血气针不需抽取肝素）。

（3）选择动脉（一般为桡动脉、股动脉、肱动脉、足背动脉等），消毒穿刺局部皮肤。

（4）戴无菌手套，左手中、示指在欲穿刺动脉搏动最明显处固定于两指之间，右手持注射器，在两指之间垂直（股动脉）或与动脉走形呈 40°~50°（桡动脉）刺入动脉。

（5）见有鲜红色血液涌入注射器，即以右手固定注射器，左手抽动注射器活塞抽取血液至所需量（1ml 左右）。

（6）迅速拔出针头，立即将针头刺入橡胶塞，并轻轻转动注射器使血液与肝素混匀。

（7）拔针后局部用无菌纱布按压止血 5~10 分钟或至不出血为止。

（8）在化验单上填写采血时患者的吸氧浓度、体温、近期血红蛋白含量，立即送检。

（9）整理用物，洗手，记录操作过程。

【操作流程】

着装→评估→准备→核对、告知→抽取肝素→选择血管→左手固定血管→穿刺→抽血→拔针→按压→填写化验单→送检→记录。

【注意事项】

（1）严格执行查对制度和无菌操作原则。

（2）拔针后用无菌纱布按压止血 5~10 分钟，以防出血或形成血肿。

（3）拔针后立即将针头刺入橡胶塞，以隔绝空气，并立即送检，保证化验结果的准确。

（4）新生儿选择血管以桡动脉为宜，因股动脉穿刺垂直进针可能会损伤髋关节。

（5）若患者饮热水、洗澡、运动，需休息 30 分钟后再抽血，避免影响检查结果。

（6）有出血倾向的患者应谨慎。

二、全胃肠外营养（TPN）护理技术操作规范

【目的】

不能由肠道供给营养者，直接从周围静脉或中心静脉供给每日所需营养素。

【评估】

患者的意识、生命体征、营养状况，周围血管情况或中心静脉置管局部有无渗血、红肿、是否通畅、固定是否牢固、置管时间，营养液量、成分，患者前 1 天尿量，离子、蛋白化验结果等。

【用物准备】

输液器、注射器、静脉留置针、3L 营养袋、各种营养素、络合碘、无菌棉签、治疗卡，必要时备中心静脉导管 1 套。

【操作步骤】

（1）核对患者，解释用药目的，取得合作。

（2）核对营养素种类，在严格无菌操作下密闭式配置当日的 TPN 液。

（3）携用物置患者床旁，核对患者姓名、床号。

（4）无菌操作下进行周围静脉穿刺或中心静脉穿刺置管。

（5）连接 3L 营养袋，调节输入速度，24 小时匀速输入，输液卡签字。

（6）向患者交代注意事项。

（7）整理用物，洗手，做好记录。

【操作流程】

着装→评估→核对→准备→核对→配液→静脉穿刺→连接 3L 袋→调节速度→签字→整理→记录。

【注意事项】

（1）TPN 液必须在无菌条件下当日配置，配好后立即输入或放入冰箱内 4℃左右保存，用前 1~2 小时取出恢复常温，24 小时匀速输入。

（2）配置 TPN 液时，葡萄糖酸钙与脂肪乳应分开加入，不可原液直接接触，以免钙磷结合，产生磷酸钙沉淀。

（3）定时观察营养液的输注情况，发现问题及时处理。

（4）严禁其他药物和营养液通路输入，以免影响药物的稳定性。

（5）中心静脉置管者每日消毒穿刺部位更换透明贴膜，观察有无渗血，保持通畅。

（6）静脉留置针应 3 天更换 1 次。

三、气管切开术护理配合技术操作规范

【目的】

保持气道通畅，解除二氧化碳潴留及缺氧。适用于长期应用呼吸器，痰液黏稠，位置较深的患者。

【评估】

患者的意识、口唇有无发绀、呼吸频率、节律、深浅度，血压、心率、心律，双侧肺呼吸音、颈部情况、凝血功能等。评估其心理状况及配合程度。有无呼吸分泌物排出的能力。

【准备用物】

气管切开包、适当型号气管套囊、气囊测压仪、氧气/呼吸机、吸引器急救车、一次性注射器、（10ml）2 支、药品、一次性吸痰管、吸引器、生理盐水、消毒纱布、无菌纱布、无菌血管钳或镊子、治疗卡。

【操作步骤】

（1）核对患者，向患者解释告知取得合作。

（2）协助患者取仰卧位，头颈保持正中位。

（3）配合术者消毒皮肤，铺无菌巾，局部麻醉。

（4）配合术者行气管切开术插入气管套囊。

（5）适时地进行气管内吸痰，严格遵守无菌操作原则。

（6）固定气管套管，用一块纱布垫于伤口与套管之间，气管套管上的带子系于颈部，打成死结以牢固固定，松紧以容纳一指为宜。

（7）密切观察切开处有无渗血、出血，观察并记录血压、脉搏、呼吸情况，观察患者的反应，有无面色苍白、发绀、出汗、呼吸困难、皮下气肿、疼痛。

（8）切口周围的纱布每日 2 次定时更换，保持清洁干燥，经常检查切口及其周围皮肤有无感染湿疹等。

（9）若使用金属带套囊导管，其内套囊每 6 小时取出、消毒更换 1 次，取出内套管前必须充分吸痰，应注意固定外管，将活瓣打开顺套管弯度轻轻取出，防止外套脱落，放入消毒的内套管后，注意关好活瓣，定期换管，居家时需要医师指导下更换。

（10）气囊每 6 小时放气 1 次，放气前充分吸净口鼻腔内分泌物，标记并交班气囊内充气量和放气时间，充气量要恒定。

（11）对神志不清或躁动的患者使用约束带，经家属同意约束四肢。

（12）待患者自主呼吸平稳，咳痰有力后拔除气管导管，拔管前充分吸痰和口鼻腔内的分泌物，抽出气囊气体，连接吸痰管带负压拔除气管导管。

（13）拔管后及时清除窦道内分泌物，经常更换纱布，使窦道逐渐愈合。

（14）整理用物，洗手。

（15）记录气管插管全过程及插管后吸痰情况。

【操作流程】

着装→评估→备物→核对→协助取卧位→消毒、铺巾、麻醉→切开→插管→吸痰→固定气管套管→观察→更换敷料→整理→记录。

【注意事项】

（1）严格无菌操作，吸痰管一次一用。

（2）变换体位，整理床铺时注意套管位置。

（3）当患者出血严重时立即通知医师处理。

（4）每次吸痰时间<15 秒，以免造成缺氧。

四、气管切开伤口换药护理技术操作规范

【目的】

保持伤口干燥，预防感染。

【评估】

患者的意识、口唇有无发绀、呼吸频率、节律、深浅度，血压、心率、心律，双侧肺呼吸音、自觉症状。

【用物准备】

治疗盘、碘附消毒棉球、无菌生理盐水棉球、无菌持物钳 2 把、无菌镊子 1 把、无菌剪刀 1 把、无菌纱布 3 块、无菌手套、弯盘、同型号套管 1 套以备急用、治疗卡。

【操作步骤】

（1）核对床号、姓名，向患者做好解释，取得合作。

（2）协助患者取仰卧位或半卧位，头稍后仰颈部伸直充分暴露气管切开部位。

（3）充分吸尽气管和口鼻腔内分泌物。

（4）操作者无菌戴手套，一手捏住外套管托，稍向外提起，另一手持无菌镊子或血管钳松动并取出原有敷料。

（5）用生理盐水棉球擦洗切口及周围皮肤，清除痂皮及分泌物，再用络合碘棉球充分消毒切口及周围皮肤。

（6）用剪刀将纱布从中间剪开 2/3 长度，再用血管钳持纱布从套管托下两侧分别轻轻塞入并平铺。

（7）将提起的套管向下复位，用胶布固定纱布开口处。

（8）用 2 层湿纱布盖于套管口。

（9）清理用物，消毒备用。

（10）洗手，记录。

【操作流程】

着装→评估→备物→核对→协助取卧位→充分吸痰→取下原有敷料→消毒切口→放人新敷料→覆盖套管口→整理→记录。

【注意事项】

（1）操作时动作要轻柔。

（2）换药前充分吸尽气道和口鼻腔内分泌物。

（3）更换纱布和消毒时应注意固定好套管，以免套管脱出，纱布要挑出线头。

（4）根据窦道口情况，选用不同的换药药物和时间。

（5）若为传染性较强的细菌感染，应按控制医院感染消毒隔离原则进行，防止交叉感染。

（6）换药时应备置人管芯的气管外套管，以防脱管时急用。

五、带氧雾化护理技术操作规范

【目的】

（1）解痉平喘，稀释痰液。

（2）消除气管炎症。

【评估】

患者的意识、口唇有无发绀、呼吸频率、节律、深浅度，血压、心率、心律，双侧肺呼吸音、自觉症状。

【用物准备】

吸氧装置（氧气表、湿化瓶）、药物雾化罐、治疗卡。

【操作步骤】

（1）核对患者床号、姓名，解释取得合作。

（2）洗手、戴口罩，备齐用物，安装并检查吸氧装置。

（3）根据医嘱配置雾化药液，加入雾化罐。

（4）携带雾化用物到病房，再次核对。

（5）根据需要和患者病情协助患者取适当体位（半卧位）。

（6）将雾化器与氧气表相连，将氧气流量调至 5 升/分钟。

（7）待雾喷出后将口含嘴放入患者口中，嘱患者含紧口含嘴，做缓慢深大的呼吸并注意观察用药效果。

（8）雾化完毕，取出口含嘴，关闭氧气表开关，鼓励并协助患者咳痰。

（9）整理用物及床单位，协助患者取舒适体位。

【操作流程】

着装→评估→核对→准备用物→取合适体位→配药→安装并检查氧气表→连接→雾化→观察→整理用物。

【注意事项】

（1）指导患者正确使用雾化罐。

（2）观察药物疗效及有无不良反应。

（3）鼓励并协助患者咳痰。

第六节　泌尿外科护理技术操作规范

一、尿道扩张术护理配合技术操作规范

【目的】

扩张尿道，以治疗尿道狭窄。检查尿道有无狭窄及狭窄的部位及程度，探查尿道及膀胱内有无结石或异物。

【评估】

患者病情、身体状况、合作程度及操作环境。

【用物准备】

无菌包 1 个、尿道探子 1 套、无菌手套、一次性注射器、表面麻醉药、碘附。

【操作步骤】

(1) 着装整洁，洗手，戴口罩。

(2) 核对患者姓名、床号。

(3) 向患者解释操作目的、注意事项，取得合作。

(4) 协助患者取平卧位，双下肢屈曲外展，暴露会阴部。

(5) 协助消毒外生殖器及会阴部，铺洞巾，注入表面麻醉剂，保留 2~5 分钟。

(6) 选择型号合适的尿道探子，一般从 18~20 号开始扩张。尿道探子涂抹润滑剂，提起阴茎，将尿道探子轻轻插入尿道，至尿道球部时，将探子提起垂直通过尿道球部，至尿生殖膈稍有阻力，将探子轻轻压平继续推进至膀胱。女患者选择女性扩张器。

(7) 观察患者反应，尿道探子保留 2 分钟后拔出。

(8) 如需继续扩张，则选择大一型号的尿道探子同法扩张，直至达到治疗检查目的。

(9) 术毕，协助患者穿好衣裤，卧床休息数分钟，观察患者一般状况良好，方可离开操作台。

(10) 整理用物，做好记录。

【操作流程】

衣帽整齐→评估→准备用物→核对、解释→摆放体位→协助消毒、铺巾→选择合适探子→扩张尿道→术毕协助换者穿衣→观察→送回病室→整理用物。

【注意事项】

(1) 严格执行无菌技术及消毒制度，防止医源性感染。

(2) 合理摆放体位，充分暴露术野。

(3) 尿道探子准备型号齐全，从小号依次扩张。

(4) 术中密切观察患者血压、心率、呼吸等，如有不良反应及时处理。

二、耻骨上膀胱穿刺造口术护理配合技术操作规范

【目的】

用于梗阻性膀胱排空障碍所致尿潴留、阴茎或尿道损伤等。

【评估】

患者病情、身体状况、合作程度及操作环境。

【用物准备】

穿刺套管针、套、无菌刀片、双腔气囊导尿管、一次性注射器、洞巾、弯盘、一次性引流袋、无菌手套、无菌纱布、无菌生理盐水 10ml，碘附、2%利多卡因，必要时备无菌丝线。

【操作步骤】

（1）衣帽整齐，洗手，戴口罩。

（2）核对患者姓名、床号。

（3）向患者解释操作目的，注意事项，取得合作。

（4）清洁下腹部皮肤，备皮范围包括：上平脐。下至会阴，两侧至髂前上棘，肚脐部污物清除干净。

（5）膀胱充盈满意后协助患者取平卧位，协助患者脱掉衣裤，暴露穿刺部位，治疗巾垫于患者臀下。

（6）打开膀胱穿刺包，配合消毒穿刺周围皮肤，包括穿刺周围直径超过20cm的皮肤，待干，操作者戴无菌手套，铺洞巾行局部麻醉。

（7）于耻骨联合上方一横指处做1cm长的皮肤切口，切开腹白线。将穿刺针沿切口垂直刺入膀胱，见有尿液流出即拔出针芯，用相应管径的导尿管从套管针腔内侧置入膀胱，退出针套，导尿管留于原位，用注射器抽取10ml生理盐水注入导尿管水囊内，牵拉尿管至有阻力，连接一次性引流袋。必要时用丝线将其固定于皮肤上。

（8）取无菌纱布覆盖膀胱造瘘周围皮肤并固定，妥善固定膀胱造口管。

（9）术中密切观察生命体征，有无面色苍白、发绀、出汗、呼吸困难、疼痛等，及时给予处理。

（10）术毕，协助患者穿好衣裤，卧床休息数分钟，观察患者一般状况良好，方可离开操作台。

（11）整理用物，做好记录。

【操作流程】

衣帽整齐—评估—准备用物—核对、解释—摆放体位—协助消毒—铺巾、麻醉—穿刺—放置并固定尿管—纱布覆盖切口、固定—术毕协助患者穿衣—观察—送回病室—整理用物。

【注意事项】

（1）严格执行无菌技术及消毒制度，防止医源性感染。

（2）对膀胱高度充盈又极度衰弱的患者，首次放尿量不超过1 000ml，以免膀胱内压急速降低而导致出血或休克。

（3）急性尿潴留时，1次放尿一般不超过400ml，1小时后再放。

（4）术中密切观察患者血压，心率、呼吸等，如有不良反应及时处理。

三、膀胱镜检查护理配合技术操作规范

【目的】

（1）用于诊断膀胱、尿道及上尿路疾患。

（2）确定血尿的原因及出血部位，行逆行造影。

（3）确定膀胱肿瘤部位及大小或膀胱肿瘤活检，确定及取出膀胱异物或结石等。

【评估】
患者病情、身体状况、合作程度及操作环境。

【用物准备】
灭菌处置好的膀胱镜、尿道专用麻醉药 2 支、一次性注射器、洞巾、弯盘、无菌手套、无菌生理盐水、无菌换药盒内备碘附棉球。

【操作步骤】
（1）着装整洁，洗手，戴口罩。
（2）核对患者姓名、床号。
（3）向患者解释操作目的、方法、可能出现的不适，取得合作。
（4）协助患者取截石位，使会阴部放松，消毒外生殖器及会阴，操作者戴无菌手套，铺洞巾。
（5）经尿道注入尿道专用麻醉药 10ml，检查器械完好，5 分钟后开始进镜。女患者较容易放镜鞘，进尿道后稍微向上挑，轻轻向内插即可进入膀胱。男患者将阴茎提起，镜鞘插至球部尿道后轻轻下压镜体，镜鞘可自然滑入膀胱。
（6）取出闭孔器，测量残余尿并观察尿的颜色、性状、然后镜鞘内安上观察镜，注水口连接无菌生理盐水行膀胱冲洗至膀胱充盈，边注水边观察，检查时利用镜体的进退旋转及角度变化使视野达到每个部位，一般从里边开始顺时针旋转检查，看清后逐渐外退并重复上述旋转动作，最后检查膀胱颈以减少不适，双侧输尿管口不能确认时需多观察片刻，待输尿管口张开喷尿时即可确定。
（7）检查结束后，拔出观察镜，排空膀胱，插入闭孔器，轻轻向外取出镜子。
（8）协助患者穿好衣裤，观察患者一般状况良好，方可离开手术台。
（9）整理用物，做好记录。

【操作流程】
衣帽整齐→评估→准备用物→核对、解释→摆放体位→协助消毒，铺巾、麻醉→插入镜鞘→放置观察镜→向膀胱内注水、观察→取出镜子、排空膀胱→协助患者穿衣→观察→送回病室→整理用物。

【注意事项】
（1）严格执行无菌技术及消毒制度，防止医源性感染。
（2）合理摆放体位，保证患者舒适，避免腿部神经损伤。
（3）检查时要求动作轻柔，尽量缩短检查时间，减少不必要的损伤。
（4）检查后嘱患者多饮水，并常规口服抗菌药物 2~3 天，防止感染。

（孙会 张静 高海艳 宫亚文 韩雪）

第十章 妇产科、新生儿科 护理技术操作规范

第一节 妇科护理技术操作规范

一、阴道灌洗护理技术操作规范

【目的】

清洁阴道，促进阴道血液循环，减少阴道分泌物，缓解局部充血，常用于控制和治疗阴道炎、宫颈炎；用于妇科手术前的阴道准备。

【评估】

患者外阴情况；评估阴道分泌物量、性状、气味等。

【用物准备】

垫巾、灌洗头、灌洗桶、橡皮管、弯盘、污物桶、便盆、灌洗药液、阴道用药、无菌棉球、无菌镊子2把。

【操作步骤】

(1) 工作人员衣帽整洁，洗手，戴口罩，佩戴胸牌。

(2) 备齐用物。

(3) 核对患者姓名、床号，向患者解释操作目的及方法，取得患者的配合。

(4) 行会阴擦洗，嘱患者保持膀胱截石位。

(5) 将灌洗桶挂至距离床沿60~70cm高处，连接橡皮管排去管内空气，试水温适当后备用。

(6) 用灌洗液先冲洗外阴部，然后将小阴唇分开，把灌洗头沿阴道纵侧壁方向插入至后穹隆处，边灌洗边在阴道左右上下移动。

(7) 灌洗液即将流完时（约剩100ml），拔出灌洗头，再冲洗1次外阴，然后扶患者坐于便盆，使阴道内液体流出。

(8) 撤离便盆，协助患者擦净外阴，穿好衣裤，向患者交代注意事项。

(9) 整理用物。

【操作流程】

着装整齐→评估患者→准备用物→核对、解释→取膀胱截石位→挂灌洗桶→连

接橡皮管→试水温→冲洗外阴、阴道→拔出灌洗头→再冲洗外阴→安置患者→交代注意事项→整理用物。

【注意事项】

（1）灌洗液以 41~43℃或患者感觉舒适为宜。

（2）宫颈癌有活动性出血、阴道有出血者不做阴道灌洗。

（3）灌洗头插入不宜过深，灌洗时，动作要轻柔，勿损伤阴道和宫颈组织。

（4）灌洗桶与床沿的距离不超过 70cm，以免压力过大，水流过速，使灌洗液或污物进入子宫腔。

二、阴道擦洗上药护理技术操作规范

【目的】

清洁阴道，阴道上药、用药及术前准备。

【评估】

患者外阴情况；评估阴道分泌物量、性状、气味等。

【用物准备】

窥阴器、长镊或海绵钳、药物、碘附棉球、无菌干纱球、一次性手套。

【操作步骤】

（1）工作人员衣帽整洁，洗手，戴口罩，佩戴胸牌。

（2）备齐用物。

（3）核对患者姓名，向患者解释操作目的及方法，取得患者的配合。

（4）协助患者取膀胱截石位。

（5）用碘仿棉球先擦洗外阴部，再置窥阴器暴露宫颈，依次擦洗宫颈→阴道穹隆→阴道壁。

（6）用干纱球擦净多余消毒液。

（7）遵医嘱局部置药，可用喷粉管将药粉喷子宫颈上，若是药片需放置于后穹隆。

（8）取出窥阴器，防止将药物带出。

（9）协助患者擦净外阴，穿好衣裤，向患者交代注意事项。

（10）整理用物。

【操作流程】

着装整齐→评估患者→准备用物→核对、解释→取膀胱截石位→碘附棉球擦洗外阴→置窥阴器→擦洗宫颈、阴道穹隆、阴道壁→干纱球擦洗→置药→取出窥阴→一安置患者→交代注意事项→整理用物。

【注意事项】

充分暴露宫颈，擦洗要彻底；注意保暖、遮挡患者。

三、外阴湿热敷护理技术操作规范

【目的】

热敷可促进血液循环，增强局部白细胞的吞噬作用和组织活力，刺激局部组织的生长和修复；用于会阴水肿、血肿、伤口硬结及早期感染患者。

【评估】

患者有无外阴红肿、抓痕、溃疡、粗糙。

【用物准备】

水袋、无菌镊 2 把、无菌纱布 2 块、弯盘 1 个、垫巾 2 块，50%硫酸镁溶液。

【操作步骤】

（1）工作人员衣帽整洁，佩戴胸牌，戴口罩，洗手。

（2）备齐用物。

（3）推治疗车于床旁，查对床号、姓名，向患者解释操作目的及方法，取得患者的配合。

（4）患者脱下右侧裤腿，嘱患者仰卧，双腿屈曲、外展，臀下置一垫巾。

（5）把所需要的热溶液倒入弯盘内，将纱布浸透并用双手持镊子把纱布拧至不滴水，温度适宜后用镊子将纱布铺平放于需热敷的部位。

（6）垫巾塑料面朝内盖于纱布上，外放热水袋（水温 60~70℃）盖好被子。

（7）热敷后协助患者穿好衣裤，安置患者于舒适体位，向患者交代注意事项。

（8）整理用物。

【操作流程】

着装整齐→评估患者→准备用物→核对、解释→安置体位→臀下置垫巾→热敷→垫巾→放热水袋→盖被子→安置患者→交代注意事项→整理用物。

【注意事项】

（1）有血迹及分泌物时，应先冲洗外阴。

（2）保暖和遮挡患者。

（3）物品均为灭菌消毒物品。

（4）湿热敷的温度一般为 41~48℃或以患者感觉舒适为宜，防止烫伤。湿热敷时间为 20~30 分钟，1~2 次/天。

（5）湿热敷过程中要注意观察会阴伤口，发现异常，应及时报告医师，遵医嘱给予相应处理。

（6）休克、虚脱、昏迷、感觉迟钝等产妇尤应警惕防止烫伤。

（7）在湿热敷过程中，要经常巡视病房，询问患者温度是否适宜，及时调整。

第二节　产科护理技术操作规范

一、腹部四步触诊护理技术操作规范

【目的】

检查子宫大小、胎产式、胎先露、胎方位及先露是否衔接。

【评估】

孕妇的孕周大小及胎动情况；孕妇自理能力、合作程度。

【用物准备】

检查床。

【操作步骤】

（1）工作人员衣帽整洁，佩戴胸牌，戴口罩，洗手。

（2）备齐用物。

（3）核对孕妇姓名，告知孕妇检查的目的、步骤，以取得合作。

（4）孕妇排尿后仰卧于检查床上，头部稍抬高，露出腹部，双腿略屈曲分开，放松腹肌。

（5）检查者站在床右侧面向孕妇头部，双手触摸子宫底部，了解子宫高度及子宫外形。再以双手在宫底部相对应部位轻推，判断占据宫底的胎儿部分，如为胎头则硬而圆有浮球感，如为胎臀则软而宽，且形状不规则。

（6）检查者双手分别置于孕妇腹部两侧，一手固定，另一手轻轻向深部按压，两手交替，辨别胎背及四肢的位置，胎背感觉平坦饱满，应注意胎背是向前、向侧或向后；高低不平者为胎儿肢体，可变形且有时有肢体活动。

（7）将右手拇指与其他4指分开，置于耻骨联合上方，握住先露部，鉴别是胎头或胎臀，并轻轻左右推动，以确定是否衔接。

（8）检查者面向孕妇足端，两手分别放于先露部的两侧，在近骨盆入口方向向下轻轻深按，核对第3步的诊断是否正确，并确定先露部分入盆程度，若先露部活动，且居骨盆入口以上称"浮"；部分入盆稍可活动称"半固定"，不能活动则称"固定"。

（9）协助孕妇整理衣物，安置患者于舒适体位，向患者交代注意事项。

【操作流程】

着装整齐→评估孕妇→备齐用物→核对、解释→摆正卧位→技术操作→协助孕妇整理衣物→安置孕妇→交代注意事项。

【注意事项】

检查者动作要轻并熟练；四步触诊的顺序要正确。

二、骨盆外测量护理技术操作规范

【目的】

了解骨盆大小、形态，估计足月胎儿能否顺利通过产道。

【评估】

骨盆大小、形态，孕妇自理能力、合作程度。

【用物准备】

检查床、骨盆外测量器。

【操作步骤】

(1) 工作人员衣帽整洁，佩戴胸牌，戴口罩，洗手。

(2) 备齐用物。

(3) 核对孕妇姓名，告知孕妇检查的目的及方法，取得合作。

(4) 孕妇仰卧于检查床上，测量者站在床的右侧。

(5) 髂棘间径：取伸腿仰卧位，测量左右髂前上棘外缘间距离，正常为23~26cm。

(6) 髂嵴间径：取伸腿仰卧位，测量左右髂嵴外缘间距离，正常为25~28cm。

(7) 骶耻外径：取左侧卧位，右腿伸直，左腿弯曲，测量第五腰椎棘突下凹陷处至耻骨联合上缘中点间的距离，正常值为18~20cm。

(8) 坐骨结节间径：取仰卧位，两腿弯曲外展，双手抱膝，测量两坐骨结节内缘间的距离，正常值为8.5~9.5cm。

(9) 耻骨弓角度：用两拇指从耻骨弓顶端沿两侧耻骨降支平行放置，两拇指形成的角度即耻骨弓角度，正常值为90°。

(10) 协助孕妇整理衣物，整理用物。

【操作流程】

着装整齐→评估孕妇→准备用物→核对、解释→安置体位→测量→安置患者→整理用物。

【注意事项】

动作要轻柔；注意保暖和遮挡患者；测量数据要准确；在初诊时应对孕妇进行骨盆外测量，特别是对初孕妇及有难产史或胎儿较大的经产妇尤为必要。

三、无激惹试验（NsT 试验）护理技术操作规范

【目的】
监测胎儿在子宫内的情况。

【评估】
孕妇局部皮肤情况，孕周大小、胎方位、胎动情况、孕妇自理能力、合作程度。

【用物准备】
胎心监护仪 1 台、耦合剂、打印纸、卫生纸。

【操作步骤】
（1）护士衣帽整洁，佩戴胸牌，洗手，戴口罩。
（2）备齐用物。
（3）核对孕妇姓名，向孕妇解释操作目的，以取得合作。
（4）孕妇安静休息 30 分钟，排尿后取半卧位或左侧卧位。
（5）打开稳压器，开启电源，将测胎心探头涂适量的耦合剂，置于腹部胎心音最强的部位，测宫缩探头置于子宫底部，稍加压固定。
（6）安置妥当后，连续监护 20 分钟，在描记胎心率的同时，孕妇自觉有胎动时，手按机钮在描记胎心率的纸上做出记号。如 20 分钟内无胎动再延长 20 分钟，以等待睡眠中的胎儿醒来，这时可用手推胎体唤醒胎儿，亦可用变换体位的方法如左、右侧位或仰卧位，所采用的各种措施，应在记录纸上标明。
（7）监护结束，关闭电源开关，用卫生纸擦净探头及孕妇腹壁耦合剂。
（8）协助孕妇穿好衣裤，整理用物。
（9）对结果进行分析。

【操作流程】
着装整齐→评估孕妇→备齐用物→核对、解释→安置体位→连接胎心监护仪→监护→记录→整理→分析。

【注意事项】
（1）环境整洁、舒适、安静、温度适宜。
（2）各种探头应轻拿轻放防止跌落或压碎；探头固定应松紧适宜；胎心音部位应明确。

四、胎动计数护理技术操作规范

【目的】
监测胎儿在子宫内的情况。

【评估】

孕妇的意识状态、自理能力、合作程度。

【用物准备】

记录纸、笔、纽扣、小盒 1 个。

【操作步骤】

(1) 准备用物。

(2) 安置孕妇于环境整洁、安静的房间。

(3) 孕妇取卧位或坐位，手掌轻轻置于腹部，呼吸要平稳，情绪要放松，排除一切干扰和杂念。

(4) 孕妇注意胎儿活动，用纽扣做标记，胎动 1 次放 1 粒纽扣在盒子中，如连续动几下也算 1 次，1 小时后盒子中的纽扣数即为 1 小时的胎动数。

(5) 早、中、晚数 3 次胎动，1 次 1 小时，将 3 次胎动数相加再乘以 4，即为 12 小时胎动数，对所测结果进行记录并分析。

(6) 向患者告知注意事项。

【操作流程】

评估孕妇→准备用物→准备环境→安置孕妇体位→计数→记录→分析→向患者告知。

【注意事项】

(1) 环境要整洁、安静；孕妇体位要舒适。

(2) 记录数据要准确。

五、肛门检查护理技术操作规范

【目的】

肛查能了解宫颈软硬程度、厚薄，宫口扩张程度，是否破膜，盆腔大小，确定胎位以及胎头下降程度。

【评估】

肛门及外阴皮肤情况，了解孕周及产程开始情况，阴道出血、流液情况。

【用物准备】

灭菌卫生纸、指套、肥皂水。

【操作步骤】

(1) 工作人员衣帽整洁，佩戴胸牌，洗手，戴口罩。

（2）备齐用物。

（3）将用物移至床旁，核对孕妇的姓名、床号，向孕妇解释肛诊的目的。

（4）嘱孕妇仰卧位，将两大腿屈曲分开，充分暴露外阴部。

（5）检查者站在孕妇右侧，检查前用消毒纸遮盖阴道口避免粪便污染阴道。右手示指戴指套蘸肥皂水轻轻伸入直肠内，拇指伸直，其余各指屈曲以利示指深入。

（6）检查者在直肠内的示指向后触及尾骨尖端，了解尾骨活动度，再查两侧坐骨棘是否突出并确定胎头高低，然后用指端掌侧探查子宫颈口，摸清其四周边缘，估计宫口扩张的厘米数。当宫口近开全时，仅能摸到一个窄边。当宫口开全时，则摸不到宫口边缘。未破膜者在胎头前方可触到有弹性的胎胞，已破膜者则能直接接触到胎头。若无胎头水肿，还能扪清颅缝及囟门的位置，有助于确定胎位。若触及有血管搏动的索状物，考虑为脐带先露或脐带脱垂，需及时处理。

（7）协助孕妇穿好衣裤，整理用物。

【操作流程】

着装整齐→评估孕妇→备齐用物→核对、解释→技术操作→整理用物。

【注意事项】

（1）怀疑或诊断前置胎盘者禁止做肛诊。

（2）有阴道出血者禁止做肛诊。

（3）临产后应适时在宫缩时进行，次数不应过多。临产初期隔 2~4 小时查 1 次，经产妇或宫缩频者间隔应缩短，总产程<10 次。

六、缩宫素引产护理技术操作规范

【目的】

用于协调性宫缩乏力、排除头盆不称、胎位异常、骨盆狭窄；无胎儿窘迫。适用于中期妊娠引产。

【评估】

孕妇的全身情况，胎儿的胎心、胎动，孕妇的宫颈成熟度、宫缩及骨盆等情况。

【用物准备】

10%葡萄糖 500ml、缩宫素 10U、1ml 注射器 1 支、输液器 1 套、留置针 1 个、记录纸、基础治疗盘 1 个。

【操作步骤】

（1）工作人员衣帽整洁，佩戴胸牌，洗手，戴口罩。

（2）备齐用物。

（3）协备用物至床前，核对孕妇的姓名、床号，向孕妇解释缩宫素引产的目的。

（4）让孕妇取合适的体位，排空膀胱，选择合适的血管。

（5）先用 10% 葡萄糖 500ml 静脉滴注，调节为每分钟 8 滴，然后将 2.5U 缩宫素加入充分摇匀，每隔 15 分钟观察 1 次子宫收缩、胎心、血压、脉搏，并予记录。

（6）无异常情况且宫缩弱时，可逐渐加快滴速，一般不超过 40 滴/分，如宫缩仍较弱，可增加缩宫素浓度至 1%，即 5U 缩宫素加入 500ml 葡萄糖液中，并重新调整滴数，直至子宫收缩达到持续 40~60 秒，间隔 2~4 分钟为好。如中期妊娠引产可稍增大浓度，根据宫缩情况，调整滴数或浓度。

（7）安置孕妇于舒适体位或左侧卧位，向孕妇交代注意事项。

（8）整理用物。

【操作流程】

着装整齐→评估孕妇→备齐用物→核对、解释→安置体位→就是存在→定期观察→调整滴数或浓度→安置孕妇→整理用物→告知注意事项

【注意事项】

（1）缩宫素静脉滴注，必须专人监护，随时调节剂量、浓度、和滴速。

（2）子宫收缩（持续超过 1 分钟，间歇少于 2 分钟），血压升高或胎心异常，应立即停止缩宫素灌注。

（3）嘱孕妇勿调节输液速度。

七、人工破膜护理技术操作规范

【目的】

（1）当宫口近开全时，胎膜未破。

（2）用于引产。

【评估】孕妇、胎儿情况；评估孕妇的宫缩、宫口扩张及先露下降情况；监测孕妇血压、呼吸、脉搏。

【准备用物】

有齿钳，消毒手套。

【操作步骤】

（1）工作人员衣帽整洁，佩戴胸牌，洗手，戴口罩。

（2）备齐用物。

（3）备用物至床旁，核对孕妇的姓名、床号，向孕妇解释操作目的，以取得合作。

（4）孕妇取膀胱截石位，常规消毒、铺无菌巾。

（5）术者先用手指触及前羊膜囊，然后另手持有齿钳，或穿刺针在阴道内手指

的指引下，钳破或刺破胎膜，使羊水缓慢流出。

(6) 安置孕妇于舒适体位，向孕妇交代注意事项。

(7) 整理用物。

【操作流程】

着装整齐→评估孕妇→备齐用物→核对、解释→孕妇取膀胱截石位→技术操作→安置孕妇→告知注意事项→整理用物。

【注意事项】

(1) 若羊水过多，应在较高位置破膜，穿刺孔宜小，以利缓慢流出，防止负压骤减，引起胎盘早剥。

(2) 破膜后立即听取胎心音，并观察羊水流出量、颜色、性状，记录破膜时间。

(3) 破膜应在宫缩间歇期进行，见羊水流出，注意有无脐带脱垂或脐带先露发生。

(4) 破膜后嘱孕妇取臀高位、卧床休息，避免羊水流尽。

(5) 严格无菌操作。

八、产程图绘制护理技术操作规范

【目的】

产程图反映宫口扩张及先露下降程度，指导产程的处理。

【评估】

孕妇的宫缩、宫口扩张及先露下降情况；评估产程进展情况。

【准备用物】

产程图坐标纸，红、蓝铅笔，尺，消毒手套，常规会阴冲洗消毒及肛门检查用品，无菌巾。

【操作步骤】

(1) 工作人员衣帽整洁，佩戴胸牌，洗手，戴口罩。

(2) 备齐用物。

(3) 备用物至床旁，核对孕妇的姓名、床号，向孕妇解释操作目的，以取得合作。

(4) 嘱孕妇仰卧位，将两大腿屈曲分开，充分暴露外阴部，常规会阴冲洗消毒、铺无菌巾。

(5) 检查者戴无菌手套或指套，行阴道或肛门检查。

(6) 产程图以临产时间（小时）为横坐标，以宫口扩张程度（cm）为纵坐标在左侧，先露下降程度（cm）在右侧，画出坐标图备用。

(7) 临产后开始画产程图，把每1次阴道或肛门检查所得的宫口扩张及先露高低情况，记录在坐标图上，用红色"O"表示宫口扩张，用蓝色"X"表示先露部最低点所处的水平，并用红线连接"O"，蓝线连接"X"，所绘制的两条曲线分别为宫口扩张和胎头下降曲线。

①宫口扩张曲线：将第一产程分为潜伏期和活跃期。潜伏期是指从I临产出现规律宫缩至宫口扩张 3cm。此期间扩张速度较慢，平均 2~3 小时扩张 1cm，需 8 小时，最大时限 16 小时。活跃期是指宫口扩张 3~10cm，此期间扩张速度加快，需 4 小时，最大时限为 8 小时。活跃期又分 3 期，即加速期，是指宫口扩张 3~4cm，约需 1 小时 30 分钟；最大加速期，是指宫口扩张 4~9cm，约需 2 小时；减速期，是指宫口扩张 9~10cm，约需 30 分钟。

②胎头下降曲线：以胎头颅骨最低点与坐骨棘平面关系标明胎头下降程度。坐骨棘平面是判断胎头高低的标志。胎头颅骨最低点平坐骨棘平面时，以"O"表达；在坐骨棘平面上 1cm 时，以"-1"表达；在坐骨棘平面下 1cm 时，以"+1"表达，其余以此类推。潜伏期胎头下降不明显，活跃期下降加快，平均每小时下降 0.86cm，可作为估计分娩难易的有效指标。

（8）安置孕妇于舒适体位，向孕妇交代注意事项。

（9）整理用物。

【操作流程】

着装整齐→评估孕妇→备齐用物→核对、解释→孕妇取仰卧位→技术操作→记录在坐标图上→绘制产程图→安置孕妇→告知注意事项→整理用物。

【注意事项】

（1）怀疑或诊断前置胎盘者禁止做肛诊或阴道检查。

（2）有阴道出血者禁止做肛诊或阴道检查。

（3）临产后应适时在宫缩时进行肛查，次数不应过多。临产初期隔 2~4 小时查 1 次，经产妇或宫缩频者间隔应缩短，总产程<10 次。

（4）阴道检查严格执行无菌操作原则，防止感染。

（5）检查结果应及时准确地画在产程图上，以指导产程的处理。

九、接生的护理技术操作规范

【目的】

使胎儿安全娩出，保护会阴，避免胎儿娩出时产妇会阴严重裂伤。

【评估】

孕妇、胎儿情况，监测孕妇血压、呼吸、脉搏、宫缩；监测胎儿胎心率、胎动；评估孕妇的膀胱充盈、会阴体的弹性及皮肤情况。

【用物准备】

（1）物品准备：产包、新生儿复苏辐射台、复苏器、大小面罩、各种型号气管插管、吸引器、吸痰管、新生儿喉镜、氧气、注射器。

(2) 药品准备：肾上腺素、生理盐水、纳洛酮、缩宫素、维生素 K–。

【操作步骤】

(1) 工作人员衣帽整洁，佩戴胸牌，洗手，戴口罩。

(2) 备齐用物。

(3) 协备用物至床前，核对孕妇的姓名、床号，向孕妇解释操作目的，以取得合作。

(4) 指导孕妇正确屏气，当子宫收缩时，先深吸一口气，然后闭上嘴随子宫收缩如排便样向下屏气用力，以加速产程进展；当子宫收缩的间歇期，全身肌肉放松，安静休息。医务人员应及时给予产妇鼓励以增强信心。

(5) 当初产妇宫口开全、经产妇宫口开大 3~4cm 时，应做好接生的准备工作，如调整床角度、产时会阴冲洗消毒。接生人员按无菌操作常规刷手消毒，助手协助打开产包，接生者铺产台准备接生。

(6) 接生者协助胎头俯屈，在胎头拨露时，右手持一接生巾保护会阴，左手在子宫收缩时协助胎头俯屈，用力适度，使胎头以最小径线（枕下前囟径）在子宫收缩间歇期缓慢地通过阴道口以避免会阴严重裂伤。胎头娩出后，右手仍应保护会阴，不要急于娩出胎肩，先用左手自胎儿鼻根部向下挤压，挤出口、鼻内的黏液和羊水，挤压用力要适度。然后协助胎头外旋转，使胎儿双肩径与骨盆出口前后径相一致。左手将胎儿颈部向下压，使前肩自耻骨弓下先娩出，继之再托胎儿颈部向上使后肩从会阴体前缘缓慢娩出。双肩娩出后，保护会阴的右手方可松开，将接生巾压向产妇臀下，防止接生巾污染其他用物，最后双手协助胎体及下肢以侧位娩出，将新生儿轻柔放在产台上。在距脐根部 15~20cm 处，用两把止血钳夹住脐带，在两钳之间剪断脐带。将计血器垫于产妇臀下计量出血量。

(7) 新生儿护理

①置新生儿仰卧位于辐射台上，迅速擦干新生儿身上的羊水和血迹，撤掉湿巾，呈头稍后仰位。注意新生儿保暖。用吸痰管清除新生儿口、鼻腔的黏液和羊水，以免吸入肺内。当呼吸道黏液和羊水已吸净而仍无哭声时，可用手触摸新生儿背部或轻弹足底以诱发呼吸。新生儿大声啼哭，表示呼吸道已畅通。

②用 2.5% 碘酊消毒脐带根部周围，直径约 5cm，以脐轮为中心向上消毒约 5cm。用 75% 乙醇脱碘 2 遍，注意将碘脱净，在距脐根部 1cm 处用止血钳夹住并在止血钳上方剪断脐带，将气门芯套在距脐带根部 0.5cm 处。用 0.5% 碘酊消毒脐带断端，注意药液不可触及新生儿皮肤以免灼伤，以无菌纱布包好，外套止血带圈。将新生儿托起，让产妇看清性别交给台下护士。

③为新生儿测量体重、身长，做全身初步检查，了解有无产伤、畸形等，检查后记录。在新生儿记录单上按左足印，右手带腕条，写明母亲姓名、新生儿性别、出生时间，肌内注射维生素 K1。处理时注意保暖。

④新生儿娩出后 30 分钟内，尽早与母亲进行皮肤接触 30 分钟以上，以增进母

子间的感情，促进母乳喂养成功。

（8）第三产程的处理

①判断胎盘剥离征象，如胎盘已剥离，助手可轻压产妇子宫底，接生者一手轻轻牵拉脐带使胎盘娩出。当胎盘娩出至阴道口时，接生者用双手握住胎盘向同一方向旋转，同时缓缓向外迁拉，协助胎膜完整剥离排出。如在排出过程中，发现胎膜部分断裂，可用止血钳将断裂上端的胎膜全部夹住，再继续向原方向旋转，直至胎膜完全排出，胎盘胎膜完全娩出后，立即静脉或肌内注射缩宫素 10U，按摩子宫刺激其收缩，减少出血。在按摩子宫的同时注意观察阴道出血量。

②将胎盘铺平，用纱布将母体面的血块轻轻擦掉，观察胎盘母体面有无缺损，并测量缺损面积，母体面检查完毕后将胎盘提起，检查胎膜是否完整，仔细检查胎儿面边缘有无断裂血管，以便及时发现副胎盘，如有副胎盘、部分胎盘或大块胎膜残留时应报告医师酌情处理。测量胎盘大小和脐带长度，检查脐带内血管。

③胎盘娩出后，用无菌纱布擦净外阴血迹。仔细检查会阴、小阴唇内侧、尿道口周围、阴道壁及宫颈有无裂伤。如有裂伤，应立即按解剖结构缝合。

（9）安置产妇于舒适体位。

（10）整理用物，清洗消毒器械。

（11）产妇在分娩室观察 1~2 小时，母婴无异常送回母婴同室，通知病房护士。

【操作流程】

着装整齐→评估孕妇→备齐用物→核对、解释→技术操作→安置产妇→整理用物→消毒器械→送回母婴同室→通知病房护士。

【注意事项】

（1）严密观察产程、监测胎心，发现异常报告医师。

（2）严格执行无菌操作原则，防止产褥感染；保护会阴，避免会阴裂伤。

（3）处理脐带，注意药液不可触及新生儿皮肤以免灼伤；注意新生儿的保暖。

（4）检查胎盘、胎膜是否完整，防止残留；加强孕、产妇监护，防止坠床。

十、人工剥离胎盘护理技术操作规范

【目的】

用手剥离并取出滞留于子宫腔内的胎盘。

【评估】

产妇的全身情况；子宫收缩、阴道出血情况；胎盘滞留的原因。

【用物准备】

灭菌手套、手术衣、消毒棉球。

【操作步骤】

（1）工作人员衣帽整洁，洗手，戴口罩，佩戴胸牌。

（2）备齐用物。

（3）协备用物至床前，核对患者的姓名、床号，向孕妇解释操作目的，以取得合作。

（4）取膀胱截石位，外阴重新消毒，术者更换手术衣及手套。

（5）一手置于腹部宫底部，另一手沿脐带伸入宫腔，摸到胎盘边缘，掌面向胎盘的母体面，以手掌的尺侧缘慢慢将胎盘自宫壁分离，等全部胎盘剥离后，握住胎盘并将胎盘娩出。

（6）安置产妇于舒适体位，向产妇交代注意事项。

（7）整理用物。

【操作流程】

着装整齐→评估患者→备齐用物→核对、解释→取膀胱截石位→技术操作→安置产妇→告知注意事项→整理用物。

【注意事项】

（1）操作应轻柔，切忌强行剥离或用手抓挖宫腔，以免损伤子宫。

（2）检查胎盘、胎膜是否完整。

（3）术后注意观察有无发热、阴道分泌物异常等特征，必要时按医嘱给予抗生素。

十一、会阴切开缝合护理技术操作规范

【目的】

避免会阴严重裂伤，避免早产儿在产道内压迫过久，产妇有并发症时缩短第二产程。

【评估】

孕妇的全身状况、子宫收缩、胎儿情况；会阴体的弹性及高度。

【用物准备】

侧切缝合包内有包布1块、接生巾1块，侧切剪刀1把、线剪1把、持针器1把、有齿小镊子1把、止血钳2把、纱布5块，肠线、丝线，20毫升注射器、7号长针，碘附。

【操作步骤】

（1）工作人员衣帽整洁，洗手，戴口罩，佩戴胸牌。

（2）备齐用物。

（3）核对孕妇的床号、姓名，向孕妇解释操作目的，以取得合作。

（4）取膀胱截石位，外阴重新消毒，会阴侧斜切开术。

①麻醉：阴部神经阻滞及局部浸润麻醉。术者左手指在阴道内触及左坐骨棘作引导，右手持内有 1% 利多卡因的注射器，在左坐骨结节内侧向坐骨棘下方刺入，经回抽无血后注药 10ml，做阴部神经阻滞麻醉，然后边退针边注药 5~10ml，做扇形局部浸润麻醉。

②切开：术者左手中、示指伸入胎先露与阴道侧后壁之间，右手持会阴切开剪自会阴后联合处斜向左下方与正中线呈 45°，一次剪开皮肤和阴道黏膜，一般长 3~4cm。

缝合：用 0 号铬制肠线缝合阴道黏膜、肌层及皮下组织，最后 4 号丝线缝合皮肤。

（5）安置孕妇于舒适体位，向孕妇交代注意事项。

（6）整理用物；清洗消毒器械。

【操作流程】

着装整齐→评估孕妇→备齐用物→核对、解释→取膀胱截石位→技术操作→安置孕妇→告知注意事项→整理用物→清洗消毒器械。

【注意事项】

（1）常规做肛门检查，如有肠线穿过直肠黏膜，应立即拆除重新缝合。

（2）伤 IEI 要对称缝合，勿留无效腔。

（3）出血点应予结扎。

（4）嘱产妇保持外阴清洁，尽量采取右侧卧位。

第三节 新生儿护理技术操作规范

一、新生儿评分护理技术操作规范

【目的】

判断有无新生儿窒息及窒息的严重程度。

【评估】

新生儿的心率、呼吸、肌张力、喉反射及皮肤颜色。

【用物准备】

钟表 1 只、听诊器 1 个、清洁毛巾。

【操作步骤】

（1）工作人员衣帽整洁、洗手、戴口罩，佩戴胸牌。

（2）备齐用物。

（3）预热红外线辐射保温台（新生儿出生前）。

（4）新生儿出生后立即用毛巾擦干全身的羊水，防止蒸发散热，吸出口鼻腔的痰液及羊水，也提供轻微刺激，同时根据新生儿的心率、呼吸、肌张力、喉反射及皮肤颜色等按阿氏评分法进行第 1 次评分。

（5）阿氏评分五项分数相加，每项 0~2 分，总分为 10 分。8~10 分属正常新生儿；4~7 分属轻度窒息，需清理呼吸道、人工呼吸、吸氧等处理；0~3 分属重度窒息，需紧急抢救，行喉镜在直视下气管内插管并吸氧。5 分钟后再作第二次评分。

（6）如新生儿情况不好，第 2 次评分后每 5 分钟评分 1 次，同时做好监护和抢救。

【操作流程】

着装整齐→评估新生儿→备齐用物→预热保温台→出生后用毛巾擦干全身的羊水→清理呼吸道→第 1 次评分→第 2 次评分→以后每 5 分钟评分 1 次→做好监护和抢救。

【注意事项】

（1）调至适宜温度，避免新生儿的热量散失。

（2）表有秒针以便计算。

（3）正确评估新生儿，处于抢救状态；新生儿评分与监护抢救同时进行。

二、新生儿复苏护理技术操作规范

【目的】

保持气道畅通，建立呼吸，维持正常循环。

【评估】

新生儿的呼吸、心率和皮肤颜色。

【用物准备】

（1）药品准备：肾上腺素、纳洛酮、注射用水等急救药品。

（2）物品准备：基础治疗盘、氧气、新生儿面罩气囊复苏器、低压吸引器，各种型号的气管插管、吸痰器、新生儿喉镜、垫巾、胶布、剪刀、胃管。

【操作步骤】

（1）工作人员衣帽整洁，洗手、戴口罩，佩戴胸牌。

（2）备齐用物。

（3）预热红外线辐射保温台（新生儿出生前）。

（4）新生儿的复苏应遵循 ABC 方案，其步骤如下。

①建立畅通的气道：a.摆好复苏的体位。置新生儿于辐射热源保温区，擦干身

上的羊水、血迹，撤去湿巾。新生儿仰卧、肩部垫高 2~3cm，呈轻微颈伸仰位，使呼吸道畅通。b.吸净口腔、鼻腔的黏液。吸口腔黏液时，应注意吸引时间不超过 10 秒，压力要适度，吸管插入深度要适当。使用机械吸痰时，应控制吸引压力即吸管闭合时负压不超过 100mmHg。c.必要时协助医生气管插管以保证气道畅通。气管插管的指征：需长时间正压给氧人工呼吸、用气囊面罩复苏器人工呼吸无效、需要气管内吸痰及可疑膈疝者。

②诱发呼吸.a.对新生儿进行触觉刺激，以帮助建立呼吸。若新生儿无自主呼吸，进行触觉刺激（采用轻弹足底或摩擦背部）能刺激呼吸出现。b.必要时正压人工呼吸，可用面罩气囊或气管插管正压给氧。正压给氧的两项指征是无呼吸或仅喘和心率<100/min。正压给氧的操作是检查复苏气囊并接上氧气，选择大小合适的面罩接在气囊上。将面罩置于病儿面部形成密闭，即给 100%浓度氧气正压 15~30 秒的人工呼吸，频率为每分钟 40~60 次，手指压与放时间比为 1:1.5，首次呼吸所需压力为 30~40cmH_2O，以后为 20cmH_2O。

③维持循环：a.胸外按压的指征为 100%浓度氧加压呼吸 15~30 秒后，心率少于每分钟 60 次或每分钟 60~80 次且无上升趋势。胸外按压有两种方法。一是双指法，用一手的中指和示指或中指与环指的指尖压迫胸骨，没硬垫时用另一只手支撑病儿背部。二是拇指法，用双手拇指压迫胸骨下 1/3 处，双手环绕患儿胸廓，其余手指支撑患儿背部。压迫深度应为 l.3~1.8cm,速度应为每分钟 120 次，每按压 3 次行人工呼吸 1 次。b.遵医嘱使用药物。

（5）术后观察新生儿体温、呼吸、心率、尿量及皮肤颜色，发现异常及时报告医师。

（6）整理用物；清洗消毒器械。

【操作流程】

着装整齐→评估新生儿→备齐用物→预热保温台→复苏技术操作→术后评估→整理用物。

【注意事项】

（1）面罩正压给氧时，面罩型号一定要正确，面罩过大可能损伤眼睛，过小则不能遮盖口鼻。

（2）正压给氧 2 分钟以上者需插胃管，避免气体过多进入胃内，引起腹胀。

三、新生儿沐浴护理技术操作规范

【目的】

保持新生儿皮肤清洁、舒适、避免感染。

【评估】

新生儿全身情况，皮肤污染程度。

【用物准备】

备好新生儿衣服、尿布、柔软易吸水的大毛巾、无刺激性浴液、消毒棉签、无菌纱布，婴儿爽身粉、75%乙醇、一次性塑料布等。

【操作步骤】

（1）工作人员衣帽整洁，佩戴胸牌，洗手，修剪指甲，戴口罩。

（2）备齐用物。

（3）室温应调节在26~28℃，沐浴水温在38~42℃。沐浴以流动的水为宜。

（4）铺设大毛巾，解开新生儿包被，检查腕条。核对新生儿性别、产妇姓名、床号，脱去其衣服、尿布。

（5）用手腕内侧或手被测水温，铺塑料布于沐浴床并温热。

（6）以左前臂托住新生儿背部，左手托住其头部，将婴儿下肢夹在左腋下，移至沐浴池，先洗净脸部，将婴儿头枕在左手腕上，用拇指和中指捏住新生儿双耳（防止水流入耳孔），然后依次洗头、颈、腋下、上肢、手、躯干、下肢，最后洗腹股沟、臀部及外生殖器，注意洗净皮肤皱褶处，然后用温水冲洗干净。洗腹部时应避免沾湿脐部。

（7）将新生儿抱至处置台上，用大毛巾沾干全身，脐带用75%乙醇棉签擦拭，在颈部、腋下、腹股沟处撒少量爽身粉。穿衣服、包尿布。

（8）查对腕条、床头卡、放回婴儿床。

（9）送回母婴同室，核对产妇姓名、床号，向家属交代注意事项。

（10）整理用物。

【操作流程】

着装整齐→评估新生儿→准备用物→察看沐浴环境→核对→技术操作→告知注意事项→整理用物。

【注意事项】

（1）动作轻柔、敏捷，注意保暖，防止新生儿受凉及损伤。

（2）沐浴时勿使水进入耳、鼻、口、眼内。

（3）洗浴时应在新生儿吃奶后1小时，沐浴露不要直接倒在新生儿皮肤上。

（4）洗浴时应注意观察新生儿全身情况，发现异常情况及时处理并报告医师。

（5）颈下撒爽身粉时要用手掌遮盖新生儿口鼻，防止粉末吸入呼吸道。

（6）腕条脱落应及时补上。

（7）保持室温、水温恒定，沐浴环境必须舒适、无风无尘。

四、新生儿游泳护理技术操作规范

【目的】

有利于新生儿胎粪早排除；加快新生儿生理性黄疸早消退；能加快新生儿免疫系统的完善，提高免疫力；能促进新生儿神经系统的发育，增加新生儿应激力；能增加对食物的吸收，使新生儿体重增加。

【评估】

新生儿全身情况，脐带有无红肿、渗液、结痂等；皮肤有无损伤、皮疹。

【用物准备】

水池（水温适宜37~38℃）、一次性水袋、泳圈、脐带防水贴、水温表、基础治疗盘。

【操作步骤】

（1）工作人员衣帽整洁，佩戴胸牌，洗手，戴口罩。

（2）备齐用物。

（3）调节室温、室内环境。

（4）核对产妇、新生儿姓名，向新生儿家属解释游泳的目的，以取得配合。

（5）放一次性水袋于池中，加温水测量水温。

（6）测量婴儿颈围，选择适当的泳圈，检查泳圈有无破损，气囊充气。

（7）脐部贴好脐带防水贴，将泳圈从前到后套入新生儿颈部，扣好双重保险粘贴。

（8）将新生儿逐渐缓慢放入水中，医务人员协助新生儿肢体伸展活动，并给予轻柔抚触。游泳时间在10~20分钟。

（9）一手托住新生儿颈部，一手抓住新生儿双腿离开水池，在工作台上取下泳圈，擦干身体，取下护脐贴，消毒脐部，穿衣。

（10）查对腕条、床头卡、放回婴儿床。

（11）送回母婴同室，核对产妇姓名、床号，向家属交代注意事项。

（12）整理用物。

【操作流程】

着装整齐→评估新生儿→备齐用物→核对、解释→调节室温→准备水池→测水温→技术操作→查对腕条→送回新生儿→整理用物。

【注意事项】

（1）室内清洁温馨，温度适宜（28℃），水温适宜（37~38℃）。

（2）气囊充气不宜过饱（90%）；动作轻柔，防水贴无皱褶，泳圈进行安全监测，保险粘贴牢固。

（3）注意保暖，防止受凉；医护人员应始终在旁呵护，新生儿头部在水面之上。

五、臀部护理技术操作规范

【目的】

保持新生儿臀部清洁、舒适，避免发生红臀、溃疡或皮疹。

【评估】

新生儿有无红臀、溃疡或皮疹；臀部的清洁度。

【用物准备】

尿布1块、小毛巾1块、护臀霜或鞣酸软膏。

【操作步骤】

（1）工作人员衣帽整洁，佩戴胸牌，洗手，戴口罩。
（2）备齐用物。
（3）核对新生儿腕条，向家属解释操作的目的，以取得配合。
（4）排尿后撤去尿布，用湿纸巾擦净会阴部及臀部，更换清洁尿布。
（5）排粪后用温水清洁臀部，小毛巾蘸干，涂护臀霜，更换清洁尿布。
（6）协助新生儿取舒适体位。
（7）向家属交代注意事项。
（8）整理用物。

【操作流程】

着装整齐→评估新生儿→备齐用物→核对、解释→技术操作→告知注意事项→整理用物。

【注意事项】

动作轻柔，敏捷，注意保暖，尿布松紧大小适当。

六、卡介苗接种护理技术操作规范

【目的】

通过人工自动免疫产生抗体，防止结核杆菌感染。

【评估】

新生儿全身状态，有无发热；接种部位有无损伤、皮疹。

【用物准备】

基础治疗盘1个、卡介苗专用注射器、卡介苗及缓冲液、卡介苗接种卡片。

【操作步骤】

（1）工作人员衣帽整洁，佩戴胸牌，洗手，戴口罩。
（2）备齐用物。

（3）严格掌握接种指征。

（4）核对、检查药液及卡介苗专用注射用水，无菌开启药瓶，注入注射用水。

（5）抽吸药液。

（6）核对新生儿腕条、床头卡，向家属解释操作的目的，以取得配合。

（7）取右侧卧位，暴露左上臂三角肌，75%乙醇消毒待干，左手绷紧皮肤，右手持针呈10°~15°刺入，皮内注射，顺时针方向旋转针头45°拔针。

（8）再次核对药液。

（9）整理新生儿衣物，再次核对腕条及床头卡。

（10）填写卡介苗接种登记卡（三联单）。

（11）向家长交代注意事项及可能出现的反应。

（12）对接种后废弃的注射器及安瓿要正确妥善处理。

【操作流程】

着装整齐→评估新生儿→备齐用物→核对、解释→技术操作→核对腕条及床头卡→告知注意事项→用物处理。

【注意事项】

（1）注射前核对卡介苗品名、剂量、批号和有效期，接种前需先振荡菌苗使之均匀，吸入注射器内也应随时摇匀，如发现有不可摇散的颗粒、药瓶有破漏、瓶签不清楚以及菌苗过期等情况都应废弃。接种时注意记录批号。

（2）卡介苗是活菌苗，应保存在冰箱内（2~8℃）。

（3）卡介苗为低毒性活结核杆菌，多余菌苗应放入医用垃圾袋内。

（4）注射部位不宜过深，局部呈皮丘、变白为宜。

（5）安瓿打开后应在1小时内用完，不可在阳光下接种，否则影响效果。

（6）1个月接种不同疫苗时，不可在同一侧肢体接种。

七、乙肝疫苗接种护理技术操作规范

【目的】

通过人工自动免疫，使新生儿体内产生抗体，防止乙肝病毒感染。

【评估】

新生儿全身状态，有无发热；接种部位有无损伤、皮疹。

【用物准备】

基础治疗盘1个、乙肝疫苗专用注射器、乙肝疫苗接种卡片、乙肝疫苗。

【操作步骤】

（1）工作人员衣帽整洁，佩戴胸牌，洗手，戴口罩。

（2）备齐用物。

（3）严格掌握接种指征，核对新生儿出生时间，有无禁忌证。

（4）自冰箱内取出乙肝疫苗，检查有效期，充分摇匀，无菌开启安瓿，使用乙肝疫苗专用注射器抽吸疫苗。

（5）核对新生儿腕条、床头卡，向家属解释操作的目的，以取得配合。

（6）取左侧卧位，暴露新生儿右臂三角肌，皮肤常规消毒待干。

（7）左手绷紧皮肤，右手持注射器与皮肤呈 70°~90°，快速刺入针头的 2/3，固定针管放松皮肤，回抽无血后注入疫苗。快速拔出针头，用消毒干棉球按压针眼部位。

（8）再次核对药液。

（9）整理新生儿衣物，再次核对腕条及床头卡。

（10）填写乙肝疫苗接种登记卡（三联单）。

（11）向家长交代注意事项及可能出现的反应。

（12）正确妥善处理用物。

【操作流程】

着装整齐→评估新生儿→备齐用物→技术操作→核对腕条及床头卡→告知注意事项→整理用物。

【注意事项】

（1）出生后 24 小时内注射乙肝疫苗。

（2）新生儿体重<2 500g，暂不接种，待体重增长到 2 500g 后到指定医院补种。

（3）无论产妇是否感染乙肝病毒，新生儿均注射 10μg 乙肝疫苗。

（张静　高海艳　宋丽华　李孟）

第十一章 五官科护理技术操作规范

第一节 眼科护理技术操作规范

一、视力检查护理技术操作规范

【目的】
检查患者的视力情况，以便更好地观察病情进展及时对患者进行治疗。

【评估】
评估患者视力情况如有无散瞳、应用药物及佩戴眼镜情况等。

【用物准备】
眼罩、视力表、方凳、视杆、纸、笔。

【操作步骤】
(1) 衣帽整齐，佩戴胸牌，洗手，戴口罩。
(2) 准备用物。
(3) 核对床号、姓名、眼别。
(4) 向患者解释检查目的，并讲解检查方法及配合方式，取得患者的配合。
(5) 协助患者取坐位或立位，用眼罩遮盖一侧眼镜，顺序先右后左，嘱咐患者勿用手压迫眼球。
(6) 根据患者情况选择合适的检查距离，平面镜反射检查距离缩短一半。
(7) 在检查时从上至下，把能辨认的最小视标一行的字号记录下来。
(8) 记录测试数值，整理用物。

【操作流程】
着装整齐→评估→准备用物→核对患者→解释→技术操作→记录数值→整理用物。

【注意事项】
(1) 视力表高度 1.0 行视标应与被检查眼在同一水平线。
(2) 检查距离为 5m。

（3）先右眼，后左眼。先查裸眼视力，后查矫正视力。每个视标分辨时间不得超过 2~3 秒。检查时不能眯眼。

（4）检查过程中勿压迫眼球，以免造成视物模糊，影响结果。

二、眼压测量护理技术操作规范

【目的】

眼科常用的辅助检查方法。

【评估】

患者病情，角膜情况，有无传染性眼病。

【用物准备】

眼压计、表面麻醉药（0.4%盐酸奥布卡因）、氯霉素眼药水、记录单、笔。

【操作步骤】

（1）衣帽整齐，佩戴胸牌，洗手，戴口罩。

（2）准备用物。

（3）核对床号、姓名及眼别。

（4）向患者解释检查目的，并讲解检查方法及配合方式，取得患者的配合。

（5）指测法：嘱被检者自然向下注视，检查者双手的示指尖置于一眼的上睑上方，中指和无名指固定于前额部做支撑，两个示指通过眼睑交替对眼球的巩膜轻轻施加压力，以巩膜的弹性张力估计眼压的高低。

（6）眼压计测量法：测量前将眼压计垂直放置于校准台上，校准指针为"0"。协助患者取仰卧位，用表面麻醉药做结膜囊表面麻醉 2~3 次，观察药物反应。用75%乙醇消毒眼压计底板，并用消毒棉擦干。嘱患者双眼向正上方注视一固定目标，或注视自己的手指，使角膜保持水平正中位置。检查者以左手拇、示指轻轻分开眼睑，并将其固定于上、下眶缘。右手持眼压计垂直地轻放在角膜中央，轻轻放下砝码托架，避免对眼压计施加任何压力。同时观察眼压计指针所批示的刻度，然后提起眼压计。如指针所指示刻度小，应依次加 7.5、10.0 或 15.0 砝码重新测量，直至指针所示刻度在 3~7 范围为止。所测数据以分数式记录，分子示砝码质量，分母为刻度指数，然后查表换算实际压力。

（7）测量后滴入氯霉素眼药水。

（8）整理用物，擦干眼压计备用。

（9）洗手，记录。

【操作流程】

着装整齐→评估→准备用物→核对患者→解释→测量眼压→滴入眼药水→整理用物→洗手→记录。

【注意事项】

(1) 测眼压时动作要轻柔，避免对眼球施加任何压力而影响结果。

(2) 测量眼压时眼压计应垂直轻放和移开，避免自身阻力。

(3) 测量后避免揉眼，防止角膜损伤。

(4) 结膜囊滴抗生素眼药水，防止感染。

(5) 眼压计放置在角膜时间不宜过长，连续测量不宜超过 3 次。

(6) 有角膜伤口或传染性结膜炎的患者勿测眼压。

三、眼部备皮护理技术操作规范

【目的】

眼科各种内眼、外眼手术前常规准备。

【评估】

患者病情，眼部情况、有无传染性眼病。

【用物准备】

治疗盘内放眼科剪刀、治疗巾、0.5%红霉素眼药膏、棉签、弯盘、纱布。

【操作步骤】

(1) 衣帽整齐，佩戴胸牌，洗手，戴口罩。

(2) 准备用物。

(3) 核对床号、姓名、眼别及手术部位。

(4) 向患者解释操作目的，备皮的范围等，并讲解操作方法及配合方式，取得患者的配合。

(5) 根据手术方式选择、暴露备皮部位：内眼手术，剪除患侧上下眼睑睫毛；外眼手术，剪除患侧上下眼睑睫毛以及眉毛、鬓角。

(6) 再次核对患者床号、姓名、眼别及手术部位。

(7) 剪睫毛方法：垫治疗巾于枕下，协助患者取平卧位，护士站于患者床头。

(8) 用棉签蘸取红霉素眼膏涂于眼科剪刀刀刃上，沿上下睑缘剪除睫毛至根部。操作中指导患者放松，勿做眨眼动作。

(9) 操作后清理留在上下睑缘的睫毛，避免落入患者眼内。

(10) 备皮后用无菌纱布遮盖术眼。

(11) 安置患者。

(12) 整理用物，按规定处理用物。

(13) 洗手，记录。

【操作流程】

着装整齐→评估→准备用物→核对患者→解释→患者取平卧位→剪睫毛→整理

用物→洗手→记录。

【注意事项】

(1) 操作中严格执行"三查八对"。

(2) 操作时动作轻柔、避免损伤局部皮肤。

(3) 操作后用无菌纱布覆盖，保持清洁。

四、泪道冲洗护理技术操作规范

【目的】

(1) 检查泪道是否通畅。

(2) 内眼手术或泪道手术前常规准备。

(3) 从泪道注入药物治疗慢性泪囊炎。

【评估】

患者病情及泪道情况。

【用物准备】

泪道冲洗针头，一次性注射器 5ml、泪点扩张器、生理盐水或氯霉素眼药水、纱布、表面麻醉药（0.4%盐酸奥布卡因）。

【操作步骤】

(1) 衣帽整齐，佩戴胸牌，洗手，戴口罩。

(2) 准备用物。

(3) 核对床号、姓名、眼别。

(4) 向患者解释操作目的，并讲解操作方法及配合方式，取得患者的配合。

(5) 再次核对床号、姓名、眼别。

(6) 患者取仰卧位，护士站在患者头侧，向结膜囊内滴入表面麻醉药（0.4%盐酸奥布卡因）共 2~3 次，每次间隔 3 分钟。用左手拇指轻轻向下拉开下睑内眦部，充分暴露下泪小点。

(7) 右手持含有冲洗液的注射器，将前端的冲洗针头垂直睑缘插入下泪小点 1mm，然后转水平进入下泪小管，注入冲洗液，边注射边询问患者眼中有无液体流入，并观察液体有无反流、回流，以及有无脓液冲出。

(8) 冲洗完毕，用纱布擦干眼部。

(9) 安置患者，整理用物，按规定处理用物。

(10) 洗手，记录。

【操作流程】

着装整齐→评估→准备用物→核对患者→解释→患者取平卧位→再次核对→麻

醉→冲洗→整理用物→洗手→记录。

【注意事项】

(1) 操作前向患者做好解释工作，以取得合作。

(2) 泪点狭窄者，先用泪点扩张器扩张泪点再进行冲洗。

(3) 要按泪道走行方向进针，避免形成假道。

(4) 注水时不能过分加压，避免组织水肿。

(5) 操作时要谨慎、细心，若进针遇阻力不可强行推进，以免损伤泪道。

五、结膜下注射护理技术操作规范

【目的】

(1) 取角膜异物后或手术后预防感染。

(2) 眼球手术的局部浸润麻醉。

【评估】

患者病情及眼部情况。

【用物准备】

棉签、一次性注射器（2.5ml）、表面麻醉药（0.4%盐酸奥布卡因）、抗生素眼药水、眼罩或纱布、胶布。

【操作步骤】

(1) 衣帽整齐，佩戴胸牌，洗手，戴口罩。

(2) 准备用物。

(3) 核对床号、姓名、眼别、注射液。

(4) 向患者解释操作目的，并讲解操作方法及配合方式，取得患者的配合。

(5) 再次核对患者床号、姓名、眼别、注射液。

(6) 患者取坐位或仰卧位，站在患者对面或头侧，向结膜囊内滴入表面麻醉药2~3次，每次间隔3分钟。

(7) 左手示指与拇指分开上下睑，嘱患者向注射部位相反的方向注视，将针头在角膜缘后5mm处，避开血管，倾斜刺入球结膜下，进针角度与眼球表面呈10°~15°，缓缓将药液注入，此时可见球结膜呈鱼泡样隆起。刺入时应无阻力，如刺入时阻力大，可能是碰到巩膜，应拔出、重新刺入。

(8) 注射完毕，拔出针头。遵医嘱眼部用药，盖眼罩或纱布覆盖。

(9) 遵医嘱取下眼罩或打开纱布，按时用药。

(10) 协助患者取舒适卧位。

(11) 整理用物，按规定处理用物。

(12) 洗手，记录。

【操作流程】

着装整齐→评估→准备用物→核对患者→解释→患者取平卧位→再次核对→麻醉→注射→整理用物→洗手→记录。

【注意事项】

（1）注射时嘱患者应向任一方向注视不动，以防发生意外。

（2）注射针头不可垂直于眼球，以免刺入眼内。

（3）注射时要避开血管，并经常更换部位，以免形成粘连。

（4）每次注射量一般不超过 1ml。

第二节　耳鼻喉科护理技术操作规范

一、咽喉部喷雾护理技术操作规范

【目的】

检查前的咽喉部麻醉；局部用药。

【评估】

患者病情、咽喉部情况及心理状态。

【用物准备】

喷雾器，压舌板、额镜、立灯、间接喉镜、药液。

【操作步骤】

（1）衣帽整齐，佩戴胸牌，洗手，戴口罩。

（2）准备用物。

（3）核对床号、姓名、药液。

（4）向患者解释操作目的，并讲解操作方法及配合方式，取得患者的配合。

（5）再次核对患者床号、姓名、药液。

（6）戴额镜。

（7）协助患者取坐位，嘱患者张口，用压舌板压低舌面，观察口腔有无溃疡、感染出血等。

（8）嘱患者发"'啊'的长音，取喷雾器自上而下对准腭垂、软腭、咽后壁、舌根，再从右到左或从左到右对准腭扁桃体、咽喉壁、腭咽弓、腭舌弓反复喷药3~4次，将喷雾器头弯折向下，嘱患者伸舌，用纱布包裹舌前1/3处，将舌拉出，张口深呼吸时将喷雾器弯头对准咽喉部，喷入药物，喷头勿触及咽部，以免引起患者恶心。观察患者反应，嘱其将药物吐出。

(9) 整理用物，安置患者取舒适体位。

(10) 洗手，记录。

【操作流程】

着装整齐→评估→准备用物→核对患者→解释→再次核对→技术操作→整理用物→洗手→记录。

【注意事项】

(1) 喷药时喷头勿触及患者咽部，以免引起恶心。

(2) 喷药后 2 小时内禁食水，以免引起呛咳。

二、外耳道滴药护理技术操作规范

【目的】

消炎、止痛、局部用药。

【评估】

患者病情、生命体征及外耳道情况。

【用物准备】

治疗盘 1 个，治疗巾、棉签、无菌小棉球、滴耳药液、3%过氧化氢溶液、生理盐水。

【操作步骤】

(1) 衣帽整齐，佩戴胸牌，洗手，戴口罩。

(2) 准备用物。

(3) 核对患者床号、姓名、耳别及药水。

(4) 向患者解释操作目的，并讲解操作方法及配合方式，取得患者的配合。

(5) 再次核对患者床号、姓名、耳别及药水。

(6) 嘱患者取侧卧位，头部垫治疗巾，头偏向健侧，患耳朝上。

(7) 用生理盐水棉签擦拭外耳道内的分泌物。必要时用 3%过氧化氢擦拭，擦干。

(8) 轻拉耳郭，充分暴露外耳道。

(9) 将药液顺外耳道后壁缓慢滴入药液 3~5 滴后，轻压耳屏，使药液充分进入中耳腔，将小棉球塞人外耳道，避免药液流出而影响药效。

(10) 嘱患者保持原体位 3~5 分钟后，坐起，观察反应。

(11) 整理用物，安置患者取舒适体位；洗手，记录。

【操作流程】

着装整齐→评估→准备用物→核对患者→解释→再次核对→患者取侧卧位→擦

拭外耳道→滴药→整理用物→洗手→记录。

【注意事项】

（1）药液温度要与体温接近，否则可刺激内耳引起眩晕等症状。

（2）滴药时，小儿应将耳郭向后下方牵拉，成年人则向后上方牵拉。

（高海艳 时均梅 孙会）

第十二章　急诊、急救护理技术操作规范

第一节　院前急救护理技术操作规范

一、简易呼吸器使用技术操作规范

【目的】

（1）保持呼吸道通畅，改善通气功能。

（2）对于呼吸骤停或呼吸功能严重障碍的患者可代替其自主呼吸。

（3）加压给氧，改善患者低氧血症。

【评估】

患者有无自主呼吸及呼吸形态，呼吸道是否通畅，有无活动性义齿，患者的意识、脉搏、血压情况。

【用物准备】

简易呼吸器、连接管、面罩、氧气装置、纱布、弯盘。

【操作步骤】

（1）着装整齐，佩戴胸牌。

（2）判断患者意识及呼吸，如无意识或无自主呼吸。

（3）呼救。

（4）患者仰卧，去枕，头后仰，清除口腔内可见异物及义齿。

（5）拉开床头使之离墙 40~60cm，摆正头位，操作者站立在患者头顶位置。

（6）连接面罩、储气袋、氧气连接管，接氧气调节氧流量每分钟 8~10L。

（7）将面罩充分罩住患者口鼻，一手固定面罩，采用 "EC" 手法。

（8）用另外一只手按压球体，将气体送入肺内，送气时间为 1 秒，规律地按压球体。

（9）挤压球体：成人每分钟 10~12 次、儿童每分钟 14~20 次、婴儿每分钟 35~40 次，成人每次可吸入 400~600ml 的气体（一般患者 VT5ml/kg，一侧肺切除 VT200~3 00ml）若双手挤压可提供 800 1 000ml 的潮气量。

（10）随时观察应用效果及患者的情况。

(11) 安置患者取舒适体位，整理床单位，清理用物。

(12) 脱手套；洗手，记录。

【操作流程】

着装整齐→评估→准备用物→操作前评估→清理口腔→畅通气道→连接面罩、呼吸囊及氧气→固定面罩→挤压气囊→观察患者情况→整理用物→洗手→记录。

【注意事项】

(1) 选择合适的面罩，鸭嘴阀是否正常，氧气管连接是否结实，接通氧气后氧气袋充分鼓起。

(2) 观察使用简易呼吸器后患者发绀缓解情况。

(3) 使用完毕将简易呼吸器各配件依次拆开，置于2%戊二醛溶液中浸泡0.5~1小时，取出后使用清水冲洗所有配件，储气袋禁止浸泡，用75%乙醇消毒，特殊感染者用环氧己烷熏蒸，消毒后连接好备用。

二、环甲膜穿刺护理技术操作规范

【目的】

在呼吸复苏过程中进行紧急的气道开放，为进一步的救治工作赢得时间。

【评估】

患者的意识状态及呼吸形态。

【用物准备】16号粗针头1~4个、T形管、氧气及氧气连接管、橡胶手套。

【操作步骤】

(1) 着装整齐，佩戴胸牌，洗手，戴口罩。

(2) 准备好用物。

(3) 患者取仰卧位，肩下垫枕，头向后仰。

(4) 消毒穿刺部位皮肤，戴手套。

(5) 用示指触摸甲状软骨与环状软骨之间凹陷的穿刺部位，左手拇指及中指将两侧皮肤绷紧，右手将环甲膜穿刺针垂直刺入，有落空感提示已进入喉腔，如取出针芯有气体冲出，表明穿刺成功。病情危急时，可不做局部麻醉。

(6) 固定针头后连接供氧装置，若气道内有分泌物及时吸出。

(7) 安置患者取舒适体位。

(8) 整理用物，洗手并记录。

【操作流程】

着装整齐→评估→准备用物→患者取仰卧位→技术操作→整理用物→洗手→记录。

【注意事项】

（1）穿刺时要正确定位，垂直进针，防止出血或皮下气肿。

（2）必须回抽有空气，确定针尖在喉腔内才能注射药物。

（3）做好气管切开或气管插管的准备。

三、绷带包扎护理技术操作规范

【目的】

利用最快捷的方法，采取最快的速度，对患者的伤口进行包扎、固定。

【评估】

患者病情、意识状态、受伤部位及伤口情况，根据需要采用合适的包扎材料及包扎方法。

【用物准备】

绷带、三角巾、无菌纱布、丁字带、干净毛巾等。

【操作步骤】

（1）衣帽整齐，佩戴胸牌，洗手，戴口罩。

（2）根据患者受伤情况备齐用物，根据需要采用合适的包扎材料及包扎方法。

（3）核对患者姓名，向患者解释操作目的及方法，取得患者的配合。

（4）协助患者取合适的体位。

（5）伤口要先用无菌纱布盖住。

（6）选择宽窄合适的绷带，右手持绷带，从远心端开始向近心端包扎，先用环形包扎法包扎2~3圈，再根据包扎部位选择合适的包扎方法，如螺旋形包扎法适用于上臂、躯干大腿；螺旋反折包扎法适用于前臂、小腿；八字形包扎法适用于踝关节、腕关节，最后再用环形包扎法包扎2~3圈。

（7）用别针或胶布固定。

（8）安置患者取舒适体位，向患者交代注意事项。

（9）整理用物。

（10）观察患者情况，转送患者。

【操作流程】

着装整齐→评估→准备用物→核对→解释→技术操作→告知注意事项→整理用物→转运。

【注意事项】

（1）根据伤口的大小，以及所处的部位，选择合适的包扎材料及方法，操作轻巧快捷，松紧适宜，牢固可靠。

(2) 包扎后要使肢体保持功能位。

(3) 包扎要松紧适宜，要露出肢体的末端，随时观察血液循环情况，认真交接。

四、止血带止血法护理技术操作规范

【目的】

四肢大动脉出血时通过应用止血带而达到应急止血的目的。

【评估】

患者病情、意识情况、创伤的部位、伤口情况、出血的性质及量等。

【用物准备】

适合上、下肢使用的止血带各 1 条，大、小毛巾数块。

【操作步骤】

(1) 衣帽整齐，佩戴胸牌，洗手，戴口罩。

(2) 根据患者受伤情况备齐用物。

(3) 核对患者，解释操作目的及方法，取得患者的配合。

(4) 将患者安置合适体位。

(5) 用大小合适的毛巾垫于出血肢体上 1/3 处，抬高患肢。

(6) 选择粗细合适的止血带，在靠近伤口近端的地方，打止血带。

(7) 方法：左手捏住止血带短端，以示指、中指置于止血带短头下，右手执止血带长端，将止血带拉直后，以长端压住短端绕 2 圈，左手两指夹住长端皮管，在缠绕的皮管下拉出，起到压迫作用。

(8) 检查止血的效果及肢体远端的动脉搏动情况。

(9) 记录使用日期、时间、部位，做好标记，便于观察。

(10) 整理用物，安置患者于舒适体位。

(11) 观察患者情况，转送患者。

【操作流程】

评估患者→准备工作→核对→解释→安置合适体位→技术操作→记录→整理用物→观察→转运患者。

【注意事项】

(1) 打止血带要注意部位准确、松紧适宜、衬垫加好、标记明显。

(2) 松紧度以达到远端动脉搏动消失、不出血为宜，不要过紧。

(3) 止血带一次限于 1 小时左右，每隔 30~60 分钟松开 1~2 分钟。

第二节 院内急救护理技术操作规范

气管插管术护理配合技术操作规范

【目的】

将气管导管经口腔或鼻腔插入到气管内，借以保持呼吸道畅通，以利于清除呼吸道分泌物，保证有效地通气，为有效给氧、人工正压呼吸及气管内给药提供了条件。

【评估】

患者的意识、呼吸状态及牙齿情况。

【用物准备】

气管插管、咽喉镜、开口器、压舌板、宽胶布、导管芯、牙垫、气囊测压表或5ml注射器、吸引装置、吸痰管、听诊器、简易呼吸器、氧气装置、橡胶手套。

【操作步骤】

(1) 经口明视插管术：为最常用的方法。

①着装整齐，佩戴胸牌，洗手，戴口罩。

②准备用物，评估患者的意识、呼吸状态及牙齿情况。

③核对患者床号、姓名。

④戴手套，用吸痰管吸净患者口鼻分泌物，去除义齿。

⑤选择气管导管，安装好喉镜片，检查电池、灯泡及喉镜各部位。

⑥拉开床头使之离墙有40~60cm，取下床头，用简易呼吸器辅助呼吸，高浓度给氧2~3分钟。

⑦患者取仰卧位，头向后仰，使口、咽和气管基本保持在一条轴线上，可在患者的肩部垫一枕头，使头尽量后仰以利于喉头的充分暴露；操作者站在患者的头顶部。

⑧昏迷或牙关紧闭者，可应用开口器。

⑨用右拇指与示指推开患者下唇及下颌，使嘴张开，左手持喉镜柄，顺右侧舌面插入，压住舌头，挑起，暴露声门。

⑩右手持气管插管，前端对准声门，轻柔地将导管插入气管，插过声门1cm左右，导管插入的同时，迅速抽出导管芯，再将导管端旋转插入2cm左右，将牙垫置于导管一边，移去咽喉镜同时用手固定好导管。

⑪迅速接上简易呼吸器，挤压呼吸囊，观察胸廓是否有起伏并用听诊器听两肺呼吸音是否对称。

⑫若确定已进入气管内，用气囊测压表或5ml注射器向气囊内充气，并测量气

囊压力在绿区范围（18.4~21.8cmH$_2$O）；也可采用最小闭合技术进行测量，方法：注气—听漏气声—再抽气（0.25~0.5ml）—再听漏气声—再注气（0.25~0.5ml）—听不到漏气声为止。

⑬再次用吸痰管清除呼吸道内的分泌物。

⑭妥善固定导管和牙垫，用记号笔在导管上做标记，并用软尺测量气管插管外露长度（门齿到导管末端的距离）。

⑮安置患者取舒适体位。.

⑯整理用物，洗手，记录患者情况及气管插管外露长度。

⑰拍胸部 X 线片，检查气管插管前端在气管内的位置（胸 3~4 椎体之间），如果过深或过浅应重新调整。

（2）经鼻腔明视插管术：操作步骤同经口明视插管术。

【操作流程】

着装整齐→评估→准备用物→核对患者→摆放体位→气管插管技术操作→妥善固定→做标记并测量外露长度→安置病人→整理用物→洗手、记录→拍胸部 X 线片。

【注意事项】

（1）应按置管的目的和患者的不同选择插管方法，若需较长时间置管可选经鼻腔插管，而手术麻醉一般选经口插管。

（2）对经鼻插管者，应先检查鼻腔是否有鼻中隔歪曲异常等，选择通气良好鼻孔。

（3）操作喉镜时，不应以切牙（门齿）为支持点，以防切牙脱落。

（4）对颈短、喉结过高、体胖而难以暴露声门者，可借助手按压喉结、肩部垫高以便清楚暴露声门。

（5）插管时，喉头声门应充分暴露，动作要轻柔、准确而迅速，以防损伤组织，尽量减少患者的缺氧时间以免发生心搏骤停或迷走反射亢进等并发症而产生不良后果。

（6）插管后应立即检查两肺呼吸音是否对称，以确保导管位置正确，防止过深或过浅。导管插入深度一般为鼻尖至耳垂外加 4~5cm（小儿 2~3cm），然后适当固定，以防止引起单侧通气或滑脱。

（7）经口插管留置时间一般不超过 72 小时，鼻插管不超过 1 周。

（8）拔除气管导管时，应注意发生喉头水肿的可能，采取必要的防范措施。

（9）拔管后应观察患者发音情况，必要时给予适当的对症处理。若发现由于杓状关节脱位而导致的发音困难，应及时给予复位。

（10）每 4~8 小时监测气囊压力，并气囊放气 10~15 分钟而后再次注气。进食前监测气囊压力，患者咳嗽时、气道痉挛时不要测压。

第三节　重症监护护理技术操作规范

一、呼吸机使用护理技术操作规范

【目的】

(1) 保持呼吸道通畅。改善通气功能。

(2) 提高肺通气量，改善肺换气功能。

【评估】

患者意识、呼吸情况、呼吸音及血气分析情况。

【用物准备】

呼吸机1台、模肺、管路1套、氧气、蒸馏水、听诊器、呼吸过滤器、呼吸机连接管。

【操作步骤】

(1) 衣帽整洁，佩戴胸牌，洗手，戴口罩。

(2) 备齐用物，放置合适。

(3) 选择合适的呼吸机管路，正确连接。

(4) 检查电源及接通电源线，连接压缩空气及氧气接头。

(5) 检查呼吸机各项工作性能是否正常，各管道间的连接是否紧密、有无漏气，各附件是否齐全。

(6) 接上模肺，检测呼吸机，确认呼吸机正常工作。

(7) 根据患者的情况选择合适的呼吸模式，设置呼吸机参数。

(8) 向湿化瓶内加蒸馏水至水位线，打开湿化器开关。如需设置湿化温度，将调节湿化温度在32~37℃。

(9) 核对，解释。

(10) 将呼吸机送气管道末端与患者面罩或气管导管紧密连接好。

(11) 机械通气开始后，立即听诊双肺呼吸音。

(12) 在使用呼吸机期间，可根据患者自主呼吸情况选择控制呼吸或辅助呼吸。监测血气分析及患者的生命体征变化，保证呼吸道通畅。

(13) 安置患者取舒适体位，整理床单位，清理用物。

(14) 洗手、记录。

(15) 患者自主呼吸恢复，达到停机要求时，应及时撤除呼吸机。

(16) 呼吸机的消毒：拆下呼吸机管道，在1 000mg/L的含氯消毒液内浸泡0.5~1小时后拿出，清水冲净晾干待用，呼吸机机身用消毒液纱布擦拭干净。

【操作流程】

着装整齐→评估→准备用物→连接机器→技术操作→观察→安置患者→整理用物→洗手→记录。

【注意事项】

(1) 经常添加湿化器内蒸馏水,使之保持在所需刻度处。

(2) 始终保持集水瓶在低位,随时倾倒集水瓶内的水,避免水反流入机器或气管内。

(3) 观察湿化器的温度应保持在 32~37℃,避免温度过高烫伤患者呼吸道黏膜或温度过低使呼吸道黏膜干燥。

(4) 每日冲洗呼吸机上过滤网。

(5) 每周更换呼吸机管道。

(6) 调节呼吸机机臂时,应将呼吸机管路取下调节好后再安装,以免在调节时将气管导管拉出。

(7) 特殊感染患者应尽量使用一次性呼吸机管道。

(8) 对感染患者使用的硅胶管道应浸泡在 2 000mg/L 含氯消毒液内 1 小时后拿出,清水冲净晾干待用,必要时可送供应室进行环氧乙烷消毒灭菌。

二、经口咽通气道气管内吸痰护理技术操作规范

【目的】

通过利用口咽通气道对一些未做气管插管和气管切开的患者进行气管内吸痰,保持患者呼吸道通畅及有效地通气。

【评估】

观察患者神志、呼吸状况、听诊(气管及两肺)是否有痰鸣音,判断痰液的多少和位置。

【用物准备】

中心负压装置、口咽通气道、吸痰盘:治疗碗 1 个,蒸馏水 1 瓶,一次性吸痰包数个、听诊器、污物桶、头皮针、吸氧管。

【操作步骤】

(1) 衣帽整洁,佩戴胸牌,洗手,戴口罩。

(2) 备齐用物携至患者床前,核对床号及姓名。

(3) 向患者或家属做操作前的解释工作,取得合作;帮助患者选择适当的体位(侧卧或平卧)。

(4) 安装中心负压吸引装置,调节压力(成人 40~50kPa,儿童<40kPa)。检查吸痰装置,观察吸力,关闭开关。

(5) 打开冲洗水瓶(生理盐水或无菌蒸馏水),将溶液倒入治疗碗内。

(6) 根据患者的年龄选择大小合适的口咽通气道,将患者取平卧位,开放气

道，肩部垫小枕，尽量使头后仰，放置口咽通气道；正确的放置方法是将口咽通气道像压舌板一样平行送入口腔，压住舌面向后送入，当前端置于舌根之后再将口咽管旋转 90°卡住固定，再放置吸痰管；也可先将吸痰管放在口咽通气道内再一同放人口腔，观察患者的呼吸或嘱患者咳嗽（小儿可按压气管使其咳嗽）。

（7）在患者吸气或咳嗽时将吸痰管插入到气管内，如患者剧烈咳嗽说明吸痰管进入气管，反之说明误人食管，可将管拔出后重新插入。上下移动吸痰管刺激患者咳嗽，尽量将痰液彻底吸净，每次吸痰时间不宜过长，必要时可不接负压，将吸痰管放在气管内，让患者休息片刻，再重复上述动作。

（8）吸痰完毕，将吸痰管放于黄色垃圾袋内弃掉，冲洗负压吸引管。如需再次吸痰应重新更换吸痰管。

（9）吸痰过程中观察患者的生命体征变化及口唇有无发绀，吸痰的同时要保证足够的氧气吸入（可将吸氧管前端接头皮针与吸痰管一同放在口咽通气道内）。

（10）清洁患者口腔，协助患者取舒适体位。

（11）整理用物，洗手，观察、记录患者情况、吸痰效果及痰液性状、量等。

【操作流程】

着装整齐→评估→准备用物→操作→观察→整理用物→洗手→记录。

【注意事项】

（1）操作时动作应轻柔、准确、快速，每次吸痰时间不超过 15 秒。

（2）注意吸痰管插入是否顺利，如误人食管应将管拔出让患者休息后重新插入。

（3）在患者深吸气或咳嗽时将吸痰管插入到气管内，深度不宜超过 20cm。

（4）吸痰过程中避免损伤气管黏膜，引起出血。

（5）吸痰过程中应密切观察患者的病情变化，如发现心率、血压、呼吸、血氧饱和度的有明显变化时，应立即停止操作，给予高浓度氧气吸入。

（6）整个吸痰过程要严格执行无菌操作。

三、中心静脉压监测护理技术操作规范

【目的】

（1）判断体内循环血容量、静脉回心血量、右心功能。

（2）指导补血、补液的用量和速度，指导利尿药的应用。

【评估】

观察患者神志、生命体征及有无躁动、咳嗽等。

【操作步骤】

（1）开放式测压法

①用物准备：一次性输液管，有刻度的标尺、三通、输液架、胶布、记号笔。

②操作步骤：衣帽整洁，佩戴胸牌，洗手，戴口罩；备齐用物携至患者床前，

核对床号及姓名；检查中心静脉置管是否通畅，患者取平卧位；连接，用一次性输液器与刻有 cmH_2O 的标尺一起固定在立式输液架上。标尺的零点应该与右心房处于同一水平（即腋中线与第 4 肋交点处）；调节三通开关，将连接管内充满液体，排净空气，一端与输液器相连，另一端接中心静脉导管；管内液面高度一般比估计的压力高 2~4cmH_2O，注意液体不能从管口上端溢出；关闭输液器开关，调节三通开关，使测压管与静脉导管相通，即可测压；当测压管内的液面下降至有轻微波动不再下降时，测压管内液体凹面所对的刻度数字，即中心静脉压；测压完毕，调节三通开关，关闭测压管，重新使静脉导管与输液管相通继续输液，保持静脉导管通畅；整理用物，洗手，记录中心静脉压数值。

（2）闭式测压法

①用物准备：一次性压力传感器、压力袋、袋装肝素水、三通及多功能监护仪 1 台。

②操作步骤：衣帽整洁、佩戴胸牌，洗手，戴口罩；备齐用物携至患者床前，核对床号及姓名；检查中心静脉导管是否通畅，患者取平卧位；将导管末端与测压装置相连，通过三通开关使导管尾端与输液装置和压力换能器、多功能监护仪相连；压力换能器应与右心房处于同一水平（腋中线与第四肋间交点），转动三通使换能器与中心静脉导管相通，每次测压前应调定零点，从而获得连续的中心静脉压波形及数值；中心静脉压正常值为 5~12cmH_2O，如果 CVP<2~5cmH_2O，提示右心房充盈欠佳或血容量不足，CVP>15~20 cmH_2O，提示右心功能不良或血容量超负荷；测量完毕，调节三通开关，关闭测压管，重新使静脉导管与输液管相通继续输液，保持静脉导管通畅；协助患者取舒适体位；洗手、记录。

【操作流程】

着装整齐→评估→备齐用物→核对患者→连接测压装置→校对零点→观察→整理用物→洗手→记录。

【注意事项】

（1）严格无菌操作，确保连接牢固、可靠，防止管道脱开造成出血。

（2）穿刺部位每日用 0.5% 碘仿消毒，更换敷料 1 次；同时观察有无红、肿、分泌物，若有应立即拔出并做细菌培养。

（3）开放式测压法每日更换输液器 1 次。

（4）每次测压前均需调零点。

（5）每 30~60 分钟测 1 次，并根据病情随时测定，同时做好记录。

（6）若患者有躁动、咳嗽、呕吐、抽搐或用力时均影响 CVP 水平，应在安静 10~15 分钟后再测。

（7）每天用肝素生理盐水冲洗导管 1 次，抽血后也应冲洗，预防发生血栓，操作过程中注意预防空气栓塞。

（8）测压通路不能输入特殊药物和高浓度的钾，以免测压时药物输入中断或输入过快引起病情变化。

四、有创动脉血压监测护理技术操作规范

【目的】

进行连续、直接、动态的血压监测，及时、准确反映患者血压变化。

【评估】

观察患者神志、生命体征及有无躁动。

【用物准备】

一次性压力传感器、延长管、压力袋、袋装肝素水、三通、皮肤消毒物品、穿刺针及多功能监护仪 1 台。

【操作步骤】

(1) 衣帽整洁，佩戴胸牌，洗手，戴口罩。

(2) 备齐用物携至患者床前，核对床号及姓名。

(3) 向患者或家属说明穿刺目的，取得合作。

(4) 患者平卧位，待穿刺的前臂伸直，掌心向上并固定，腕部垫一小枕手背屈曲 60°。

(5) 摸清桡动脉搏动，前臂与手部常规备皮，范围约 20cm×10cm，应以桡动脉穿刺处为中心。术者戴无菌手套，铺无菌巾，在桡动脉搏动最清楚的远端用 2%利多卡因做浸润局部麻醉至桡动脉两侧，以免穿刺时引起桡动脉痉挛。

(6) 在腕褶痕上方 1cm 处摸清桡动脉后，用粗针头穿透皮肤做一引针孔。

(7) 用带有注射器的套管针从引针孔进针，套管针与皮肤呈 30°，与桡动脉走行相平行进针，当针头穿过桡动脉壁时突破坚韧组织的落空感，并有血液呈搏动状涌出，证明穿刺成功。此时即将套管针放低，与皮肤呈 10°，再将其向前推进 2mm，使外套管的圆锥口全部进入血管腔内，用手固定针芯，将外套管送入桡动脉内并推至所需深度，拔出针芯，妥善固定。

(8) 将外套管连接测压装置，将压力传感器置于无菌治疗巾中防止污染。

(9) 压力袋内放入袋装 1 000ml 0.9%生理盐水+肝素 20mg。

(10) 将压力袋与传感器连接好，压力袋内充分加压至绿区，并与动脉紧密相连。

(11) 压力传感线另一端与监护仪压力模块相连，调节监护仪压力通道。

(12) 调节压力传感器使之与大气相同，校对零点，再次调节传感器，监护仪上显示连续的动脉压及压力波形。

(13) 安置患者舒适体位，整理用物。

(14) 洗手，记录并随时观察动脉血压的变化。

【操作流程】

着装整齐→评估→准备用物→核对患者→解释→取平卧位→技术操作→整理用

物→洗手→记录。

【注意事项】

（1）注意压力及各波形变化，及时准确地记录生命体征。

（2）校对零点，换能器的高度应与心脏在同一水平。

（3）每次经测压管抽取动脉血后，均应立即用肝素盐水进行快速冲洗，以防凝血。管道内如有血块堵塞时应及时予以抽出，切勿将血块推入，以防发生动脉栓塞。

（4）保持测压管道通畅，妥善固定套管、延长管及测压肢体，防止导管受压、扭曲或脱落。

（5）应经常检查并保持压力袋的压力在正常范围内。

（6）严格执行无菌技术操作，穿刺部位每 24 小时用碘附消毒及更换敷料 1 次。

（7）置管时问一般不应超过 7 天，一旦发现感染迹象应立即拔除导管。

五、经膀胱腹腔内压监测护理技术操作规范

【目的】

通过对膀胱压的监测，及时发现腹腔内高压，给予治疗、护理，监测，预防腹腔间室综合征的发生，降低患者病死率。

【评估】

观察患者意识状态及生命体征情况。

【用物准备】

一次性压力传感器、压力袋、50ml 注射器、500ml 袋装盐水、一次性引流袋、三通 2 个、多功能监护仪 1 台、导尿包内含 Foley 导尿管、无菌剪刀。

【操作步骤】

（1）衣帽整齐，佩戴胸牌，洗手，戴口罩。

（2）备齐用物，放置妥当。

（3）核对患者姓名、床号，做好解释工作.取得患者或家属的配合。

（4）经尿道插入 Foley 导尿管，测压前保证尿液引流通畅。

（5）将一次性引流袋的前端与导尿管相连，中间用无菌剪刀剪断，并排连接 2 个三通，末端再连接引流袋，分别在三通上放置 50ml 注射器和盐水压力套装，将压力传感器的前端与监护仪的压力模块相连。

（6）将患者取平卧位，将压力转换器放在耻骨联合水平处，将转换器通大气压，转换器调零点即可。

（7）将膀胱排空后，经导尿管注入生理盐水 50ml，关闭注射器连接阀，打开与压力传感器相通的连接阀，监护仪上 UBP 显示的数值即为腹内压（单位 mmHg）。

（8）测压完毕，调节三通开关，关闭测压管，重新使尿管与引流袋相连接，引出尿液。

（9）整理用物，洗手，记录。

【操作流程】

着装整齐→评估→备齐用物→核对→解释→操作→整理用物→洗手→记录。

【注意事项】

（1）患者取平卧位，去除棉被压迫，烦躁患者给予适当镇静药物。

（2）整个过程中注意无菌操作。

（3）向膀胱内注入生理盐水 50ml，因 50ml 的灌注量膀胱压与腹内压大致相等，注入速度宜缓慢，生理盐水温度以 37~40℃为宜，防止温度低引起膀胱痉挛。

（4）压力传感器的位置应固定在耻骨联合水平，高于耻骨联合水平可使测量值偏小；低于耻骨联合水平可使测量值偏高。

（5）应用机械通气及 PEEP 的患者，测压读数时在病情允许的情况下脱离呼吸机片刻或暂停使用 PEEP，因病情无法脱呼吸机患者应减去呼气末正压（PEEP）值等于 uBP 值，以排除正压通气对腹内压的影响。

（6）专人动态测量，每日至少测量 2 次，以减少人为误差。

六、漂浮导管插入术护理配合技术操作规范

【目的】

对急性心肌梗死或其他危重患者的中心静脉压、肺小动脉嵌入压、每分心搏量、心排血量等血流动力学指标进行监测，以观察、判断病情和指导治疗，观察疗效。

【评估】

观察患者意识状态及生命体征情况。

【用物准备】

基础治疗盘 1 套、压力连接管、三通、输液器、无菌手套、一次性注射器 10支、18 号穿刺针 1 支、多功能监护仪、除颤器、压力传感器及其测压管 1 套、漂浮导管 1 套、敷料包 1 个、器械包 1 个等抢救器材、治疗卡，2%利多卡因 10ml、1∶1000 肝素水 1000ml、生理盐水 1000ml 及急救药品。

【操作步骤】

（1）衣帽整齐，佩戴胸牌，洗手，戴口罩。

（2）准备用物。

（3）核对患者，向患者或家属解释告知取得合作。

（4）签署漂浮导管插入术知情同意书。

（5）遵医嘱给患者进行心电监护、建立静脉通道、鼻导管吸氧、床旁准备必要的抢救器材。配合术者消毒皮肤、铺无菌巾。

（6）用肝素盐水冲洗穿刺器械、连接管及导管。

（7）将漂浮导管置入经颈内、锁骨下或静脉穿刺置入的鞘管内，在压力监测下推送导管，确定位置正确后将导管锁定在鞘管上，用透明胶布包扎。

（8）配合术者监测：①协助测量肺动脉压及中心静脉压，将测压系统连接于所需测压的管腔上，打开压力传感器的三通开关通大气，校对零点后测压。②协助测肺毛细血管嵌入压时，先将气囊注入 1.5ml 气体后，再按上述步骤进行导管测压。③协助测心排血量，需 2 人同时进行，即一人操作机器，一人快速推注 0~5℃的冰盐水 5ml，以液体与血液的温度差来测定心排血量。（正常值为右房压 0~8mmHg；右室压 20~25/0~8mmHg；肺动脉压 20~25/8~14mmHg；肺毛细血管嵌压 6~12mmHg）。

（9）术毕，整理用物，按规定将用过的材料分类放入垃圾袋内，洗手。

（10）记录过程。

【操作流程】

着装整齐→评估→准备用物→核对患者→解释→签知情同意书→操作→整理用物→洗手→记录。

【注意事项】

（1）严格无菌操作，严密监测心电、血压变化。

（2）注意保持导管通畅，防止血栓形成，持续用肝素生理盐水冲洗，滴速每分钟 5~10 滴，每隔 1~2 小时用 1:1000 肝素生理盐水冲洗导管 1 次，每次 2~3ml，当冲管时遇有阻力，切忌用力推注液体，以防栓子脱落造成栓塞。

（3）嘱患者插管肢体保持伸直位，不能过度弯曲，以防管道脱落移位。

（4）测量肺毛细血管嵌压后应及时放出气体，以免因气囊充盈将肺小动脉嵌入时间过长，而引起局部组织损伤。

（5）导管保留期间，应每日消毒并更换穿刺部位敷料。

七、气压治疗仪使用护理技术操作规范

【目的】

预防或减少患者下肢静脉血栓的形成。

【评估】

观察患者病情、生命体征及有无禁忌。

【用物准备】

治疗车、气压治疗仪 1 台、插排 1 个。

【操作步骤】

（1）衣帽整齐，佩戴胸牌，洗手，戴口罩。

（2）备齐用物，推至患者床旁。

（3）核对患者，向患者或家属解释取得合作。

（4）协助患者取平卧位。

（5）连接电源。

（6）把适配器与机器插口相连接：①"+"部分向上，紧紧插入；②如使用一侧护套，用空气插头堵塞另一边。

（7）暴露双下肢。

（8）套上护套：①注意护套内不要进入毛发，衣角及其他异物；②同时使用脚底刺激板，效果更佳；③套好护套后拉拉链，拉链应拉到头。

（9）将适配器上的插头与护套上的插孔按顺序相连接。

（10）检查插孔是否连接正确，有无松脱漏气情况。

（11）设定参数，每次治疗时间15~20分钟，压力范围0.1~0.2kgf/cm^2。

（12）整理用物，安置患者于舒适卧位。

（13）洗手，记录。

【操作流程】

着装整齐→评估→备齐用物→核对患者→解释→连接仪器→套上护套→调节参数→机器治疗→整理用物→安置患者→洗手→记录。

【注意事项】

（1）脚部患有急性炎症或化脓性炎症的患者禁用；下肢静脉切开或静脉输液者禁用。

（2）使用过程中感觉异常或感觉痛苦时，暂停使用，每次使用应在30分钟以内。

（3）机器运行时，防止管道扭曲受压。

八、振动排痰机使用护理技术操作规范

【目的】

应用不同的叩击头叩打胸背部，借助振动，使分泌物松脱而有利于排出体外。

【评估】

观察患者病情、生命体征及有无禁忌证。

【用物准备】

振动排痰机1台、一次性鞋套、治疗单。

【操作步骤】

（1）衣帽整齐，佩戴胸牌，洗手，戴口罩。

（2）备齐用物，推至患者床旁。

（3）核对患者，向患者或家属解释取得合作。

（4）治疗前，先了解患者的病情、体征、X线胸片情况，以判断治疗的频率及重点治疗部位。

（5）将连接好的叩击头放在主机边的支架上，叩击头外套一次性鞋套，通电（主机指示灯亮）。

（6）帮助患者取侧卧位。

（7）旋转开关控制按钮，调节至所要求的CPS速度设定处。建议初始频率设定为20CPS（儿童15CPS）。

（8）旋转定时控制按钮，设定治疗时间5~20分钟。

（9）治疗时选择适当的叩击头，接上叩击接合器，直接将叩击头作用于胸廓，一手轻轻握住叩击头手柄，另一手引导叩击头，轻加压力（1kg左右），以便感觉患者的反应。

（10）治疗时平稳握住叩击头，由下而上，由外向内叩击，每个部位叩击30秒左右，然后移到下一部位，直至整个胸廓。

（11）在肺下叶及重点感染部位，可适当延长叩击时间，同时加大一些压力，可增加频率，促进痰液排出。

（12）治疗时，向左旋转CPS旋钮至暂停位置即可暂停治疗。

（13）向右旋转CPS旋钮，调节至所要求的CPS设定值时即可继续治疗。电机再次启动，计时器将继续累加治疗时间。

（14）治疗结束时，时间退到00：00，仪器自动停止振动，继而自动断电。

（15）治疗后，要观察患者情况及痰量、性质、颜色的变化。

（16）合理安置患者于舒适体位。

（17）整理用物，将用过的叩击头外套按分类放入垃圾袋内。

（18）洗手，记录。

【操作流程】

着装整齐→评估→备齐用物→核对患者→解释→技术操作→治疗后观察→整理用物→安置患者→洗手→记录。

【注意事项】

（1）基本治疗频率为15~35CPS。

（2）为避免交叉感染，叩击头外罩应用一次性鞋套，一人一换。

（3）每日治疗2~4次，在餐前1~2小时或餐后2小时进行治疗，治疗前进行20分钟雾化治疗，治疗后5~10分钟吸痰。

（4）对于无自主咳痰能力及昏迷的患者，操作中随时观察患者的反应，随时吸痰。

九、亚低温治疗仪使用护理技术操作规范

【目的】

降低体温，降低基础代谢率，降低脑耗氧量。

【评估】

观察患者的意识、生命体征及有无禁忌证。

【用物准备】

亚低温治疗仪 1 台、蒸馏水、乙醇 500ml、电源。

【操作步骤】

（1）着装整洁，佩戴胸牌，洗手，戴口罩。

（2）备齐用物，至患者床旁，认真核对床号、姓名。

（3）向患者及家属详细讲解使用冰毯的目的，取得配合。

（4）使用前向机器内的水箱加乙醇 500ml，缓慢加蒸馏水至水位线处。

（5）将毯面平铺于患者背下（大单下面），铺设时避免毯面出现折叠或皱褶。用连接管将主机与毯面连接好，连接体温传感器，避免连接管扭曲。

（6）接通机器电源，将体温传感器头置于腋窝内。

（7）评估患者体温情况，根据患者具体体温情况设定机器水温及所要达到体温的上下限，按体温开关及水温开关"ON/OFF"，液晶屏上显示"开"，机器正常运转。

（8）在使用过程中，若想停止治疗，可再次按体温开关及水温开关"ON/OFF"，液晶屏上对应的"开"消失，相应设置停止工作。

（9）洗手，做好记录，内容包括：冰毯开启时间、工作状态、体温变化、皮肤的情况等。

（10）患者体温降至需要范围时，先将腋窝传感器撤离，再关掉电源，撤去冰毯，清洁消毒备用。

【操作流程】

着装整齐→评估→备齐用物→核对患者→解释→向机器内注水→连接→设置体温及水上下线→机器正常运转→洗手→记录。

【注意事项】

（1）严重心肺疾患、失血性休克、精神病，妊娠期妇女、3 岁以下儿童或 70 岁以上老年人禁止使用。

（2）携带心脏起搏器、外科置入物患者禁止使用。

（3）护士要经常观察治疗仪的工作情况，如出现报警或异常情况，应立即停止治疗撤下冰毯。

（4）放置冰毯期间，加强基础护理，防止冻伤，严格交接班。

（时均梅 孙玉 宋敏 李孟 李夏）

第十三章 ICU 基本护理实践技能

第一节 心肺复苏新进展

《2005 年美国心脏学会心肺复苏和心血管急救指南》证实了许多心肺复苏措施的安全性和有效性，并且对评估过的新治疗进行了推荐。本节重点介绍了其中部分内容以指导临床护理实践。

一、伦理原则

（一）CPR 的目标

1.挽救生命，恢复健康，解除病痛和减少伤残。

2.但是，CPR 一个特殊的目标是逆转临床死亡，故有很大局限性。

（二）不进行 CPR 的条件

1.科学的评估已表明没有明确的标准能准确预测 CPR 无效。因此，推荐所有心搏骤停病人均应接受 CPR，除非病人有有效的遗嘱；病人有不可逆的死亡体征：僵死、断头或尸斑；预测不能得到生理上的益处；对危重败血症、心源性休克进行了最积极地治疗，重要的脏器功能仍在不断恶化或者疾病的晚期（心脏停搏是必然结果）。

2.在执行 CPR 时，救援者将要冒身体受伤的危险。

（三）终止 CPR 的条件

1.在医院：取决于主治医师。

2.有效的自主循环和通气恢复；有专业医务人员的接替。

3.有可靠指征提示存在不可逆死亡。科学研究表明，在经过高级生命支持 30 min，病情仍无好转，可以终止 CPR；对于新生儿，抢救 15 min 无效即可终止。

4.救护者因疲惫，周围的环境危险，持续复苏可造成其他人员危险而不得不终止。

5.向救护者提供有效终止 CPR 的遗嘱。

6.适当延长 CPR：年龄较小；药物过量；严重低体温（如溺水）；毒素和电解质异常等；这些是能改变预测结果的因素。

（四）撤销生命支持

对于家属和医务人员来说，是一个感情化的非常复杂的决定，如下情况可以撤销生命支持：

1.医生及家属认为治疗目的不能实现或者继续治疗又无任何益处，其决定是合适的。

2.研究表明，昏迷者不能重新清醒，在第 3 天无瞳孔对光反应，缺乏对疼痛的自主反应或第 1 周末没有双侧皮层体感诱发电位者，可以撤销生命支持。

3.不可治愈的疾病晚期，不管能否清醒或者及时严格地治疗，其心搏停止是其必然结果。

（五）对死亡的认识

1.死亡的概念：是指机体作为一个整体的机能永久性停止。在机体死亡以后的一段时间内有些器官、系统和组织细胞还能继续进行机能活动。

2.死亡的标志：全脑机能的永久性消失，简而言之脑死亡。

3.死亡的分期

（1）濒死期：机体各系统机能产生严重障碍，中枢神经系统脑干以上部分处于深度抑制状态，意识模糊或消失，反应迟钝，心率减弱，血压下降，呼吸微弱或周期性呼吸。

（2）临床死亡期：心跳、呼吸完全停止。各种反射消失，延髓处于深度抑制状态。

2 期中重要器官代谢尚未停止（若由于触电、溺水等原因引起，应采取一切措施抢救）。

（3）生物学死亡期：最后阶段，整个机体不可能复活，但某些组织在一定的时间内仍有微弱的代谢活动。

4.死亡的诊断标准

（1）不可逆的深度昏迷；

（2）自发呼吸停止；

（3）躯干反射消失；

（4）脑电波消失（平坦）。

5.猝死：外表健康或非预期死亡的人在外因或无外因情况下，突然意外非暴力性死亡。

二、2005 年新指南变化的要点

（一）CPR 流程的变化

1.所有院外突然的意识丧失，应在打电话求救后，立即开始（2PR）。

2.儿童不同于成人，主张先作 5 个周期的 CPR，历时 2 min 后再呼救。

3.医务人员急救时应根据不同年龄段、病人的猝死原因实施合理的复苏程序。

4.对于呼吸停止的无意识病人，用 5~10 s（<10 s）检查是否存在呼吸，如无呼吸，先进行 2 次人工呼吸后立即开始胸外按压。

5.删除了非专业急救者开始胸外按压之前的生命体征的评估。

6.有效识别心脏骤停后第 1min 表现的叹息样呼吸。

（二）关于人工呼吸的变化

1.所有人工呼吸（无论口对口、口对面罩、简易呼吸器对面罩或人工气道），有或无氧通气均应持续吹气 1 s 以上。无氧条件潮气量 700~1 000 ml；有供氧状态 100~600 ml。

2.口对口人工呼吸前，正常呼吸即可。

3.通气以见到胸廓起伏为度，避免迅速而强力的人工呼吸而导致过度通气。

4.第一次人工呼吸未使胸廓起伏，再次开放气道，给予第二次通气，无论胸廓起伏与否，应立即开始胸外按压。

5.如已有人工气道，并且有二人进行 CPR，通气 8~10 次/min；在人工呼吸时，胸外按压不应停止。

6.必须了解复苏时气管插管的危险和益处，因为插管可能中断按压的时间。

（三）关于胸外按压的变化

1.强调持续、有效的心脏按压的重要性。

2.为使按压有效，按压应有力而快速，成人复苏按压为 100 次/min，按压幅度为 4~5 cm，婴儿为胸廓的 1/3~1/2，每次按压后胸廓完全弹回，保证松开的时间与按下基本相同，按压尽量减少中断，如中断应尽量少于 10 s。

3.按压通气的比例为 30:2（婴幼儿双人按压/通气比 15:2），目的是增加按压次数，减少过度通气，减少因人工呼吸而中断按压。

4.强烈建议在 CPR 过程中不应该搬动病人。

5.当两人以上的急救人员在场时，每 2 min 或每 5 个 CPR 循环后，急救人员应当轮换按压者，以防止按压者疲劳，按压质量下降。

（四）电除颤的变化

1.尽快使用，建议成人室颤/无脉性室速首次和系列电击能量为 360 J（单向波）；双向波选择，首次成人电击双向波为 200 J，对直线双向波为 120 J。

2.只做 1 次除颤后立即做 CPR（从胸外按压开始），5 个（2PR 循环后可再次实施除颤。

3.现场有 2 位以上急救人员者，1 人应持续行 CPR，另 1 人准备除颤。

（五）指南用于各类人群的定义

1.新生儿 CPR：用于出生后第 1 h 还没离开医院的新生儿。

2.婴幼儿 CPR：<1 岁的病人。

3.儿童 CPR：1~8 岁的病人。

4.成人 CPR：≥8 岁的病人。

三、基本生命支持关注要点

基本生命支持（Basic Life Support，BLS）是 CPR 最重要、最基本、最核心的内容，在最新国际指南中，对此做了一些修改。

（一）关于生命链的概念

强调"四早"即尽早呼救；尽早进行徒手 CPR；尽早进行电击除颤；尽早进行进一步生命支持。

（二）BLS的内容

1.迅速识别和处理心肌梗死和中风，以防止呼吸心搏骤停；

2.呼吸骤停时进行人工呼吸；

3.呼吸心搏骤停时进行胸外心脏按压和人工呼吸；

4.对发生心室纤颤或室性心动过速者，用AED进行电除颤/复律；

5.识别并解除气道异物。

（三）BLS的"黄金时刻"

1.在死亡边缘的病人，BLS的初期4~10 min是病人能否存活的最关键的"黄金时刻"，决定着抢救程序是否继续进行。

2."黄金时刻"抢救病人生命中最关键的措施是BLS。

（四）BLS指征

1.呼吸骤停

原因：溺水、脑卒中、烟雾吸入、药物过量、触电、窒息、外伤等。呼吸骤停发生时，心脏和肺对血液的氧合作用能持续几分钟，继续对脑及其他生命器官的供氧，病人可能具备循环体征。应迅速畅通气道以及人工呼吸可挽救生命。持续供氧可防止心搏骤停。

2.心搏骤停

循环终止，使生命器官缺氧。无效的"喘息样"呼吸（濒死样呼吸）多发生在心搏骤停的前期，不应与有效呼吸混淆。伴发以下心律失常：心室颤动、室性心动过速、无脉搏电活动，或者心电静止（一条直线）。

（五）BLS的评估技术

1.评估内容包括

（1）现场的安全、引起的原因、受伤人数等。

（2）救护者自身、伤病者及旁观者是否身处险境。

（3）伤病者是否仍有生命危险存在。

（4）判断现场可以应用的资源及需要何种支援，采取何种救护行动等。

2.评估安全措施

（1）首先确保自身安全，如对触电者急救，必须断绝电源，然后才能采取救护等措施以保障安全。

（2）要清楚明了自己救护能力的极限，在不能消除潜在危险因素时，应尽量确保伤病者与自身的距离，安全救护。

（3）在现场要保持镇静，细心负责，理智科学判断，分清轻重缓急，果断实施救护措施。

3.评估个人防护设备

第一救护者在现场救护中，个人应采用防护设备，阻止病原体进入身体：口腔隔离措施；做好个人防护设备，戴上医用手套、眼罩、工作服、口罩等。

4.评估病人神志

病人神志是否清醒：会睁眼或有肢体运动等，表明病人有意识；如病人对刺激无反应，则表明意识丧失，已陷入危重状态。病人突然倒地，然后呼之不应，情况均多为严重。

第二节 正常（异常）心电图护理识别技巧

本着 ICU 护士易学、易懂、易操作的原则，本文对 ICU 病人的常见心电图，即常见心律失常的心电图操作与诊断作简单、明了阐述。特别强调熟悉正常心电图，如能对正常心电图的形态有清楚明确的认识，很多异常心电图的分析和判断将会迎刃而解。

一、正常心电图

1.典型心电图的波形

典型心电图是由一组波形及各波之间的间期组成的，每一个心脏电活动周期由下列各波形组成：

（1）P 波：代表左、右心房肌的电激动过程。

（2）P-R 间期：代表自心房开始激动到心室受激动的时间（其中不包括心室激动波）。

（3）QRS 波群：代表左、右心室电激动的过程。

（4）ST 段：代表心室肌已全部受到电激动到开始复原的一段。

（5）T 波：代表心室电激动后复原时的电位改变。

（6）Q-T 间期：代表整个心室肌自开始电激动至恢复到没有电活动的时间（U 波除外）。

2.典型心电图的测量

（1）关于心电图纸的说明

每个小格 1 mm，代表电压 0.1 mV，时间 0.04 s。但必须符合标准电压 10 mm/mV，走纸速度 25 mm/s。

（2）心电图中各波、段的测量。

3.正常心电图的诊断内容（即必备条件）

（1）P 波

代表左、右心房的除极波，呈圆滑的、同导联形态相同，时间≤0.11 s，电压<0.25 mV，I、Ⅱ、V5、V6 导联必须直立，AVR 导联必须倒置，其余各导联任意。但是如呈双峰则间距时间<0.04 s（P 波的前部代表右心房的激动，后部代表左心房的激动），P-P 间隔规律出现（间隔差距≤0.12 s）。

（2）P-R 间期

代表自心房开始除极至激动传抵心室的传导时间，为 0.12~0.20 s。

（3）QRS 波群

代表左、右心室除极波。时间≤0.11 s，形态为 I、V5、V6 导联以 R 波为主，极少数以 S 波为主，但绝不可呈 QS。Ⅱ、Ⅲ、AVF 导联呈 rS 或 R 波为主，但绝不可呈 QS。以上各导联均可见 Q 波，但应小于同导联 R 波的 1/4，时间<0.04 s。AVR 导联以负向波为主。V1、V2 导联，多呈 rS，极少数呈 QS，但至 V3 导联，必须有 R 波。胸前导联 V1~V6R 波应逐渐增高，S 波逐渐减小（胸前导联及 AVR 的 R/S 比值更为重要）。R–R 规律出现（间隔差距≤0.12 s）。电压：R Ⅰ<1.5 mV，RAVL<1.2 mV，RV5<2.5 mV，RAVF<2.0 mV，RAVR<0.5 mV，RV1<1.0 mV，RV1+SV5<1.2 mV，SV1+RV5≤4.0 mV（男）、3.5 mV（女）。

（4）ST 段

代表左、右心室复极。任何导联均不可下移（下斜型、水平型）≥0.05 mV，除 V1、V2、V3 可抬高至 0.3 mV，其余各导联只可抬高 0.1 mV。

（5）T 波

代表左、右心室复极波。一般与同导联 R 波方向相同，并大于 R 波的 1/10，其形态是上升支慢，下降支快。Ⅰ、Ⅱ、V5、V6 导联必须直立，AVR 导联必须倒置，其余导联任意，V1、V2、V3 导联均可倒置，但也可直立，如果 V–呈直立，则其后任何导联不可低平或倒置（小于同导联 l/10R 为低平，不应倒置的导联倒置为倒置）。

如果 ST 段呈水平型或下斜型下移≥0.05 mV（任意导联），则诊断为 ST 段改变。T 波低于同导联 R 波的 1/10 或倒置（如 Ⅰ、Ⅱ、V5、V6 低平或倒置），则诊断为 T 波改变。

此为非特异性心肌复极异常的共同表现，故心电图出现 ST-T 改变，此形态多见于心血管疾病、电解质紊乱、药物影响、自主神经调节紊乱等，须结合临床进行鉴别诊断。

（6）U 波

代表心肌激动的"激后电位"。微小波，应小于同导联 T 波的 1/2，并与 T 波同方向，一般在 V2、V3 导联比较明显。

（7）Q–T 间期

代表心室除极与复极全过程。即从 Q 波开始至 T 波终结的时间，一般随心率的减慢而延长，正常在 0.40 s 以内。

二、异常心电图

（一）窦性心律失常

1.窦性心动过速

形态正常的 P 波规律出现，且同导联形态一致，心房率>100 次/min，一般很少超过 150 次/min，P–R 间期≥0.12 s。

2.窦性心动过缓

形态正常的 P 波规律出现，且同导联形态一致，心房率<60 次/min，P–R 间期≥0.12 s。

3.窦性心律不齐

形态正常的 P 波间距不匀齐，同导联形态一致，心房率 60~100 次/min（均），P-P 间隔差距大于 0.12 s（周期性、呼吸性窦性心律不齐常见，吸气时心率加速，呼气时心率减缓）。

（二）期前收缩（早搏）

1.室性早搏

提前出现的其前无 P 波宽大畸形的 QRS-T 波群，其代偿间歇多完全。如果有 P 波，则 P 波与其无关，其 P-R′期应短于图中的正常 P-R 间期。室性早搏多伴有完全性代偿间歇（当早搏出现后，往往代替了一个正常的搏动，其后就有较正常窦性心律的心动周期为长的间歇），间位性早搏除外。如第 3QRS-T 波群为室性早搏；长 Ⅱ 导联第 10、12、16 QRS-T 波群均系室性早搏；为室性早搏二联律，其特征是长 Ⅱ 导联中，每个正常 P-QRS-T 波群后均提前出现一个其前无 P 波的宽大畸形 QRS-T 波群。图中第 2、4、6、8、10、12 形态异常的 QRS-T 波群均呈现出室性早搏的特征；见第 2、6 个宽大畸形的 QRS-T 波群，均发生在每两个正常 P-QRS-T 波群中间；为室性早搏成对出现，Ⅰ 导联第 4、5；Ⅱ 导联第 2、3、5、6 QRS-T 波群均系室性早搏，其特点与上图相仿，只是呈两个室性早搏连续出现，我们称室性早搏成对出现（或称二次连发）。

2.房性早搏

同导联提早出现的形态略异的 P′波（有时隐藏在前一个 T 波或 ST 段中，故此 T 波或 ST 段形态变异）。其后可无 QRS-T 波群出现，则称为房性早搏未下传，如其后有 QRS-T 波群出现，其 P-R 间期≥0.12 s，并多伴有不完全代偿间歇，则诊断房性早搏（其 P′波在 Ⅱ 导联中必须直立，AVR 导联中必须倒置），第 2、5、6 均系提早出现的 P′-QRS-T 波群，即房性早搏。第 3、7、8、11 均系提早出现的 P′-QRS-T 波群，即房性早搏（第 13、14P′-QRS-T 波群也是房性早搏，它们都伴有室内差异性传导，此内容暂不作为重点，故不多述）。如图③，我们看到其中第 2、3、5、6、8 至 16、18 至最后 P′-QRST 波群均系连续出现的房性早搏，此种类型我们诊断为房性早搏，部分呈阵发性房性心动过速。第 2 个正常 P-QRS-T 波群后的 T 波中出现一个 P′波，其后无 QRS-T 波群，此种形式诊断为房性早搏未下传。第 6、7 个 P′-QRS-T 波群是房性早搏。

10、15、16 均呈提早出现的倒置 P′波，其后有正常形态之 QRS-T 波群，并呈二三个连续出现，此图应诊断为房室交界性早搏，部分呈阵发性房室交界性心动过速；第 2、7 个波形和图②中第 2、6 个波形均系提早出现 P′-QRS-T 波群，其 P′波是倒置的（在 AVR 呈直立，在 Ⅱ 呈倒置），其后 QRS-T 波群与正常完全一样，此图均应诊断为房室交界性早搏。

（三）阵发性心动过速

3 个或 3 个以上早搏呈连续出现。如 3 个房性早搏连续出现，则称为房室性阵发性心动过速。3 个或 3 个以上房室交界性早搏连续出现，则称为房性交界阵发性心动过速。3 个或 3 个以上室性早搏连续出现，则称为室性阵发性心动过速。

此种类型的图诊断：某某早搏，部分呈某某阵发性心动过速。

1.阵发性室性心动过速

无正常 P–QRS–T 波群，全部呈 3 个或 3 个以上宽大畸形的 QRS 波群连续出现；QRS≥0.12 s，ST–T 波方向与 QRS 波群主波方向相反；心室率多在 100~250 次/min，心律可略不规则。第 1、3、4、5 个 P–QRS–T 均系正常波形，第 2、6 直至导联 V5 均系提早并呈连续出现的室性早搏，此图诊断为室性早搏，部分呈阵发性室性心动过速；均系宽大畸形 QRS–T 波群，心室率 214 次/min，诊断阵发性室性心动过速。

2.阵发性室上性心动过速

无 P 波（或 P 波显示不确切），QRS 波群时间正常（QRS≤0.11 s），心室率 160~250 次/min，R–R 间隔匀齐。不能明确诊断是房性还是交界性（因无法从 P 波的形态上分辨出来）的阵发性心动过速的 ECG，我们统称为阵发性室上性心动过速。

（四）房颤与房扑

1.房颤

无 P 波出现，代之以大小、形态各异的颤动波（f 波）；心房率 350~600 次/min 以上（V1、Ⅱ、Ⅲ、avF 导联多较清晰）；QRS 波群时间正常（心室率过快时，易发生室内差异传导，QRS 波群增宽变形），心室率绝对不齐。R–R 绝对不规律出现。

2.房扑

各导联 P 波消失，代之以 F 波；F 波呈波浪形或锯齿状，形态大小一致 FF 间隔规整；F 波的频率一般为 250~350 次/min；心室率一般在 140~160 次/mimQRS 波群时间、形态一般正常。

（五）室扑、室颤与非阵发性室性心动过速

都是临床不经常见到的，但是 ICU 护士必须掌握的，因出现这些 ECG 的病人均是极危重，需要马上采取急救措施。它们的诊断分别是：

1.心室颤动

无正常形态 PQRS–T 波群，呈形态、振幅都不规则的颤动波，颤动波幅细小，大多小于 0.2 mm，频率 250 次/min（均）以上由 5 副图构成。根据波形振幅的大小可分粗颤和细颤。

2.心室扑动

无正常形态 P–QRS–T 波群，呈匀齐宽大的正弦波，频率 150~300 次/min。

3.非阵发性室性心动过速（加速性心室性自主心律）

无 P 波，连续出现 3 个或 3 个以上形态宽大、畸形的 QRS–T 波群，心室率 60~110 次/min，R–R 略不整齐（融合波常出现于心律失常的开始与终止）。

（六）房室传导阻滞

心房的激动在下传心室过程中发生障碍，那么这样的 ECG 多发生在哪里异常呢?依据正常心电图的概念，它无疑应该发生在 P–R 间期异常，及 P 波与 QRS 波群的关系异常，同时，我们依据其下传时障碍的轻重，分别诊断为Ⅰ、Ⅱ、Ⅲ度房室传导阻滞（Ⅰ、Ⅱ度房室传导阻滞是不完全性房室传导阻滞，即大部分的 P 波均能下传心室，心电图表现为 P 波后均有正常形态 QRS–T 波群，少部分不能下传心室，心电图表现为 P 波后无正常形态 QRS-T 波群。Ⅲ度房室传导阻滞是完全性房室传导阻滞）。无论几度房室传导阻滞 P 波均是正常的，均呈规律出现。

1.Ⅰ°房室传导阻滞（Ⅰ°-A-V，B），也称房室传导延缓与正常心电图比较只有 P-R 大于 0.20 s，其余均无改变。

2.Ⅱ°房室传导阻滞（Ⅱ°A-V，B）：分Ⅰ型与Ⅱ型

Ⅰ型，也叫文氏型。P-P 间隔相等，QRS 时间正常，R-R 间隔不相等，P-R 间期进行性延长，直致一个 P 波受阻不能下传心室（即 ECG 表现有一个 P 波后无 QRS-T 波群）。P-R 逐渐延长，呈 0.16~0.40 s 第 2、5、8 个 P 波后均无 QRS-T 波群，R-R 间期隔不等。此种表现并呈周期性反复出现。此图为典型的Ⅱ°Ⅰ型房室传导阻滞。其传导比率是 3:2、4:3 下传。

心房的冲动向心室传导中突然某一个受阻，ECG 表现为：P-P 间期相等，P-R 间期相等，QRS 时间正常，偶见 P 波后无 QRS-T 波群，此时 R-R 间期最长，故 R-R 间隔不相等，有的病人呈周而复始。为Ⅱ°Ⅱ型房室传导阻滞 2:1 与 3:2 下传：即每 2 个 P 波下传一个 QRS-T 波群及 3 个 P 波下传 2 个（心室波）。

Ⅱ°房室传导阻滞 2:1 下传，P-P 间期相等，每两个 P 波后，出现一个时间正常的 QRS-T 波群，R-R 间隔相等，故心房率为 2 倍心室率，此为Ⅱ°房室传导阻滞的特殊类型，故不能分型。

3.Ⅲ°完全性房室传导阻滞（房室传导阻滞）

P 波形态正常，P-P 间期相等，R-R 间期相等，心房率大于心室率，心室率一般在 60 次/min 以下，QRS 波群时间正常，也可增宽，P-R 间期长短不一，且无任何规律（也就是心房的激动不能下传心室，故产生上述 P 波与 QRS-T 波群互无相关的图形），P 波的数目多于 R 波数目。Ⅲ°房室传导阻滞其特点：P-P 间期相等，R-R 间期相等，P-R 间期不等，且无任何规律，图①心房率 60 次/min，心室率 30 次/min，图②心房率 110 次/min，心室率 53 次/min；其特点：P-P 间期相等，心房率 112 次/min，R-R 间期相等，心室率 36 次/min，P-R 间期不等，且无任何规律。诊断为：窦性心动过速，Ⅲ°房室传导阻滞（完全性房室传导阻滞）。

（七）急性心肌梗死（AMI）的 ECG 监护

1.首先，病人应有临床表现，如典型心绞痛表现，实验室酶的异常升高等，另有些病人可由于人为的（如手术）与非人为的（如外伤）所致心肌受损的病人也可能出现酷似 AMI 表现心电图。总之，监护导联的 ECG 虽不如常规 ECG 表现得那么确切，但有些 ECG 表现仍应引起注意。这些病人易出现 AMI。

2.当 ECG 出现明显或深度的 ST 段下移（呈水平型或下斜型下移）或 T 波倒置，特别是 ECG 动态观察中以前是正常的而现在是如此改变者更有意义。遇有此种改变的病人常提示有 AMI 可能，当然必须要结合临床（如此类 ECG 改变者，除了多见于心血管疾病有时也见于电解质紊乱，药物影响，自主神经调节紊乱等），此时如怀疑 AMI 可能，最好常规做十二导联 ECG，并动态观察，了解其是否符合 AMI 的 ECG 演变过程Ⅱ、Ⅲ、avF、V2 至 V6 的 ST 段均呈水平型及下斜型下移 0.1~0.5 mV（均大于正常值 0.05 mV），此图即是我们所谈的 ST 段呈水平型深度下移，应引起极

大的关注。本图即取自临床诊断 AMI 病人第一天来院就诊的 ECG。

3.突然出现 ST 段异常抬高的病人，特别是 ST 段抬高的形态呈单向曲线（弓背向上型）则更有意义，如出现此种 ECG 的改变应引起护士的极大注意，此时最好及时做一下常规十二导联 ECG，并予以动态观察。V2、V3、V4、V5 导联均是典型 ST 段呈弓背向上抬高，是 AMI 演变期。临床诊断 AMI（前壁）演变期；I、aVL、V3、V4 中 ST 段均呈异常抬高（正常值：肢体导联 ST 段抬高<0.1 mV，V3<0.3 mV，V5<0.1 mV）。是典型的 AMI 抬高形态，临床诊断：AMI（前壁、高侧壁）监护导联 ECG 虽不如十二导联 ECG 对 AMI 观察的确切，但如出现上述 ST-T 的抬高形态改变，特别是抬高程度大于正常范围（胸导正常<0.3 mV）及抬高形态呈弓背向上者，尤其是动态观察 ECG 中，有 ST 段抬高者，更应引起护士的极大关注。

第三节　正常（异常）胸片护理识别技巧

X 线胸片检查是危重病人重要的辅助诊断、治疗手段，作为 ICU 护士应掌握正常胸片的识别技能，并能熟悉常见疾病的胸片特征。

一、正常 X 线胸片识别

（一）正常 X 线胸片图形
（二）X 线胸片常用英文翻译

spinal process：棘突 clavicle：锁骨 trachea：气管

scapular:肩胛骨 anterior rib：前肋 aortic knob：主动脉结

bronchial bifucation：气管分叉 left bronchus：左支气管 hilum：（肺）门

vascular hilum：血管门 descending aorta：降主动脉 posterior rib：后肋

right atrium：右心房 breast soft tissue：乳房软组织 diaphgram：膈

gastric air bubble：胃泡 liver：肝

二、常见疾病 X 线胸片表现

（一）大叶性肺炎（Lobar Pneumonia）

自抗生素广泛应用以来，典型的大叶性肺炎已不多见，而以病变局限于一个肺段、数个肺段或一叶的大部分多见。发病部位——双侧肺下叶、右上叶多见，右中叶次之、左上叶少见。按病理进展划分，X 线征象可分为 3 个阶段：

1.充血期：X 线无明显改变或仅在病变区内肺纹理增加或局限于一个肺段密度较淡的片状模糊阴影，与周围肺组织对比时透亮度稍低，正位观病变影多从肺门开始向受侵犯一叶伸展，病变与正常肺之间逐渐过渡，界限不清。此期由于 X 线表现不明显，与临床症状不符，易漏诊。如病人高热、呼吸道症状明显时，应在起病 3 天左右复查胸片。

2.实变期：此期有典型 X 线征，表现为以肺叶、肺段或亚段分布的均匀密度增高影，实变区肺纹理消失，在致密影中可见透亮的含气支气管影。根据实变肺叶形态和前后径的长短可呈现不同的 x 线所见。右上叶肺炎的下缘平直锐利；右中叶肺炎上缘锐利平直，但下缘模糊，侧位在前下方；左上叶肺炎实变影下缘模糊无明显界限，侧位病变在上前方。一般气管、纵隔移位少见。

3.消散期：实变区原来的浓密影逐渐变稀疏、透亮度增加，呈散在的大小与分布不规则的致密阴影，继而呈斑点状或条索状阴影，肺纹理增粗，以后逐渐吸收、消散。病变吸收多从边缘开始，向中心过渡。消散期一般在体温下降后 l 周才出现，大约 1~2 周完全吸收。如未能完全吸收消散，可产生局部索条状影像。

（二）小叶性肺炎（Lobular Pneumonia）

小叶性肺炎的 X 线表现多样，大多数表现为两肺野下部，中、内带沿支气管分布的不规则斑点状或小片状致密影，境界较模糊。病变密度不均匀，中心密度较高，多伴有肺纹理增粗。病变可以比较散在且较小，也可集中呈大片融合趋势，但不局限于一肺段或一肺叶。小儿多首先发生在脊柱旁、然后向心缘发展，因此早期易被心影所掩盖。由于黏液堵塞支气管，病变区域可夹杂有小叶性肺不张或局限性肺气肿，细支气管阻塞时，也可形成小三角形肺不张影。少数病例仅表现为不规则粟粒样病变或仅为肺纹理增强。一般不需作 CT、MRI 及其他影像学检查。

（三）肺不张（Atectasis）

1.一侧肺不张：为一侧主支气管完全性阻塞所致，表现为患侧肺野均匀致密、胸廓塌陷、肋间隙变窄、气管纵隔向患侧移位、同侧膈面升高、对侧可有代偿性肺气肿，甚至可出现纵隔疝。

2.肺叶不张

（1）右肺上叶不张：正位呈扇形或三角形致密影，其尖端指向肺门基底部与胸壁接触，个别萎缩程度较重者则完全紧贴纵隔呈纵隔肿瘤样改变。上肺容积缩小可致胸廓下陷，肋间隙变窄，气管向右侧移位，肺门上提。右中下肺代偿性肺气肿，侧位于气管前后出现边缘较清晰的扇形影。"反 S 征"为肺门区占位引起右上肺不张时出现的水平裂移位征象。

（2）右肺中叶不张：在后前位表现为右下肺野内带及心右缘旁的上界清楚下界模糊的片状致密影，其上界不超过右侧肺门中部，心右缘模糊。右侧位显示最为清楚，为自肺门向前下方倾斜的带状或尖端指向肺门的三角形致密影。前弓位呈边缘清晰的三角形致密影，基底位于右心缘尖端指向侧胸壁。

（3）左上肺叶不张：后前位片上肺野内中带密度增高，而上肺野之外带和下肺野相对较为透亮，而表现为所谓"新月状"的 X 线征。侧位上整个斜裂向前移位并稍向前弯曲紧贴于胸骨后，形成"垂帘征"，下叶可出现代偿性肺气肿。

（4）下叶肺不张：后前位上呈底向膈面尖端指向肺门的三角形阴影，肺门向下移位。左下肺不张时，左下叶肺不张阴影可与心影重叠，在斜位或过度曝光片上可以显示。侧位上表现为心后三角区密度增高，边缘略凹。

（5）盘状肺不张：盘状肺不张是亚段性肺不张，多见于一侧或两侧肺野底部。这种肺不张大多是由于该部分肺野呼吸运动障碍，横膈运动减弱有关。多见于一侧或两侧肺底部，膈顶上方，长约 2~6cm 扁长条形、横行密影，边缘较模糊，在正侧位上都可见到，往往可达胸膜面，但从不穿过叶间裂。

（四）肺气肿（Emphysema）

1.胸腔前后径增大呈圆桶状，肋间隙增宽。

2.两侧膈顶的位置下降，膈顶变平。

3.肺透亮度增加，肺纹理稀疏变细。

4.透视下，两膈动度减弱。

（五）胸腔积液（Pleural Effusion）

1.一般游离性胸腔积液

积液量很少时，立位液体积聚于肺底与横膈之间（即膈胸膜腔）及后肋膈窦，缺乏明显 X 线表现。当胸腔积液量约 300 ml 时，X 线上站立后前位胸片才有两侧肋膈角变钝致密的表现。在斜位或侧位观察肋膈窦，向左右倾斜身体至 60° 以上观察变钝肋膈角形态有改变，以及卧位观察液体的散开和肋膈角变锐利，都有助于确定有无胸腔积液存在。中量或大量积液，液体掩盖一侧膈面至相当于下肺野范围可视为中量，此时积液一般已多于 2 000 ml，液量超过下肺野范围可视为大量。立位时表现为一定范围的大片致密影，下部最浓密，向上逐渐均匀密度变淡。该致密影上缘可见内低外高的弧形液弧线。极大量胸腔积液可充满全侧胸腔，把同侧肺向肺门压缩，此时液体直抵胸腔顶壁，故不形成液弧线，中等量或大量胸腔积液均可使纵隔气管向健侧移位，肋间隙增宽，横膈下降。

2.肺底积液

站立位时贮集于肺底下膈肌之上的达中等量游离胸腔积液称为肺底积液。右侧多见易误诊为膈升高。正常膈穹隆最高处在内 1/3（正位观）和前 1/3（侧位观），假膈面正位观最隆凸处在中外 1/3 之间或侧位观其后部通常明显升高变平。卧位时患侧肺野密度均匀增高，膈位置显示正常。将体位向患侧倾斜时出现游离积液也可诊断肺底积液。

3.包裹性胸腔积液

胸膜炎致脏壁层胸膜粘连时，局限于胸腔某一个局部的胸腔积液称为包裹性胸腔积液。好发于侧后胸壁，也可发生于前胸壁，胸下部比上部多。发生于侧胸壁者，在切线位上表现为自胸壁向肺野内突出之半圆形或扁丘状阴影，其上下缘与胸壁的夹角呈钝角，边缘清，由于液体下坠致密影下部较隆及较浓密。

4.叶间积液

位于叶间裂（横裂与斜裂）内两层脏层胸膜间的积液称为叶间积液，可为包裹性或游离性，一般而言，叶间积液都呈边缘清晰密度均匀的梭形阴影，两端呈细长尖形，长轴与叶间裂方向一致。叶间积液量多时可呈圆球形，部分胸腔积液渗入叶间裂时往往位于斜裂底部呈近似三角形的形状。

（六）气胸（Pneumothorax）

气胸发生时肺被气体压缩，于壁层与脏层胸腔之间形成气胸区，此区无肺纹理，透量度明显增高，被压缩的肺组织和脏层胸膜显示为一层纤细的线状边缘，从而可确定气胸的存在与肺压缩的程度，被压缩的肺向肺门处萎缩，透亮度减低。气胸量愈多，则肺被压缩愈明显，严重被压的肺可成为附着于肺门周围的一块软组织影，与肺不张相似。气胸量不同可出现不同程度同侧胸廓加宽。纵隔、气管移位及纵隔摆动，甚至可出现纵隔疝（大量气胸时）。壁层胸膜与脏层胸膜粘连时，可形成局限性气胸。

（七）间质性肺水肿

1.肺纹理和肺门阴影边缘模糊。

2.肺血重新分布现象，即由正常时上肺血管比下肺血管细变为上肺野血管增粗。

3.支气管袖口征，支气管轴位投影可见管壁环形厚度增宽，边缘模糊，称为袖口征。

4.间隔线阴影，其病理基础是小叶间隔水肿。可分为 Kerley A、KerleyB、KerleyC 线，以 B 线最常见，长度小于 2cm，与胸膜垂直。

5.胸膜下水肿，类似胸膜增厚，不随体位改变而变化。叶间胸膜下水肿表现为叶间裂增厚。

6.常合并心影增大，可有少量胸水。

肺泡性肺水肿：

1.肺泡实变阴影，早期呈结节状阴影，0.5~1 cm，边缘模糊，很快融合成斑片或大片状阴影，有含气支气管影像，密度均匀。

2.分布和形态呈多样性，可呈中央型、弥漫型和局限型。中央型表现为两肺中内带对称分布的大片状阴影，肺门区密度较高，形如蝶翼称为蝶翼征。局限型可见于一侧或一叶，多见于右侧。除片状阴影外，还可呈一个或数个较大的圆形阴影，轮廓清楚酷似肿瘤。

3.动态变化：肺水肿最初发生在肺下部、内侧及后部，很快向肺上部、外侧及前部发展，病变常在数小时内有显著变化。

4.胸腔积液：较常见，多为少量积液，呈双侧性。

5.心影增大。

第四节　人工气道的护理

人工气道是通过鼻腔或口腔直接在上呼吸道植入导管而形成的呼吸通道，用以辅助通气及治疗肺部疾病。做好人工气道的护理是提高 ICU 护理质量的关键环节。

一、口咽通气道放置技术

（一）目的

1.防止舌后坠阻塞呼吸道。

2.预防病人咬伤舌头。

3.协助进行口咽部吸引。

（二）用物准备

口咽导管 1 根，必要时备开口器及压舌板。

（三）简要说明

1.口咽通气道的选择

（1）长度：大约相当于门齿至下颌角的长度。

（2）宽度：以能接触上颌和下颌的 2~3 个牙齿为最佳，降低病人咬闭通气管腔的可能性。

2.反向插入法

反向插入法即把口咽通气道的咽弯曲部面朝向腭部插入口腔。当其前端接近口咽部后壁时，将其旋转 180°，旋转成正位后，口咽通气道的末端距门齿大约为 2 cm，然后用双手托下颌，使舌离开咽后壁，并用双手的拇指向下推送口咽通气道，直至口咽通气道的翼缘到达唇部上方的位置。

（五）注意事项

1.口咽通气道不得用于意识清楚或浅麻醉病人（短时间应用的除外）。

2.插入口咽通气道前进行完善的表面麻醉，以抑制咽喉反射。

3.前 4 颗牙齿具有折断或脱落的高度危险的病人禁用。

二、环甲膜穿刺技术

（一）目的

上呼吸道完全性梗阻，无法施行气管内插管的成人，最简单最迅速地开放气道方法。

（二）用物准备

1.环甲膜穿刺针或 16~25 号针头。

2.病情紧急，无须特殊设备。

3.病情紧急，无须麻醉。

（三）简要说明

1.环甲膜解剖位置

环甲膜为带状膜，位于颈前正中喉结下方，甲状软骨和环状软骨之间，上下窄、两侧长，在中线处上下最宽，向两侧移形时渐渐变窄，近似于长方形。其位置表浅，在皮肤下方，仅有横行的小血管，无重要神经、血管，且不随年龄增长而钙化，因此经此穿刺简便，组织损伤轻，愈合快，不影响美容，为临床应用奠定了基础。

2.环甲膜的测量

环甲膜超声测量结果：在正中线环甲膜上下间距为 4.4 mm，最大为 5.5mm，最小为 3.1 mm，71%大于 4 mm。环甲膜宽度平均为 11.9 mm，皮肤至环甲膜气管面厚度平均为 3.9 mm。因此在使用环甲膜穿刺时穿刺针透过皮肤 5 mm 基本可达气管内。

（五）注意事项

1.在环甲膜测量中也发现一些解剖变异，由于年龄增加，甲状软骨和环状软骨可能出现钙化现象，表现为甲状软骨和环状软骨增生，环甲膜间隙变窄。在临床上使用环甲膜穿刺时，应当注意老年病人骨质增生环甲膜间隙变窄问题。

2.穿刺深度要掌握恰当，穿刺时突然阻力消失有落空感，伴有剧烈咳嗽时，应确认插入位置，防止刺入气管后壁。

3.穿刺时要避免用力过猛，造成气管后壁和食管损伤，甚至造成气管—食管瘘。因此应细心操作，由于穿刺针细，一般会自行愈合，如长期不愈合，可考虑行瘘修补术。

4.环甲膜无重要的血管及神经，一般不会出现血管及神经损伤，如有渗血，可压迫止血，如有大出血，可能是操作失误，应查明原因，对症处理。

5.穿刺后要妥善固定穿刺针，避免病人头过度后仰，防止穿刺针退至喉黏膜下层及皮下，造成喉黏膜及颈部皮下气肿。

6.环甲膜穿刺针留置时间，一般不应超过 24 h。

三、气管插管的配合技术

（一）目的

1.使呼吸道畅通，改善呼吸功能。

2.用以辅助机械通气及治疗肺部疾病。

3.是临床麻醉的重要组成部分。

（二）用物准备

1.抢救车：不同型号插管各一根、管芯、喉镜、喉头喷雾器内放 1% 的丁卡因、牙垫、通气道、持管钳、固定带或宽胶布、5 ml 注射器 1 个、无菌液状石蜡、无菌中纱、必要时准备开口器和舌钳。

2.氧气装置及吸氧管、简易呼吸器、呼吸机（时间、人力充足时准备）。

3.负压吸引装置及吸痰用具。

4.听诊器及约束带。

5.有条件备气囊压力表；连接多功能监护仪。

（三）简要说明

1.气管插管时病人的体位

病人头部应尽量后仰以更好地暴露声门，使口轴线、咽轴线、喉轴线三条线重叠成一条线，以便于导管置入。

2.选择气管插管型号

a.经口行气管插管：成年男性一般选择 7.5~8.0 mm 气管导管；成年女性一般选择 7.0~7.5 mm 气管导管。

b.经鼻行气管插管：成年男性一般选择 7.0~7.5 mm 气管导管；成年女性一般选择 6.5~7.0 mm 气管导管。

3.防止牙齿损伤

牙齿紧闭时，应先用简易呼吸器加压给氧数分钟，改善缺氧状态，遵医嘱经静脉注射适当的镇静剂后再操作，不能硬撬开牙齿。同时，操作过程中，不以喉镜作杠杆，不以牙齿作支点。

4.气管插管过程中常见的并发症

牙齿脱落、口腔黏膜、鼻腔黏膜及舌损伤、声门损伤、喉头水肿、气管壁损伤致纵隔气肿、导管误入食道、插入支气管、导管插入过浅、导管脱出发生窒息、心律失常等。

5.气管导管插入深度

气管导管插入深度以胸部 X 线片提示气管导管在隆突上 2~3 cm 为准。经口插管约为（22±2）cm，经鼻插管约为（27±2）cm。

6.气管插管位置的判定

（1）ETCO$_2$ 监测。

（2）用听诊器听诊两侧肺部呼吸音是否对称。

（3）挤压胸部，在导管口感觉气流冲动。

（4）听诊器放于上腹部，听诊胃内有无气过水声，出现则进入食道。

（5）插管后进行人工通气，观察病人 SPO$_2$ 是否上升。

（6）观察胸部和腹部运动法。

（7）支气管镜直视观察。

（五）注意事项

1.插管前呼吸情况不佳的病人，可通过连接简易人工呼吸器输入氧以提高血氧饱和度至 90 % 以上。

2.用管芯应先测定其长度，其内端应短于导管口 1~1.5 cm，管芯绝不可突出管口处，以免损伤气管黏膜组织。

3.操作过程中插管不成功应立即给以高流量吸氧或用简易人工呼吸器辅助呼吸，并遵医嘱及时采取抢救措施。

4.插管不成功不能反复插管，易导致气道损伤引起喉头水肿。

5.操作过程中护士要严密观察病人生命体征及血氧饱和度等变化，及时向医生提供病人信息。危重病人可能在气管插管时发生心脏停搏。

6.喉镜连接方法正确，一般选用中号喉镜叶片。

7.静脉给药的方法、浓度、剂量准确。

8.操作时注意无菌，如吸痰、静脉给药等。

四、拔除经口气管插管技术

（一）目的

1.病人呼吸功能改善、气道畅通、具有拔管指征，去除人工气道。

2.改变人工气道的途径。

（二）用物准备

负压吸引管、一次性吸痰管、一次性手套、一次性注射器、无菌盐水、吸氧装置及吸氧管，必要时备好气切包或抢救药。

（三）简要说明

1.拔管指征

（1）病人神志清醒（能用点头和摇头的方式正确回答问题）。

（2）血流动力学稳定、循环稳定、自主呼吸完全恢复。

（3）咳嗽、吞咽生理反射恢复。

（4）肌张力恢复（病人能够紧握操作者的手）。

2.拔除气管插管后并发症

喉头水肿、喉痉挛症状；低氧血症；胃内容物反流、误吸；咽痛、喉痛、喉溃疡；声带麻痹；气管炎等。

（五）注意事项

1.严格无菌操作。

2.口鼻咽腔的痰液一定要吸净，以减少气囊上分泌物滞留下漏。

3.操作时动作要轻柔、准确、迅速，避免对气管黏膜损伤。

五、气管切开的配合技术

（一）目的

解除喉梗阻，恢复呼吸道通畅，改善肺部换气功能，便于吸出下呼吸道分泌物。

（二）用物准备

气管切开包1个、气管切开套管1套、消毒物品、气管切开换药盘（镊子2把、剪成Y型口的无菌中纱1块）、一次性无菌小油纱1块（5 cm×15 cm）、5 ml注射器2个、2%普鲁卡因1~2支、无菌手套2副、无菌中纱数块、吸痰用负压吸引装置、一次性吸痰管数根、便携式无影灯1台、活动过床车1个、约束带2个、听诊器、气囊压力表、呼吸机、简易呼吸器1套、氧气管1根、软枕1个、抢救药品。

（三）简要说明

1.气管切开的位置

气管切开时，病人取去枕平卧位，头后仰，肩下垫软枕，颈部伸展便于术野暴露；且应注意病人身体保持正中，使气管居中利于操作的实施。在第3、4环状软骨做气管切开。

2.气管切开套管固定

为防止术后套管脱出，必须将气管切开套管居中，固定带牢固固定，松紧度应与颈部间隙不超过两指为宜。且应注意呼吸机管路不应过于固定，以免病人头颈部移动时，气管切开套管被牵拉而脱出。

3.气管切开术中可能出现的危险因素

（1）心律失常：大多数与缺氧有关。人体的氧储备很少，手术刺激、组织创伤出血，使耗氧增加或供氧不足；术中带管芯的套管置入的瞬间，经口或经鼻气管插管刚脱离气道，呼吸机供氧中断，可使病人有发生低氧血症的危险。由此引起的低氧以及二氧化碳潴留，则可能导致迷走神经反射，引起病人严重的心律失常，甚至心搏骤停。

（2）术中出血：术中气管切开部位若向上高于第一气管环，向下低于第五环，易造成喉狭窄和损伤无名动静脉而并发大出血。

（3）气管插管拔除后，气管切开套管不能准确置入气道：与病人体位、术者操作技术等因素有关，若出现此情况应立即给予简易呼吸器进行一级供氧，并遵医嘱及时采取抢救措施。

（4）窒息：与缺氧有关或有分泌物、异物堵塞。应高度注意气管切开套管位置改变造成的开口不完全堵塞。

（5）皮下气肿：气管切开套管置入皮下组织并连接呼吸机进行机械通气，可导致皮下气肿。

4.气管切开早期并发症（24 h内）

（1）局部出血、渗血，应及时给予压迫止血，如属动脉出血应由术者进行处理，必要时进行止血术。

（2）皮下气肿及纵隔气肿，前者可不予处理，后者应警惕张力性气胸的发生。

（3）气胸，由于胸膜顶部靠近颈部筋膜表面被撕裂所致，视气胸程度采取必要措施。

5.气管切开后期并发症（超过24 h）

伤口感染；气道阻塞；吞咽障碍；气管食管瘘。

6.气管切开晚期并发症

切开部位的顽固瘘；气管内肉芽引起拔管后呼吸困难；气管狭窄。

（五）注意事项

1.气管切开术前应彻底清洁病人颈部皮肤，以防气管切开伤口感染。

2.病室应空气清新，做好空气消毒，最好在具有空气层流或新风系统的病房中进行操作。

3.术中严格进行无菌操作。

4.术中根据病人痰液的多少选择吸痰时机，在吸痰前应与术者进行沟通，征求术者同意并暂停手术操作，吸痰要彻底，严格无菌操作。

5.在整个操作过程中，注意严密监测病人生命体征及血氧饱和度的变化。

6.密切观察有无并发症的发生。

六、气管切开伤口换药技术

（一）目的

1.观察气管切开导管位置、更换气管切开伤口敷料。

2.保持气管切开伤口清洁、干燥及病人舒适。

3.预防和控制气管切开伤口感染。

（二）用物准备

一次性无菌弯盘2个、无菌镊子2把、无菌剪刀1把、根据伤口情况准备无菌中纱数块（其中一块纱布剪成Y字形）、0.9%生理盐水及75%酒精的无菌棉球适量、一次性无菌小油纱1块（5 cm×15 cm）、治疗车。

（三）注意事项

1.操作前必须认真评估，根据病人气管切开伤口情况选择敷料的数量。

2.病人体位应给予去枕平卧位，头后仰，但也应根据病人耐受程度采取适当卧位。

3.操作过程中严密监测病人生命体征及病情变化，如出现异常应立即停止操作，通知医生给予及时处理。

4.换药过程中严格进行无菌操作，保持双手持镊法，左手镊子相对无菌，右手镊子接触伤口，接触病人的镊子不可直接接触敷料，消毒用棉球不可过湿。

5.气管切开换药每天至少1次，若渗出较多或痰液污染纱布，应及时换药，保持伤口敷料清洁、干燥。

6.操作过程中动作应轻柔，防止过分牵拉管道引起脱管或造成病人不适感。

7.换药时应按照从清洁、污染、感染、特殊感染的原则进行，避免交叉感染。

8.气管切开换药后敷料应整洁、美观。

七、气管插管气囊护理技术

（一）目的

1.有效封闭气管导管与气管壁间的间隙。

2.减少对气管黏膜的损伤。

（二）用物准备

1.气囊压力测定：气囊压力表或听诊器和5 ml注射器。

2.清除气囊上分泌物：负压吸引装置、吸痰管、简易呼吸器。

（三）简要说明

1.调整气囊压力的意义

正常成年人气管黏膜的动脉灌注压大约为4.0 kPa（42 cmH_2O），毛细血管静脉端压力为2.4 kPa（24 cmH_2O），淋巴管压力为5 mmHg。由此可推测，当气管导管套囊内压超过2.942 kPa（30 cmH_2O）时，对气管血流具有损伤作用，使气管黏膜血流开始减少；达3.923 kPa（40 cmH_2O）时，可完全阻断血流，导致气管黏膜的缺血性损伤；超过4.904kPa（50 cmH_2O）时，可导致柱状上皮的坏死，甚至造成气管壁穿孔、破裂等严重的并发症。因此，临床上应选择大容量低压气囊，并高度注意调整气囊压力。

2.气囊无须定期放气的主要依据

（1）气囊放气后1 h内气囊压迫区的黏膜毛细血管血流难以恢复，因此，短时间气囊放气不能达到恢复气管黏膜血流的目的。

（2）对于机械通气条件较高的危重病人，特别是依赖于高水平呼吸末正压（PEEP）的呼吸衰竭的病人，气囊放气将导致肺泡通气不足，PEEP不能维持，并可能引起循环波动，因此，危重病人可能难以耐受气囊放气。

（3）常规的定期气囊放气—充气，反而使医师及护士忽视充气容积或压力的调整，出现充气过多及压力过高的情况。

3.气囊放气的指征

评价气囊的漏气情况；廓清上气道的分泌物；评价气管扩张情况；允许病人发声。

4.气囊漏气的预防及处理

对于接受机械通气的危重病人，气囊漏气如未及时发现，可造成病人通气量不足，引起二氧化碳潴留及低氧血症，可导致严重后果，甚至威胁生命。因此，必须密切临床观察及测量，比较吸入和呼出潮气量、注意气囊压力监测，以及时发现漏气。应常规做好紧急更换人工气道的必要准备，常备同样型号（或偏小）的气管插管或气管切开套管，简易呼吸器，一旦气囊漏气，及时更换。

（四）注意事项

1.定时检测气囊压力

应用气囊压力表进行气囊压力监测需每班测定1次，以维持一定压力。对于充血性心衰、糖尿病、长期服用激素及免疫抑制剂、创伤、中风、感染等情况下应增加测定次数。

2.密切观察机械通气病人的呼吸机条件、气道峰压、潮气量情况。

3.定时用听诊器听诊，及时发现气囊漏气，随时监测气囊充气情况。

4.对操作人员应进行专业培训，熟练掌握气囊压力测定操作步骤及技术以及气管插管及气管切开的配合技术。

八、人工气道温、湿化技术

（一）目的

替代上呼吸道的加温和加湿功能。

（二）用物准备

1.湿化器或蒸汽发生器；

2.雾化器；

3.加温湿化过滤器；

4.气管内滴注的药液及输注用具。

（三）简要说明

1.人工气道湿化不足的危害

纤毛运动削弱；增加排痰困难及缺氧；引起或加重肺部炎症；降低肺的顺应性。

2.人工气道温化、湿化适应证及禁忌证

（1）适应证

a.建立人工气道者，机械通气者是绝对适应证。

b.吸入气体过于干燥，可能导致气道黏膜出血和气道炎症。

c.高热、脱水发热使呼吸道丢失的水分增多，或在全身脱水的情况下，气道局部水分不足。

d.气道高反应性者（因温、湿化不足可诱发气道痉挛）。

e.痰液黏稠和咳痰困难者。

f.呼吸急促或过度通气者。

（2）禁忌证

无明确的禁忌证。气道分泌物多且稀薄易于排除者，不宜进行气道温化、湿化治疗。

3.人工气道温化、湿化目标

人工气道吸入气体温度 32~37℃，相对湿度 100 %。

4.人工气道温化效果评价

（1）吸入气温度低于 30℃，导致支气管纤毛活动减弱，气道高反应性者可诱发哮喘发作。

（2）吸入气温度高于 40℃，也可导致支气管纤毛活动减弱或消失以及气道灼热感，甚至使体温增加、出汗、呼吸加速。.

5.人工气道湿化效果评价

（1）湿化满意

分泌物较稀薄，可顺利通过吸引管，气管内无痰栓、无结痂；听诊气管内无干鸣音或大量痰鸣音；病人安静，呼吸道通畅。

（2）湿化过度

使气道阻力增大，甚至支气管痉挛；水潴留过多，而增加心脏负担；肺泡表面活性物质损害，引起肺泡萎陷或顺应性降低；分泌物稀薄，咳嗽频繁，需要不断吸引；听诊气管内痰鸣音多；病人烦躁不安、发绀加重、血氧饱和度下降及心率、血压等改变。

分泌物黏稠，吸引困难；听诊气道内有干鸣音；气管内可形成痰痂，出现突然的吸气性呼吸困难，发绀加重及血氧饱和度下降等。

6.湿化疗法的副作用

湿化过度或不足；湿化温度过高或过低；干稠分泌物湿化后膨胀阻塞气道；气道阻力增大，甚至支气管痉挛；水潴留过多，增加心脏负担；使肺泡表面活性物质损害，引起肺泡萎陷或顺应性降低。

（四）注意事项

1.观察送人气体的温度显示，防止哮喘及气道灼伤的发生。

2.湿化器中应保持足够的湿化液，应及时添加无菌蒸馏水（用量应>250 ml/d）。在使用中应注意及时打开湿化器开关，避免病人吸入干冷气体。

3.加热后的蒸汽进入气道内之前，遇到较低室温，部分会凝集在管道中，造成管道积水，应经常将管道积水排到集水瓶后再倒掉。禁止将积水倒入加热器内或反流人病人气道中，以免发生院内感染。

4.如送气管中积水过多，可增加气流阻力，故应随时排除积水。

5.干稠分泌物湿化后膨胀，应加强观察，判断有无分泌物膨胀阻塞气道表现如气促、呼吸困难，严重者可发生窒息。当气道阻塞加重时，可转动病人体位、扣拍胸部并用吸痰管及时吸痰，以利痰液排出。

6.湿化器、呼吸机管路等应严格消毒，避免交叉感染。同时应加强病房管理，病室环境也要定期消毒，以避免所用器械和日常用具的污染和交叉感染。

第五节　胃肠外营养支持的护理

恰当的营养支持对危重病人而言是至关重要的，为保证营养支持的正确实施ICU护士必须掌握相关知识及技术，与医生共同努力提高危重病人的救治水平。

一、胃肠外营养支持技术

（一）目的

在病人不能经胃肠道摄入营养或摄入不足的情况下，维持机体正氮平衡，预防和纠正热量及蛋白质缺乏所致的营养不良，增强病人对严重创伤的耐受力，加速伤口愈合，促进康复及婴幼儿生长发育。

（二）用物准备

营养混合液、静脉通道（中心或外周静脉）、静脉输液用物等。

（三）简要说明

1.临床常见胃肠外营养指征

术后至少有5天以上不能经口或鼻胃管进食者，为短肠综合征、消化道瘘、麻痹性肠梗阻、急性胰腺炎、多发性内脏损伤、败血症、大面积烧伤、炎性肠道疾病、骨髓移植、妊娠剧烈呕吐或精神性厌食、接受强烈化疗后等。

2.危重病人营养支持的时机

因为在严重创伤、感染等应激的初期，机体内环境不稳定，如水、电解质与酸碱平衡失调，休克未纠正等，此时给予营养不但达不到营养支持的目的，反而会加重代谢紊乱及脏器功能障碍。如无特殊情况，应经过短期调整，初步纠正内环境失衡后尽早给予营养支持。具体应用原则包括：水、电解质与酸碱平衡紊乱基本纠正；休克复苏后，循环、呼吸功能趋于稳定；血糖能在胰岛素控制下趋于平稳；无大量出血；肝、肾功能衰竭经初步处理或经血液净化治疗趋于稳定；胆道梗阻解除。

3.危重病人胃肠外营养支持原则

（1）合理供给能量，避免过度营养

过高的能量供给将给病人带来氧耗增加，呼吸及肝脏负担加重，血糖过高及抑制免疫功能等危害，而且过高的血糖可能加重应激程度。因此，适当供给能量十分重要，可按照25~35 kcal/(kg·d) 提供每日非蛋白质热量。

（2）非蛋白质热量由碳水化合物及脂肪双能源供给

葡萄糖作为单一能源易造成高血糖、代酸、淤胆、脂肪肝等并发症。葡萄糖的供给量应低于5 g/(kg·d)，以3~4 g/(kg·d) 为宜；又由于红、白细胞及中枢神经系统依靠葡萄糖提供能量，因此，葡萄糖的需要量每日不应低于100 g。

为减少葡萄糖负荷过多造成的并发症以及补充必需脂肪酸，应按1~1.5 g/(kg·d) 补充脂肪，使脂肪所提供的能量占非蛋白质热量的20%~40%。

（3）降低热氮比

应激状态下的高代谢状态，或合并有大量消化液丢失、创面与体腔渗液等使蛋白质大量分解或丢失，加之创伤愈合等因素，使危重病人蛋白质的需要增加。需要量为 1.5~2.5 g/(kg·d)，热氮比降至 100 kcal:1 g 氮。

4.胃肠外营养常见的导管并发症

（1）置管中的并发症：血气胸、空气栓塞、神经损伤、误入动脉、导管异位、心包填塞、心律失常、纵隔损伤、穿刺部位出血、置管失败等。

（2）导管留置期的并发症：败血症、空气栓塞、静脉血栓形成等。

5.胃肠外营养常见的代谢并发症

（1）糖代谢紊乱：包括高血糖，甚至产生高渗性非酮性昏迷及低血糖。

（2）脂肪代谢紊乱：包括必需脂肪酸缺乏及高脂血症。

（3）肝胆系统并发症：包括胆汁淤积性肝炎、胆石症和肝功能衰竭。

（4）氨基酸代谢异常：主要表现在谷氨酰胺、牛磺酸、半胱氨酸的缺乏。

（5）水电解质、酸碱平衡失调：常见高血钾与低血钾、磷代谢异常、低镁血症。

（四）注意事项

1.逐步增加葡萄糖的输注量，使内源性胰岛素的分泌量逐渐增加以适应高浓度葡萄糖的输注。

2.应调整营养配方，降低葡萄糖的浓度和滴注速度，严密监测血糖及电解质，因人而异，制定外源性胰岛素补充方案，以调整血糖于满意范围。

3.胰岛素的补充不宜加人营养袋中，一方面防止营养袋对胰岛素的吸附而失去作用，另一方面不宜控制、调整用量。最好用微量注射器泵单独输注，以便随时调整及保证药效。但也应注意单独输注时，应保证葡萄糖和胰岛素的配给，防止无糖情况下胰岛素仍持续泵入，可能造成低血糖的危险。

4.营养也应持续、匀速输注，胃肠外营养停止时也应逐渐减量，避免血糖波动。

5.应用脂肪过程中强调缓慢滴注及密切监测血脂与呼吸商的情况，以确保脂肪有效利用和清除。

6.应加强监测，每日准确记录 24 h 出入量；遵医嘱 1~2 次/周测病人体重；每天定时监测血糖、尿糖、酮体；2 次/周查电解质；1~2 次/周查血气分析；1 次/周查肝、肾功。

二、营养混合液的配置技术

（一）目的

1.各种营养成分同时均匀输入，有利于机体更好的代谢吸收。

2.便于配制规范化、标准化。

3.减轻护理工作量，减少液体配制时间，简化滴注设施。

4.降低感染及空气栓塞的发生概率。

（二）用物准备

洁净台、配方中所涉及的营养液、营养袋、注射器、纱布、胶布。

（三）简要说明

1.营养混合液组成

营养混合液（Totel Nutrient Adnixture，简称 TNA）是指将人体所需的七大营养素（水、电解质、碳水化合物、氨基酸、脂肪乳、维生素、微量元素），在无菌条件下，按一定的

比例和一定的配制程序混合配置，存放塑料袋中，再统一输注给人体的技术。

2.配液环境要求

（1）配制室必须达1万级净化，并有100级的净化工作台，操作区平均风速为0.3~0.6 m/s 左右，洁净台启动 20 min，工作台面应达到局部无尘无菌的洁净工作环境。同时具备缓冲间和风淋室、传递窗以及相关消毒设备。

（2）所需各种成分药品，有专门库房和货柜贮存，药品在开箱上柜前应进行清洁去尘处理。

（3）配制前各成分药品应经消毒液和紫外线消毒，方可经传递窗送入配制室。

（4）操作人员应按规定洗手、消毒，穿戴无菌、无尘隔离服，经风淋室风淋后，才可进入配制室，并戴上一次性无菌手套进行操作。

（5）每次配制前和配制后均应按规定对配制室进行清洁消毒，并定时对配制室内进行无菌监测，确保无菌程度的可靠性。

（6）配好的液体立即送到病房使用，因故不能及时输注时，应放入冰箱储存。中途应注意保洁，不得造成污染。

3.营养混合液各组成成分的自身稳定性

（1）葡萄糖

由于葡萄糖溶液呈酸性，pH3.0~5.0，因而高温或长期储存葡萄糖溶液可使葡萄糖分子中的羧基与氨基酸分子中的氨基发生 Mailland 反应，导致氨基酸的利用率下降，并呈现棕黄色，故配制时应充分考虑这一因素。

（2）氨基酸

由于氨基酸的分子结构能接受或释放氢离子，形成正或负分子而具有缓冲酸碱的能力。因此，无论从营养物质的合理组成角度，还是从营养物质的稳定性角度考虑，氨基酸是 TPN 液中不可缺少的部分。

（3）脂肪乳

脂肪乳稳定性的重要指标是 pH 值和游离脂肪酸的含量，这两个指标的变化是甘油三酯在贮藏期间缓慢水解的结果，贮藏温度越高，时间越长，pH 值下降幅度越大，游离脂肪酸的含量越高。电解质、液体 pH 值等因素可能通过减弱脂肪颗粒的电负性而影响其稳定性，阳离子可中和脂肪颗粒上磷脂的负电荷使脂肪颗粒

相互靠近，发生聚集和融合，最终致水油分层。常见脂肪乳变性包括：

a.乳凝状态是指 TNA 液中脂肪乳剂出现了分层，可见液体上方浮有一层半透明、浅黄色、条状凝结物，这是一种较轻的破坏状态。

b.融合反应是指 TNA 液中出现了游离的棕黄色脂性油滴，其颗粒直径可在 5~15μm，这种现象具有致命性，不宜输入。大于 5μm 的脂肪颗粒超过总脂肪量的 0.4%时即有这种不安全性。因此，配液完毕时及给病人应用前应用肉眼仔细观察，其他可行的检查手段尚在探索中。一旦肉眼能看到沉淀或脂肪滴，就不宜再输入。

（4）维生素

a.维生素 C 可与溶液中溶解的氧发生氧化反应，将 TNA 液存放于 2~8℃暗处，放置 24 h 和 96 h，发现维生素 C 的实际浓度仅为标示浓度的 59% 和 42%。

b.脂溶性维生素可发生光解，维生素 D、维生素 E 稳定，而维生素 A、维生素 K 在滴注 6 h 后的输液中的含量仅为原来的 20%~30%。橙色聚乙烯防光罩遮盖则能明显提高维生素 A 和维生素 K 的稳定性。

（5）微量元素

安达美 1 支加入复方氨基酸 500 ml 液中或葡萄糖液中，有文献报道，本品在较长的储存周期（大于 30 h）和较高的储存温度下（4℃或 20℃）会降低配伍与 PN 液中微量元素如锌、铜和锰的含量，有时也可能产生非 PN 液中的组分，如硼、铝、钡、钛、钒它们以污染物的形式出现。

（6）电解质

TNA 中钠应控制在 100 mmol/L，钾应控制在 5.0mmol/L，镁浓度小于 3.4 mmol/L，当钙和磷的浓度分别达到 3.4 mmol/L、6.8 mmol/L 时易产生沉淀，故配伍时应将二者稀释后混合，先加磷，后加钙（且温度越高，钙磷产生沉淀的可能性越大）。

4.营养混合液各组成成分间的相互作用

（1）葡萄糖溶液可降低脂肪乳的 pH 值

当 pH 值降至 5.0 以下时，脂肪乳将丧失其稳定性，导致脂肪颗粒凝集，且可加速溶液变色。据报道，含 5%~25% 葡萄糖溶液的 TPN，脂肪乳至少 24 小时内不会引起凝聚和沉淀，颗粒表层不受破坏，而含 50% 葡萄糖溶液的 TPN，几乎所有脂肪颗粒可产生凝聚，一部分颗粒表层受破坏。故建议医师处方中葡萄糖总浓度应控制在 5%~25% 内，混合液的最后 pH 值应调为 5~6，并应加入氨基酸溶液以缓冲 TPN 液中的 pH 值，从而提高 TNA 的稳定性。

（2）葡萄糖与脂肪乳直接混合，可导致脂肪乳的裂解。

（3）混合前后 pH 值改变比较大的药物之间的配伍容易出现层析或产生微粒，稳定性发生改变，pH 改变不超过 ±0.5 的药物相对稳定。

（4）钙剂直接加入脂肪乳，可造成脂肪乳剂破裂、产生絮状沉淀。

（5）离子对 TNA 中脂肪颗粒具有破坏能力，且离子价位越高破坏能力越强，即三价离子（如铁）>二价离子（如钙）>单价离子（如钠）。

（6）维生素 C 与安达美、谷氨酰胺制剂直接混合，溶液变棕色；与格利福斯、精氨酸直接混合产生颜色变化；与硫酸镁直接配伍产生浑浊，将它们分别稀释后再混合可避免上述现象。

（7）水乐维他用 7% 凡命溶解时颜色变深。

5.营养混合液配置原则

（1）根据药物性质选择适宜的溶媒，配伍药物 pH 值接近时混合后稳定性较好。

（2）混合时一次只加一种药到输液中，充分混匀后，检查有无可见的配伍禁忌，若无时，再加人另一种药。

（3）一般先加入浓度较高的药，后加入浓度低的药，以降低发生反应的速度。

（4）有色的注射用药最后加入，防止细小沉淀不易被发现。

（5）对有资料报道的，存在理化配伍禁忌的药品不可混合配制；若无报道的，在实际操作中也不能因此而放松对混合后药物溶液的检查。

（五）注意事项

1.配制环节

（1）认真阅读产品使用说明书，查阅已公开报道的药物配伍资料作为参考。

（2）安全的方法是建议对TPN病人，在TNA液中添加药物时可先行配伍检测，若配伍禁忌的药物分开输注时，在转接给药前后选用中性生理盐水冲洗管路。

（3）药师的参与可使TNA处方营养组分合理化，还可检查溶液是否有配伍变化和配伍禁忌，协助临床医师实现个体化给药。

（4）应设置净化中心，配制人员经过专门培训，专人负责配制中心的消毒、配制，从而保证营养液的无菌安全。

2.输注环节

（1）TNA中原则上不可加入其他药物，由于给药时间长，其他药物难以在规定时间内达到有效血药浓度，同时影响AIO的稳定性。

（2）H2阻断剂可加入TNA中，但是抗生素或抗癌药物绝不能添加其中。

（3）对需要补充碱制剂以纠正酸中毒的病人，尽量避免在TNA中应用碳酸氢钠，主要是为防止不溶性碳酸钙的形成。

（4）TNA需现用现配，配制好的TNA要求在4~25℃环境内24 h内输完，如室温>25℃，脂肪乳应从另一通路单独输入，避免脂肪乳滴破坏，液体变质。若配制后暂时不使用，应保存在4℃的冰箱内，最长时间不超过48 h。

第六节 胃肠内营养支持的护理

胃肠内的营养支持的优势越来越受到临床的关注，特别是在危重病人救治过程中如何早期、合理应用已成为研究的热点问题。作为ICU护士为了能够配合医生更好地实施胃肠内营养支持，必须熟悉相关知识、掌握相关技能、保证护理措施的到位。

一、胃肠内营养支持技术

（一）目的

1.全面、均衡，符合生理的营养供给，以降低高分解代谢，提高机体免疫力。

2.维护胃肠道功能、保护肝脏功能。

3.提供经济、安全的营养治疗。

（二）用物准备

肠内营养液、肠内营养喂养导管、肠内营养输注系统等。

（三）简要说明

1.胃肠内营养的优势

（1）有助于维持肠黏膜细胞的结构与功能完整，减少内毒素释放与细菌移位，保持肠道固有菌群正常生长，防止发生菌群失调；刺激 sIgA 分泌以及胃酸与胃蛋白酶的分泌，从而维护其机械、免疫和生物屏障功能。

（2）刺激分泌某些消化性激素、酶，如胃泌素、胆囊收缩素等，促进胃肠蠕动与胆囊收缩，增加内脏血流，减少淤胆及结石的发生。

2.胃肠内营养支持途径

原则是能经口进食者，首先选择经口途径补充营养物质，如果存在解剖或原发疾病的因素不能经口补充者，采取管饲的方式。

3.常用胃肠内营养制剂类型

（1）由氨基酸提供氮源。这种制剂不需消化便可吸收，如爱伦多。适用于严重消化功能障碍、重症胰腺炎的病人。

（2）由水解蛋白提供氮源。这种制剂需少许消化便可吸收，如白普素。适用于轻度或中度消化功能障碍的病人，炎性肠道疾病、消化道手术后胃肠道功能恢复期。

（3）由完全蛋白质提供氮源。这种制剂需经完全消化方可吸收，如能全力。

4.胃肠内营养喂养模式

（1）给药样喂养

a.具体方法：为每日分次给，由少量开始（100 ml/次），定时用注射器向导管内推注营养液 200~250 ml/次。

b.实施优势：操作简单。

c.存在问题：易发生胃潴留，腹泻等并发症；需要较粗管径的管道，从而引起病人不适；很难给予大量营养液；增加护士的工作量。

（2）间歇样喂养

a.具体方法：在 1 h 左右的时间将一瓶（500 ml）营养液给病人输注，每天 4 次，可按通常的用餐时间进行。

b.实施优势：操作简单，病人有较多活动时间。

c.存在问题：容易发生腹泻，恶心呕吐，胃潴留的风险更大。

（3）持续喂养

a.具体方法：匀速滴注，开始时滴注速度较慢，40~60 ml/h，6 h 后，检查病人的耐受性。如病人无不适，可每 12~24 h 总量增加 250 ml，最大速度为 100~125 ml/h。

b.实施优势：较低的胃潴留和肺误吸风险；较少的恶心、呕吐、腹泻；更容易提供大量营养液；减少护理时间。

c.存在问题：病人活动少。

（四）注意事项

1.尽可能采用匀速持续滴注的方式。

2.逐渐增加输注速度和输液量，可用输液泵控制速度。

3.注意营养液的温度不能太低，输入体内的营养液温度应保持在 37℃左右，必要时可采用加温设备。

4.注意操作卫生，每次管饲前后用生理盐水冲洗管道。

5.胃内喂养时应确认喂养管仍在正确位置，定时检查胃潴留量。胃潴留量≤200 ml可维持原速度，如果潴留量≤100 ml可增加输注速度20 ml/h，如果残留量≥200 ml，应暂时停止输注或降低输注速度。

6.胃内输注时，病人头部抬高至少30°。

7.输注导管应每日更换一次。

8.观察病人有无腹痛、呕吐等症状，病人不能耐受，可减慢输注速度或停止输注。

9.经鼻饲管喂养时应注意口腔护理。

二、胃肠内营养液配置技术

（一）目的

规范溶解粉剂，标准配置，减少胃肠内营养液污染。

（二）用物准备

肠内营养粉剂、量筒、搅拌器、温开水、输注容器及管路等。

（三）简要说明

1.配制器具的选择

（1）器具用加热消毒的方法为最好，在65℃的水中浸没10 min，或在高温几分钟即可杀灭大部分微生物。

（2）消毒后的器具让其自然晾干。

（3）最理想的是使用一次性器具。

2.肠内营养液的悬挂及储存时间

（1）配制好的输液可在冰箱储存24 h。

（2）刚从冰箱中取出的营养液不能马上输给病人，须等达到室温再使用。

（3）输液在室温下悬挂时间应<8 h。

（4）输液管的使用时间不能超过24 h。

（五）注意事项

1.容器保持清洁，煮沸消毒后使用。

2.配制好的制剂必须在当日用完。

3.每日配制当日量，以500 ml容器分装，并在4℃冰箱中存放。

4.容器标明制剂及病人信息。

5.连接输注器时，应避免接触性污染，保护各管路接口及穿刺针。

三、螺旋形鼻肠管留置技术

（一）目的

1.准确留置导管，确保胃肠内营养的实施。

2.妥善固定导管，保证导管位置良好。

（二）用物准备

复尔凯螺旋形鼻胃肠管、注射器、生理盐水、胶布、单盘、治疗碗、治疗巾。

（三）简要说明

1.导管置入胃内的判定方法

（1）向胃管内注气，同时听诊有无气过水声。

（2）测定胃液 pH 值，小于 7 则在胃内。

（3）X 线检查导管位置。

2.复尔凯螺旋形鼻肠管应用条件

（1）复尔凯螺旋形鼻肠管只能用于肠内营养输注，适用于需要通过

鼻饲且直接进入十二指肠或空肠的病人；肠道功能基本正常而胃功能受损的以及/或吸入风险增高的病人，例如手术后早期阶段的病人。接受外科手术的病人往往在术后数日出现胃麻痹，没有胃动力，因此建议可在病人手术前一天放置复尔凯螺旋形鼻肠管。

（2）用鼻肠管实施肠内营养时，最好采用滴注输液的方式，可用肠内输液泵控制滴注速度。

（3）每次更换输注容器或怀疑管道位置不正确时应检查管道位置，一天至少检查三次导管留置刻度。

（五）注意事项

1.置胃管前，插入引导钢丝应将其置入胃管顶端，保证钢丝不从胃管前端侧孔穿出，以防止插胃管时刺伤食管。

2.置管时动作要轻柔，因内置钢丝硬度较强，受阻后如强行置入会造成咽喉部及食道黏膜损伤。

3.如胃管置入后，内置引导钢丝不易拔出，可将胃管同钢丝一并拔出一小段后再拔出钢丝，然后将胃管置入预定长度，或确认胃管已置入胃内后，抽取 20 ml 左右的生理盐水经胃管注入起润滑作用，以便抽出钢丝。

4.为避免发生堵管并确保管道长期正常使用，每次暂停输液时，用 10~25 ml 无菌生理盐水冲洗管道，平时每隔 8 h 冲洗管道 1 次。

5.建议本产品仅用于肠内营养液的输注，如需通过鼻肠管给病人喂药，在给药前后务必对管道进行清洗（至少用 30 ml 无菌生理盐水或无菌水），以免堵管。

6.本产品的建议最长使用时间为 42 天。拔出管道之前，先用无菌生理盐水冲洗管道，为避免在撤出管道的过程中有残余液体进入气管，关闭鼻肠管连接头处的防护帽或夹住管道外段，随后小心平稳地撤出鼻肠管。

四、胃、空肠造瘘管维护技术

（一）目的

妥善固定、保持通畅、预防感染。

（二）用物准备

单盘、注射器、生理盐水、纱布、治疗盘。

（三）注意事项

1.不要扭曲导管的轴心。

2.胃肠内营养起始治疗时输注速度应缓慢，使用泵控制输注速度。

3.每次更换胃肠内营养输注装置及怀疑造瘘管的位置不正确时，应检查造瘘管的位置。

4.避免从空肠造瘘管中给药。当必须通过空肠造口管给药时，应确保药物能被小肠所吸收。

5.输注胃肠内营养液或药物前后应用10~25 ml无菌生理盐水或无菌水对管道进行清洗，至少每隔8 h应冲洗，以防止堵管。

6.每天检查造口管腹壁人口处有无红肿，并用杀菌剂消毒皮肤。

7.造口管的拔除和重新放置取决于导管的状况，应由医师完成。

8.勿用注射针或钢丝疏通喂养管以免损坏导管。

9.充分清洗造瘘口敷料范围外的皮肤。

第七节　ICU静脉输液的血管保护

静脉输液是一种应用最普遍的治疗方式；最频繁的无菌操作；同时是一种有创治疗，为细菌进入静脉提供了直接通道，具有潜在的感染及并发症的危险。静脉输液过程中由于多种因素可导致血管内皮细胞受损，发生一系列类病理生理改变，而血管内膜的受损可诱发ICU病人出现严重并发症。因此，ICU护士在实施静脉输液时应加强血管保护的意识。

一、主动静脉治疗理念的应用

（一）目的

充分评估导致血管内膜损害的危险因素，采取积极有效措施加强危重病人的血管保护。

（二）用物准备

根据所选择的静脉治疗方式，有针对性地准备不同用物。

（三）简要说明

1.静脉输液常见并发症

（1）皮下血肿或瘀血

各种原因（穿刺失败、反复穿刺、拔针手法不正确、按压不当等）引起的血管内膜机械性损伤，血液成分漏出血管的现象。ICU病人如合并凝血机制障碍将加重此现象的产生。血肿、瘀血本身并不危险，但是血栓性静脉炎和感染的最初起因。

（2）渗出/外渗

被定义为由于输液管理疏忽造成的药物或溶液未进入正常的血管通路，而二者的区分在于：渗出是指非腐蚀性的药物或溶液进入周围组织.外渗则是指腐蚀性的药物或溶液进入周围组织。

其造成原因多见于导管脱出静脉；穿刺过度损伤静脉后壁；操作不当针尖刺破

外套管未及时发现；静脉壁薄弱导致液体渗入周围组织。应注意渗出早期不会影响滴速，直至组织肿胀后压力与重力持平才会影响输注，如未及时发现已造成不良后果。特别是外周静脉应用静脉输液泵输液的病人应高度重视渗出/外渗的发生。

渗出分级见下表：外渗应该属于标准量表中的第4级。

（3）血栓形成

血管内膜机械性损伤、导管（异物）留置、不正确的冲管及封管等，可使血管局部血小板凝集，形成血栓。进而影响局部血液循环，代谢障碍。

（4）静脉炎

a.静脉炎发生原因很多，主要分为化学性静脉炎、机械性静脉炎、血栓性静脉炎、细菌性静脉炎、拔针后静脉炎。

b.静脉炎临床表现

局部红、肿、热、痛。静脉炎初期血流速度加快，局部红、热；中期血流慢或停止，血液黏稠度增加，红细胞沉积，局部皮肤发红；肿是因为炎症中期血管内皮损害，通透性增加，渗出多；输入液体外渗到局部组织中，无法自行吸收引起的；局部炎症反应导致发热；而疼痛则是因为炎性物质刺激神经末梢的原因。

c.静脉炎分级

2.静脉输液造成血管内膜损害的危险因素

静脉输液过程中由于多种因素可导致血管内皮细胞受损，局部血小板凝集，形成血栓并释放前列腺素E1、E2，血管壁通透性增强，中膜层出现白细胞浸润的炎症改变，同时释放组胺，使血管发生收缩、痉挛等，造成持续静脉高压，出现毛细血管渗透性增高，渗出导致纤维蛋白漏人毛细血管周围间隙，沉积在周围，造成病变血管氧扩散减少，妨碍营养物与代谢废物交换，炎症反应进而发生局部坏死。常见损害因素：

（1）药物因素——pH值

血液pH值为7.35~7.45，超过正常范围都可以干扰血管内膜的正常代谢和机能，发生静脉炎。pH<7.0为酸性，pH6.0~8.0对内膜刺激较小；pH<4.1为强酸性，在无充分血流稀释下明显使静脉内膜组织改变。pH>9.0为强碱性，pH>8.0使内膜粗糙，血栓形成可能性大。pH值的不同是药物配伍禁忌的主要因素。

（2）药物因素——渗透压

血浆渗透压为280~310 mOsm/L，285 mOsm/L是等渗标准线渗透压。渗透压越高，静脉刺激越大，血浆渗透压>600 mOsm/L具有高度危险，24 h内即可造成化学性静脉炎；400~600 mOsm/L为中度危险；<400 mOsm/L为低度危险。

（3）感染因素

主要来源于皮肤表面的微生物通过导管和表皮组织间的空间及经皮隧道移动，最终进入血管内，引起菌血症；以及交叉感染，双手是传播的主要途径。另外因操作不当污染导管；通过被污染的导管接头腔内感染；静脉输注液的污染；由远处感染灶引起的血源性种植于血管内导管；肠道菌群移位均是感染的重要原因。

（4）物理因素——温度

当低于体温的液体进入机体血液中，血管受到冷的刺激发生收缩，严重情况下发生痉挛，尤其是输液侧机体的血管收缩较为明显，局部血流减少。药物加温后静脉输注可减少结晶性药物及自然因素对局部血管的刺激，有效预防静脉炎。但温度调整应根据药物的理化性质及病人感受。维持在 25~35℃为宜。

3.静脉输液血管保护策略

（1）评估治疗方案

认真评估输液目的、输液疗程、输液速度、溶液性质、药物 pH 值及渗透压、输液环境等因素，采取积极的防范措施。如稀释输注药物，改变 pH 值，以减少对静脉刺激的危险；输注高渗溶液时应选择最大的和最合适的静脉，应首先考虑中心静脉；在高渗溶液后注入等渗溶液以减少高渗溶液对静脉壁的刺激；缩短静脉输液时间，减少并发症的危险。

（2）关注病人差异

对病人的年龄、性别、心理因素、活动状况、皮肤条件、病程及配合情况等作全面的评估，以实施个体化静脉输液护理。

（3）优选穿刺部位

穿刺前认真选择静脉，是提高一次性穿刺成功率和输液治疗预后良好的成功起点；所选择的静脉应能够满足输液的要求，并有足够的血液稀释；护士必须增强保护血管的意识，正确选择穿刺静脉，有计划地使用静脉，可建立病人静脉使用档案。

（4）熟知导管特性

临床上静脉输液用导管种类繁多，要求护士应熟悉各种导管特征、应用的适应证、禁忌证及并发症等，提高输液护理质量。静脉输液导管优选方案：

（5）严格控制感染

严格遵守无菌技术原则；监督标准预防措施的执行以及严格挑选消毒产品；实施输液治疗时应使用手套，并且考虑设施最大的无菌屏障预防感染；合乎标准的洗手；医用废弃物处理得当；与感染有关的发病率和死亡率应进行及时的回顾、评估和报告。

（6）科学封管维护.

临床应采用脉冲冲管、正压封管技术。用等渗盐水封管时，应间隔 8 h 封管一次；用稀释肝素液（10~100μ），持续抗凝 12 h。封管液用量建议：套管针需用 2 ml；中心静脉导管/PICC，使用 10 ml 以上注射器，用量为（导管容积+外接器具容积）×2。

（五）注意事项

应加强静脉输液护理理念的更新，有效改善输液治疗质量，减轻病人的痛苦，提高病人满意度，使输液治疗程序化、规范化，提高 ICU 护理质量。

二、静脉留置针的应用技术

（一）目的

1.进行短期静脉输液治疗，有效保护静脉血管。

2.减少反复穿刺给病人带来的痛苦，减少护理工作量。

（二）用物准备

治疗盘、止血带、留置针、肝素帽、贴膜。

（三）简要说明

1.套管针穿刺失败的原因

（1）穿刺技术不熟练，反复穿刺使导管尖端受损。

（2）仅将针尖刺入静脉而外套管尚在静脉壁外。

（3）穿刺过度，刺破静脉后壁，致使导管无法放入。

（4）穿刺角度过小划伤静脉壁。

（5）外套管送入时用力过大，滑伤血管后壁。

2.静脉留置针常见并发症

穿刺部位发红、静脉炎、疼痛、液体外渗、血管堵塞、针眼渗血等。

（四）注意事项

1.留置针输液应严格执行无菌技术操作：局部消毒范围宜大，一般直径 8 cm 左右，防止感染。

2.应选择合适的穿刺部位：穿刺时应选择较粗的血管，避免选择靠近神经、韧带、关节、硬化、受伤、感染的静脉。

3.每次输液的前、中、后均应观察局部有无红肿、触痛及静脉硬化等现象，注意沿静脉走向有无静脉炎的发生，询问病人有无不适，发现异常应及时拔除导管。

4.留置时间不宜过长：一般以 48~72 h 为宜，最长不要超过 96 h，太长可导致套管针机械性损伤血管壁而形成血栓等不良反应。

5.输注药液的要求：对于长期输注浓度较高、刺激性较强的药物时，应充分稀释，同时有计划地更换注射部位，保护血管。

6.正确封管：留置针封管应正确掌握正压封管技术，做到推注封管液速度适中，边推边退。

三、PICC 应用技术

（一）目的

1.为中、长期静脉输液治疗提供可靠的静脉输液通道。

2.保护病人外周血管，减轻痛苦。

3.简化护理工作量，提高护理技术含量。

（二）用物准备

皮尺、止血带、PICC 导管套件、无菌手套两副、无菌治疗巾、消毒物品、生理盐水、20 ml 注射器 3 支、静脉穿刺包、贴膜、胶布。

（三）简要说明

1.概述

PICC 是指经外周置入的中心静脉导管。导管由肘前部的外周静脉（贵要静脉、肘正中静脉、头静脉）沿血管走行最终到达上腔静脉的中下 1/3 处。

2.PICC 的适应证

需 5 天以上的静脉治疗；需反复输血或血制品或反复采血；同时输注多种高浓度、刺激性强的药物如 TPN、化疗药.外周静脉状况不良；同样适用于儿童、老年病人、昏迷病人等。

3.PICC 的禁忌证

上腔静脉压迫综合征；插管途径有感染源；缺乏外周静脉通道——不能准确辨认静脉；既往在预定插管部位有放射治疗史、静脉血栓形成史、外伤史，或血管外科手术史、乳腺癌根治术后患侧；严重出血性疾病及顺应性差是相对禁忌证。

4.PICC 置入过程中常见问题

(1) 导管置入过深或过浅

因为导管置入过深易引发心律不齐，而导管置入过浅又失去中心静脉的血液稀释作用。因此，PICC 操作前必须行导管置入长度的测量，方法为将预穿刺手臂与身体成 90°，左右测量均自穿刺点至右胸锁关节，然后向下至第 3 肋间。但是，体表测量与体内存在一定差距，导管实际放入长度为实际测量长度减 1~2 cm，再根据胸片结果（正常位置为平气管分叉处）调整位置。

(2) 导管异位

导管置入后的位置可能因穿刺时体位不当、血管变异、血管畸形、中心静脉压增高等因素而发生异位。常见的导管异位有误入颈内静脉、导管打折、盘圈等。为防止导管异位，穿刺时应取平卧位，同时保证穿刺侧手臂与身体成 90°，尽量选择在右上肢操作，且应避免选择头静脉，导管置入 30 cm 时，将病人头部偏向穿刺侧，下颌尽量贴近肩部（穿刺前指导配合方法并练习）。一旦发生导管异位及时在辅助影像帮助下，在无菌条件下调整导管位置或者拔除部分导管。

(3) 导管置入困难

送管过程中因为血管分支、解剖异常、静脉瓣、体位不佳、血管痉挛、血管狭窄等因素可能导致导管置入困难。因此，应选择粗直、静脉瓣少的血管进行穿刺，尽量选择贵要静脉，不选择头静脉进行穿刺。穿刺中送管困难切忌强行、粗暴送管，可由助手协助向管腔中冲入盐水，再缓缓送管；或停止反复对血管的刺激，让病人稍事休息，再行操作；确实送管困难，可将导管固定于最大阻力再退后 1 cm 处（导管置入>25 cm 即可正常使用）。

(4) 误伤神经

误伤神经与穿刺过深有关，操作时病人主诉有触电感觉，应立即将针拔出，并观察病人手臂有无疼痛、麻木和上肢运动功能。

(5) 误穿刺动脉

穿刺前认真明确静脉和动脉的位置，穿刺时固定好上臂和血管，发生率很低。

一旦穿刺动脉，应立即松止血带，拔针，按压穿刺点至少 5~10 min。

(6) 穿刺失败

因血管条件差、皮肤水肿、周围循环不良、周围静脉塌陷等情况可能导致导管置入失败，因此，操作前认真、细致的评估至关重要。

5.PICC 置管后常见并发症

(1) 穿刺部位出血

由于肘正中静脉、贵要静脉及头静脉距肘关节较近，穿刺后肘部活动过度；反复穿刺；按压时间不够；病人凝血功能异常等因素已造成穿刺部位出血。因此，穿刺前要正确评估病人，仔细了解其凝血功能，导管送人预定的长度拔出导丝后应立即在局部按压止血，一般需按压 3~5 min，固定导管时用纱布块压迫 24 h。对于凝血机制差者考虑暂不插管，必须插管时，穿刺点局部压迫止血纱布，并用沙袋压迫止血 4 h，24，h 内限制臂部活动，首次换药时间可延长至 48 h。

(2) 机械性静脉炎

机械性静脉炎是由于导管对血管壁的摩擦、撞击作用，造成血管的痉挛和血管内膜的损伤，激惹静脉壁发生静脉炎症反应所致，是 PICC 常见并发症。为预防机械性静脉炎的发生，穿刺时应选择与血管的粗细适宜、材质柔软的导管型号；送管动作要轻柔，速度不宜过快；可预防性应用增强型透明贴贴敷 5~7 天；应注意越浅表易见的静脉，由于缺少皮下组织及肌肉的保护更易发生机械性静脉炎。一旦发生了机械性静脉炎应立即停止输液、限制穿刺侧肢体活动、抬高患肢、热敷或外敷如意金黄散 2 次/天。

(3) 导管堵塞

导致导管堵塞的原因包括非凝血因素如导管异位、维护不当、脂类堵塞、药物沉淀；及凝血因素如血栓、高凝状态、纤维蛋白沉积。可通过观察输液泵持续高压报警、注入药液有阻力及回抽困难、推注困难伴有疼痛等现象提示导管堵塞的发生。为防止导管发生堵塞，输注药液前、后，应正确掌握脉冲式冲管及正压封管技术。一旦导管发生堵塞，绝不可用力冲管，可采用肝素、尿激酶溶栓治疗，但非血凝堵塞对溶栓治疗无反应，必要时应将导管拔出 2~3 cm 并更换连接器、拔除管或原位换管。

(4) 血栓形成

当病人出现置管侧肢体肿胀、疼痛，应高度警惕血栓形成。引起血栓形成的原因可能与肿瘤病人血液呈高凝状态、血管内皮的损伤、长期卧床血液流动缓慢致血液淤滞等因素有关。因此，留置 PICC 导管应严格掌握 PICC 的适应证和禁忌证，避免反复穿刺及粗暴送管，嘱病人置管侧肢体适度活动，避免做过度外展、旋转动作。怀疑为血栓形成应拔除导管，做超声检查以明确诊断，必要时遵医嘱溶栓治疗。

(5) 导管损伤

表现为体外部分及体内部分损伤。为防止其发生应避免使用<10 ml 注射器给药，避免用暴力冲管，连接器处导管要妥善固定，避免将胶布直接粘贴于导管上，严禁使用 PICC 高压推注造影剂等。体外部分导管损伤可在严格无菌技术保障下更换连接器，体内部分导管损伤应立即将导管拔除，并观察拔除的导管是否完整。

(6) 拔管困难

由于静脉痉挛；导管置入时间过长和静脉壁黏附；静脉炎、化学药物对静脉的刺激感染、静脉蜂窝织炎引起肿胀等因素均会导致拔管困难。当拔管遇到困难时，应立即停止，不可强行拔管。典型的血管痉挛不会持续很久，最终会松弛下来再拔；拔出导管有阻力或病人感到拔管时有尖锐疼痛，应用 X 线探知导管目前位置再行拔除；拔管时应稍用力，但用力要均匀；可采取对静脉部位进行 20~30 min 的热敷后再尝试拔管；如 2 次拔管还有阻力，应 12~24 h 后再尝试；也可采取碘剂棉球外敷穿刺点 1 min 后拔管。

（四）注意事项

1.严格无菌操作。

2.穿刺后记录穿刺时间、部位、置管过程是否顺利、留置长度，观察有无出血等。

3.穿刺后次日给予换药 1 次，观察穿刺点有无渗血、红肿。

4.每日用 20 ml 生理盐水脉冲式方法冲导管，并观察导管的通畅性。每周换药 1次观察穿刺点情况并作穿刺点培养+药敏。

四、中心静脉插管配合技术

（一）目的

直接快速输注大量液体进入血液循环，广泛应用于危重症的血流动力学监测、长期静脉营养、自体干细胞移植、血液净化、快速输液、化疗等。

（二）用物准备

中心静脉导管（单腔或双腔）1 套，静脉切开包 1 个，消毒盘 1 个，无菌手套 2副，无菌盐水 100 ml，2%普鲁卡因 1 支，3M 贴膜 1 帖，三通 2 个，延长管 1 根，输液物品等。

（三）简要说明

1.中心静脉置管常用途径

常用的穿刺静脉主要是颈内静脉、锁骨下静脉和股静脉，三种静脉的选择各具优缺点。

（1）颈内静脉穿刺操作上比较简单，成功率高，但固定较困难，导管易于脱出，且给病人颈部活动造成不便。

（2）股静脉穿刺危险性最小，但下肢静脉回流程长，较易形成血栓，且感染概率较大。

（3）锁骨下静脉由于其解剖标志明显，即使是严重外伤或危重病人也易于识别；不影响气管插管及人工呼吸；置管后不影响病人活动，便于护理，是中心静脉置管的首选途径。但其并发症，特别是胸、肺部并发症较多应引起高度重视。

2.中心静脉置管常见并发症

中心静脉置管过程中及留置期均有可

能出现并发症，操作前医生要向病人或其家属告知清楚。常见的并发症包括：血气胸、误入动脉、感染、神经损害、气栓、置管失败、穿刺部位出血、血栓、纵隔损伤、心~包填塞、心律失常、导管折断。如出现气胸、血胸可抽气、胸腔闭式引流或紧急手术；误穿动脉则退针压迫 5~15 min，必要时加压包扎；静脉血栓形成则拔管溶栓；出现感染应拔管并应用抗生素。术后应常规拍胸片确定导管位置。

（四）注意事项

1.严格无菌操作。

2.记录导管置入刻度，妥善固定导管，防止脱出。

3.保持导管通畅，如果液体重力滴速明显减慢，应检查导管有无打折、移动、脱出或凝血。

4.严密观察，及时发现并发症，积极处理。

5.穿刺点局部定期换药，并遵医嘱留取穿刺点细菌培养+药敏。

6.拔除导管及可疑导管感染时均应留取管头培养。

五、中心静脉导管换药技术

（一）目的

1.观察中心静脉导管位置、更换敷料。

2.保持穿刺点清洁、干燥及病人舒适。

3.预防和控制中心静脉导管感染。

（二）用物准备

治疗盘、无菌单盘、无菌剪刀1把、无菌中纱两块（其中一块纱布剪一字型口）、消毒液、棉签、大贴膜、胶布、咽拭子、酒精灯、火柴。

（三）操作流程

见下页框图。

（四）注意事项

1.严格无菌操作。

2.保持伤口敷料清洁、干燥，除定期换药外，若敷料潮湿、污染，应及时换药。

3.操作过程中动作应轻柔，防止牵拉导管引起脱管或造成病人不适感。

4.换药时应按照从清洁、污染、感染、特殊感染的原则进行，避免交叉感染。

5.操作过程中病人有不适、生命体征及病情变化，应立即停止操作，通知医生给予及时处理。

6.穿刺点局部红肿、有分泌物应及时通知医生。

第八节　ICU压疮的预防

ICU病人病情危重，多种危险因素共同作用，极易诱发压疮。而一旦发生压疮，增加了病人感染的风险，必然进一步加重病情，同时也增加了病人的痛苦，是护理的难点问题。因此，护理中应高度重视对诱发压疮的危险因素的认识，采取积极的、有针对性的防范措施，可有效预防压疮的发生。

一、压疮的危险因素分析

（一）目的

充分评估压疮的危险因素，采取积极有效措施预防压疮的产生或减轻压疮的程度。

（二）用物准备

根据所采取的不同的预防措施，有针对性的准备不同用物。

（三）简要说明

1.压疮的概述

局部组织处于持续不减轻的压迫下，产生血液循环障碍，毛细血管及微静脉扩张、水肿、吞噬细胞浸润，继而血小板聚集，组织细胞肿胀及血管周围出血，同时汗腺及皮下脂肪出现退化，表皮坏死脱落。持续缺血、缺氧、营养不良而导致软组织溃烂和坏死。但也有学者动物实验发现，随着压力的增加和时间的延长，由深而浅的发展，损害从深部肌肉经皮下脂肪至真皮浅层皮肤及毛发。发现肌肉及脂肪组织比皮肤压力更敏感，最早出现坏死。长时间压迫，2天深部肌肉损害已出现，1周后才出现肉眼可见的皮肤损害。

2.压疮的分期（共分为4期）

（1）Ⅰ期——瘀血红润期

皮肤完整没有破损，有持续不退的红斑印、超过30 min不消退。若以指压红斑印移开时，红斑印不会消退。

（2）Ⅱ期——炎性浸润期

皮肤有水泡或红疹，已经伤到真皮层。即表皮完全破损，真皮层部分破损；伤口基部呈潮湿粉红，会有疼痛感。有时在表皮可有水泡形成。

（3）Ⅲ期——浅度溃疡期

皮肤层全部受伤已经深到皮下组织或脂肪。即表皮层、真皮层及皮下组织均破损，延伸至筋膜层，有深坑，伤口基部不痛。

（4）Ⅳ期——深度溃疡期

较第三级更深已达到肌膜、肌肉，甚至深及骨头。即表皮层、真皮层、皮下组织及筋膜层均受损，深至肌肉、骨头关节处，伤口基部不痛。

3.压疮的外源性危险因素

（1）压力

与压力强度、持续时间有关；萎缩的、瘢痕化的、感染的组织对压力的敏感性增加。压力在体内呈圆锥作用，通过皮肤累及所有间质传向内部骨骼，而最大压力出现在骨骼，四周压力逐渐减小。应注意到毛细血管压力为32 mmHg，超过即引起内皮细胞损伤及血小板聚集，形成微血栓而影响血供。长期超过20 mmHg的压力即可造成组织缺血性损伤而导致压疮。表皮压强达到60 mmHg时，皮肤内血流降至正常的33%，承受69 mmHg的压力持续2 h以上即可发生不可逆损伤。

（2）剪切力

是外源性因素的第二位因素，比垂直方向的压力更具危害性。抬高床头时，骶尾部皮肤与骶骨错位，血管扭曲受压而产生局部血液循环障碍。

（3）摩擦力

机械力作用于上皮组织，能去除外层保护性角化皮肤，增加皮肤对压疮得敏感性。摩擦可使局部皮肤温度增高，温度升高1℃，能加快组织代谢并增加氧的需要量10%，在持续压力引起组织缺氧的情况下，温度升高将更增加压疮的易发性。

（4）潮湿

大小便失禁、引流液及出汗等引起潮湿刺激导致皮肤浸渍、松软、易受剪切、摩擦等力所伤。大小便失禁酸性物质损伤上皮表面，必要的擦洗又清除了大部分天然保护皮肤的润滑剂。现已成为现阶段临床上十分突出的问题。

4.内源性危险因素

（1）循环、呼吸不稳定

使皮肤本身的新陈代谢受影响，皮肤的血供、营养障碍会引起糖、蛋白质、脂质、电解质等代谢的紊乱。使皮肤的屏障作用下降。易导致体内血管活性物质、趋化性介质、神经肽的释放和聚集，使皮肤处于一种易致病和过敏状态。皮下组织血管减少，增加受压部位的危险。

（2）运动功能减退和感觉功能障碍

危重病人镇静、麻醉、神经损伤而丧失活动是形成压疮主要原因，而活动是对压疮的天然防御。让病人尽可能的运动是最有效的预防。

（3）低蛋白血症

皮肤的基本物质是蛋白质，血浆蛋白参与皮肤屏障和皮肤免疫作用的形成，低蛋白血症势必引起皮肤抵抗力的下降。

（4）贫血

血液中的血红蛋白提供组织氧气及养分，故当血压降低、血管内血流减少或血红蛋白降低时，提供皮肤生理的养分、氧气不足易造成压疮。

（5）心理应激

心理应激可导致机体对各种感染性疾病的易患状态，导致再生能力下降，易发生压疮。神经压抑、情绪打击可引起淋巴管阻塞，导致无氧代谢产物聚集而诱发组织损伤。情绪紧张状态下肾上腺增加，糖皮质激素的生成、蛋白质合成被抑制，组织容易分解，易发生压疮。

（6）皮肤生理异常

皮肤是人体最大的器官，也是人体最大的屏障组织，起着保护机体免受外界物理、化学、生物因素损害和侵入的作用。危重病人皮肤角质层受损，再生能力减退，导致生理屏障功能减退，出现器官功能不全。创伤等刺激，使皮肤的生理代谢发生一系列变化，炎症反应和交感神经功能失调引起多汗症，在皮肤受压和皱折处因汗水难于蒸发破坏角质层导致皮疹和压疮。另外，术后高热，使皮温升高，皮肤充血，血流增速，外界物质易于透入，故皮肤的屏障作用减弱。干燥导致脆性和鳞状皮肤发生压疮的概率较高，皮肤角质层水化作用能提高皮肤抵抗机械性损伤的能力。

（四）注意事项

1.使用气垫圈预防压疮，易引起局部血循环受阻，造成静脉充血与水肿，同时妨碍汗液蒸发而刺激皮肤，特别是水肿和肥胖者更不宜使用。

2.通过局部按摩预防压疮，易使局部组织水肿、变形、分离，骨突出处组织血流量下降，因此，应避免以按摩作为各级压疮的处理措施。

3.尽管水平卧位是降低剪切力的最佳方法，但对于危重病人是否采取水平卧位还需结合具体病情判定。

4.应避免频繁、过度清洁皮肤，减少酒精、碘酊等消毒剂局部刺激皮肤。

5.危重病人变更体位应由多人完成，尽量减少独自搬动危重病人。

6.使用烤灯等使皮肤干燥的同时，也可能使组织细胞代谢及需氧量增加，进而造成细胞缺血甚至坏死，因此，应谨慎使用。

7.局部涂抹凡士林等油性剂作皮肤保护，无透气性，亦无呼吸功能，其水分蒸发量维持在一个较低水平上，远低于正常皮肤的水分蒸发量，更易导致皮肤浸渍。

8.高压氧有促进伤口愈合的作用，但局部氧疗，在抑制厌氧菌的同时，在局部形成潮湿区域，增加需氧菌感染。

二、压疮危险因素评估量表的应用

（一）目的

1.预测压疮风险，采取积极、有效的防范措施。

2.实现化解风险，与病人及其家属进行有效沟通，降低医疗纠纷。

3.达到管理风险，压疮的管理应不断更新理念、群策群力共同提高护理质量。

（二）用物准备

Norton 或 Braden 评估量表、护理记录单。

（三）简要说明

Norton 评估量表根据 5 个因素做评估，包括：身体状况、精神状况、活动能力、灵活性及失禁情况。分数低表示危险因素增加，低于 14 分表示有压疮危险，低于 12 分表示十分危险。

（四）注意事项

1.ICU 护士应重视预防重于治疗的理念，控制压疮发生的关键是预防，而预防的关键在于预测。应用科学的评价指标，对发生压疮的因素作定性与定量综合分析，有助于压疮的防控。

2.评估者在评估前应接受量表应用培训，使测量值更具准确性。

第九节　ICU 护理评估技能

评估是对危重病人实施有效护理的重要环节，ICU 护士应熟悉护理评估内容，掌握护理评估的技能，通过评估了解病人的状况，并依据评估中的问题，有针对性地实施护理。本节介绍常用及重要的护理评估指标。

一、身体评估

（一）一般状态评估

一般状态评估是对评估对象全身状态的概括性观察。评估方法以视诊为主，配合触诊、听诊和嗅诊完成。评估内容包括：性别、年龄、生命体征、发育与体型、营养状态、意识状态、面容与表情、语调与语态、体位、姿势与步态。

以营养状态评估为例，最方便快捷的方法是判断皮下脂肪的充实程度。最方便和最适宜的评估部位是前臂屈侧、上臂背侧下 1/3 处，此处脂肪分布的个体差异最小；最简单、直接、可靠、重要的指标是测量体重，但应结合内脏功能测定进行分析；体重指数是反映蛋白质、热量、营养不良及肥胖的可靠指标。体重指数（BMI）一体重（kg）/身高 2（m²）。

（二）皮肤评估

以视诊为主，必要时结合触诊。主要包括对皮肤颜色、湿度、温度、弹性、皮疹、压疮、皮下出血、蜘蛛痣与肝掌、水肿的评估。

以水肿的评估为例，评估时，指压后应停留片刻，观察有无凹陷及平复情况。常用评估部位为浅表骨表面（如胫骨前、踝部、足背、腰骶部及额前等）及眼睑。以手指按压局部组织可出现凹陷者，称凹陷性水肿。而黏液性水肿及象皮肿，尽管肿胀明显，但受压后无组织凹陷，为非凹陷性水肿。根据水肿的程度可分为轻、中、重三度。轻度：仅见于眼睑、眶下软组织、胫骨前、踝部皮下组织，指压后可见轻度凹陷，平复较快；中度：全身软组织均可见明显水肿，指压后可见明显凹陷，平复缓慢；重度：全身组织明显水肿，身体低垂部位皮肤张紧发亮，甚至有液体渗出，胸、腹腔等浆膜腔可有积液，外阴部也可见明显水肿。

（三）全身浅表淋巴结评估

1.评估方法：评估者主要用滑动触诊。

2.评估顺序：耳前、耳后、乳突区、枕骨下区、颈后三角、颈前三角、锁骨上窝、腋窝、滑车上、腹股沟、腘窝等。

3.评估内容：触及肿大的淋巴结时应注意其大小、数目、硬度、压痛、活动度、有无粘连，局部皮肤有无红肿、瘢痕、瘘管等，注意寻找引起淋巴结肿大的原发病灶。

（四）头部及其器官和颈部评估

1.头部的评估包括头发、头皮及头颅。

2.面部及其器官

（1）眼的评估通常由外向内，遵循眼睑、结膜、巩膜、角膜、眼球、瞳孔、视功能评估、眼底检查的顺序依次进行。

（2）耳的评估包括：外耳注意耳郭有无畸形、外耳道是否通畅，有无分泌物或异物；乳突及听力。

（3）鼻的评估包括：鼻外形；有无鼻翼翕动、鼻出血；鼻腔黏膜；鼻腔分泌物；鼻窦。

（4）口的评估应从口唇、口腔黏膜、牙齿、牙龈、舌、咽部及扁桃体、口腔气味、腮腺，沿外向内的顺序依次进行。

3.颈部包括颈部外形与活动、颈部血管、甲状腺及气管的评估。

（五）胸部评估

评估者嘱评估对象取坐位或仰卧位，按视、触、叩、听顺序，先评估前胸部和侧胸部，再评估背部，对称部位应左右对比。

1.胸部的体表标志

（1）骨骼标志包括胸骨角、剑突、腹上角、肋间隙、肩胛骨、脊柱棘突、肋脊角。

（2）自然陷窝包括胸骨上窝；锁骨上、下窝；腋窝。

（3）人工画线包括前正中线、后正中线、锁骨中线（左右）、腋前线（左右）、腋后线（左右）、腋中线（左右）、肩胛下角线（左右）。

（4）人工分区为肩胛上区、肩胛下区、肩胛间区、肩胛区。

2.胸壁、胸廓与乳房

（1）胸壁评估包括静脉、皮下气肿及胸壁压痛。

（2）胸廓评估是否对称、前后径与左右径的比例。

（3）乳房评估先视诊，后触诊。除评估乳房外，还应注意引流乳房部位的淋巴结。

3.肺和胸膜

（1）视诊包括呼吸运动类型、有无呼吸困难；呼吸频率、呼吸幅度、呼吸节律。

（2）触诊包括胸廓扩张度、触觉语颤、胸膜摩擦感。

（3）叩诊先评估前胸，再评估侧胸及背部，有无异常胸部叩诊音。

（4）听诊是肺部评估最重要的方法。听诊内容包括：正常肺部呼吸音（支气管呼吸音、肺泡呼吸音、支气管肺泡呼吸音）；异常肺部呼吸音（异常肺泡呼吸音、异常支气管呼吸音、异常支气管肺泡呼吸音）；啰音（干啰音、湿啰音）；语音共振；胸膜摩擦音。

（六）心脏评估

1.视诊包括心前区外形及心尖冲动。

2.触诊包括心前区搏动、震颤、心包摩擦感。

3.叩诊主要指叩诊心界。

4.听诊是评估心脏的重要方法，听诊内容包括心率、心律、心音、额外心音、杂音、心包摩擦音。

（七）血管评估

1.视诊观察有无肝颈静脉回流征及毛细血管搏动征。

2.触诊包括脉搏速率改变、节律改变、强弱改变、波形异常。

3.听诊有无动脉杂音；枪击音及 Duroziez 双重杂音。

4.血压测量。

（八）腹部评估

1.腹部的体表标志包括肋弓下缘、脐、髂前上棘、腹直肌外缘、腹中线、肋脊角、耻骨联合。

2.腹部分区包括四分区法和九分区法。

3.腹部评估方法

（1）视诊时，评估者立于评估对象的右侧，自上而下视诊，有时为观察腹部细小隆起或蠕动波，评估者需将视线降低至腹平面，从侧面呈切线方向观察。腹部视诊内容包括腹部外形；呼吸运动；腹壁静脉曲张；胃肠型及蠕动波；注意有无皮疹、色素、腹纹、瘢痕、疝等。

（2）听诊：由于触诊和叩诊可能会增加肠蠕动而影响听诊效果，因而腹部听诊常在视诊后进行。听诊内容包括肠鸣音和血管杂音。

（3）叩诊：腹部叩诊主要用于评估某些腹腔脏器的大小、位置、叩痛，胃肠道充气情况，腹腔肿物、积气或积液等。腹部叩诊多采用间接叩诊法。

（4）触诊时，要求评估对象排尿后低枕仰卧位，两臂自然放于身体两侧，两腿屈曲稍分开，使腹部放松，作张口缓慢腹式呼吸。评估者立于评估对象右侧，手要温暖，动作要轻柔，一般自左下腹开始以逆时针方向评估。原则是先触健侧再触患侧。边触诊边观察评估对象的反应与表情，并与之交谈，可转移其注意力而减少腹肌紧张。浅部触诊法适用于检查腹壁紧张度、抵抗感、浅表压痛、包块搏动和腹壁上的肿物等。深部触诊法适用于检查腹腔脏器状况、深部压痛、反跳痛及肿物等。

（九）脊柱与四肢评估

1.脊柱的评估主要包括脊柱弯曲度、脊柱活动度、脊柱压痛和叩击痛。

2.四肢评估以视诊和触诊为主。主要从形态和功能两方面评估。

（十）神经系统评估

1.脑神经评估

2.运动功能评估

（1）肌力

肌力是评估对象主动运动时肌肉的收缩力。嘱评估对象作肢体伸屈运动，评估者从相反方向给予阻力，评估其对阻力的克服力量。注意两侧肢体的对比，两侧力量显著不等时有重要意义。

肌力的记录采用0~5级的6级分级法。

0级完全瘫痪，无肌肉收缩。

1级只有肌肉收缩，但无动作。

2级肢体能在床面水平移动，但不能抬离床面。

3级肢体能抬离床面，但不能克服阻力。

4级能克服阻力，但较正常稍差。

5级正常肌力。

（2）肌张力

（3）随意、不随意及共济运动

3.感觉功能评估

评估时，评估对象必须意识清晰、合作，注意左右、远近对比。

（1）浅感觉：主要有皮肤、黏膜的痛觉和触觉。

（2）深感觉：包括关节觉、震动觉。

（3）复合感觉：包括皮肤定位觉、两点辨别觉、实物辨别觉和体表图形觉。

4.神经反射评估

（1）生理反射

a.浅反射为刺激皮肤或黏膜引起的反射，包括角膜反射、腹壁反射、提睾睾反射、跖反射。

b.深反射为刺激骨膜、肌腱引起的反射，包括肱二头肌反射、肱三头肌反射、膝腱反射、跟腱反射、Hoffmann 征。

（2）病理反射包括巴宾斯基（Babinski）征、奥本海姆（Oppenheim）征、戈登（Gordon）征、查多克（Chaddock）征。

（3）脑膜刺激征为脑膜受激惹的表现，包括颈强直、克尼格（Kernig）、布鲁津斯基（Brudzinski）征。

二、常见症状评估

（一）发热的护理评估要点

1.体温的生理变异：如高热环境中体温可稍高；情绪激动可使体温暂时升高等。

2.发热的原因或诱因：有无传染病接触史、预防接种史、手术史等；是否受凉、过度劳累、饮食不洁、损伤、精神刺激等。

3.发热的临床经过：注意发热的时间、体温上升的每缓、发热的高低、持续时间的长短、各病期的主要表现等。

4.发热的程度、热期及热型：定时测量体温，绘制体温曲线，观察发热的程度、热期，注意有无特征性热型。

5.伴随症状：有无寒战、乏力、头痛、肌肉酸痛、咳嗽、咳痰、恶心、呕吐、出血、皮疹、昏迷、抽搐等。

6.身心状况

（1）密切观察生命体征、瞳孔及意识状态、皮肤、口腔黏膜及尿量的改变；

（2）了解高热对机体重要脏器的影响及程度；

（3）体温下降期的病人，注意有无大汗及脱水的表现；

（4）长期发热者注意有无食欲减退及体重下降；

（5）还需注意病人的精神状况、心理反应、睡眠情况等。

7.诊疗及护理经过

（1）做过何种检查、结果怎样；

（2）诊断为何种疾病；其治疗护理措施；

（3）是否进行过物理降温；

（4）是否使有过抗生素、激素、解热药，药物的剂量及疗效。

（二）疼痛的护理评估要点

1.疼痛部位：疼痛部位通常为病变所在部位。

2.疼痛性质：疼痛性质与病变部位及病变性质密切相关。

3.疼痛程度：疼痛与病情严重性有无平行关系。

4.疼痛发生与持续时间：某些疼痛可发生在特定的时间。

5.疼痛的影响因素：包括诱发、加重与缓解的因素。

6.相关病史：疼痛前有无外伤、手术史、有无感染、药物及食物中毒，有无类似发作史及家庭史等。

7.伴随症状及体征：不同病因所致疼痛的伴随症状和体征不同。

8.疼痛的身心反应：密切观察病人的呼吸、心率、脉搏、血压、面色变化，有无恶心、呕吐、食欲不振或睡眠不佳、强迫体位、呻吟或哭叫，有无因疼痛而产生的焦虑、愤怒、恐惧等情绪反应，剧烈疼痛者还应观察有无休克的表现。

（三）水肿的护理评估要点

1.水肿部位及程度：水肿首先出现部位。

2.水肿的特点：水肿出现的时间，发生急缓，水肿性质，使水肿加重、减轻的因素，水肿体位变化和活动的关系。

3.营养与饮食：食欲有无改变，每日进食食物的种类、量；营养物质的搭配是否合理，能否满足身体的需要；体重有无明显变化；对有心、肝、肾脏疾病的病人还应注意钠盐和液体的摄入量。

4.出入液体量：详细记录 24 h 出入液量。对尿量明显减少者应注意观察有无急性肺水肿发生；有无肾功能损害及电解质酸碱平衡紊乱，如氮质血症、高钾血症等。

5.相关病史：有无心、肝、肾、内分泌代谢性疾病病史；有无营养不良、应用激素类药物、甘草制剂等；有无创伤和过敏史；女性病人水肿应注意与月经、妊娠有无关系。

6.水肿的身心反应：观测体重、胸围、腹围、脉搏、呼吸、血压、体位等情况；注意水肿部位皮肤黏膜的弹性、光泽、温湿度；观察长期卧床或严重水肿者的皮肤有无水泡、渗液、破溃或继发感染；注意有无胸水征、腹水征及各种伴随症状；病人是否因水肿引起形象的改变、活动障碍、身体不适而心情烦躁。

7.诊疗及护理经过：水肿发生后就医情况；是否使用过利尿剂，药物种类、剂量、疗效和不良反应；休息、饮食、保护皮肤等护理措施的实施情况。

（四）呼吸困难的护理评估要点

1.呼吸困难的发生和进展特点：是突然发生，还是渐进性发展；是持续存在，还是反复间断发作；呼吸困难发生的诱因、时间及环境；与活动及体位的关系。

2.呼吸困难的严重程度：通常以呼吸困难与日常生活自理能力水平的关系来评估。让病人自我表述呼吸困难对日常活动的影响，如与同龄人行走、登高；劳动时有无气促；是否需要停下喘气、休息；洗脸、穿衣或休息时有无呼吸困难。

3.呼吸困难的类型及表现：是吸气性、呼气性还是混合性；是劳力性、还是夜间阵发性；呼吸是表浅还是浅慢或深快。

4.相关病史：了解病人的职业、年龄；以往有无呼吸困难发作史；有无心血管疾病、肺和胸膜疾病、内分泌代谢性疾病病史，有无感染、贫血、颅脑外伤史；有无刺激性气体、过敏源接触史；有无饮食异常、药物及毒物摄入史；有无过度劳累、情绪紧张或激动等。

5.伴随症状：呼吸困难伴咳嗽、咳痰、咯血、胸痛等首先应考虑为心肺疾患；呼吸困难伴发热最常见于呼吸系感染性疾病；呼吸困难伴昏迷见于急性中毒、严重的代谢性疾病、中枢神经严重损害等；发作性呼吸困难伴哮鸣音见于支气管哮喘、心源性哮喘。

6.呼吸困难的身心反应：注意观察呼吸的频率、节律和深度，脉搏、血压；意识状况；面容与表情；营养状况；体位；皮肤黏膜有无水肿、发绀；颈静脉充盈程度等。有无"三凹征"、肺部湿啰音或哮鸣音；有无心律失常、心脏杂音等。询问病人入睡的方式，观察病人睡眠的时间、质量，是否需要辅助睡眠的措施。病人是否有疲乏、情绪紧张、焦虑或甚至有恐惧、惊慌、濒死感等心理反应。

7.诊疗及护理经过：是否给氧治疗，给氧的方式、浓度、流量、时间及疗效；使用支气管扩张剂后呼吸困难是否能缓解等。

（五）咳嗽与咳痰的护理评估要点

1.咳嗽的特点：注意咳嗽的性质、音色、程度、频率、发生时间与持续时间，有无明显诱因，咳嗽与环境、气候、季节、体位的关系。

2.痰的特点：注意痰液的性质、颜色、气味、黏稠度及痰量。病人的痰液是否容易咳出，体位对痰液的排出有何影响；收集的痰液静置后是否出现分层现象。

3.相关病史：病人的年龄、职业；是否患有慢性呼吸道疾病、心脏病；有无颅脑疾病、癔症病史；有无吸烟史及过敏史；有无呼吸道传染病接触史及有害气体接触史。

4.伴随症状：咳嗽伴有发热多见于呼吸道感染、急性渗出性胸膜炎等；咳嗽伴呼吸困难多见于气道阻塞、重症肺炎和肺结核、胸膜病变、肺瘀血、肺水肿等；咳嗽伴胸痛见于胸膜疾病或肺部病变累及胸膜；咳嗽伴大量咯血常见于支气管扩张症及空洞型肺结核。

5.咳嗽咳痰的身心反应：有无长期剧烈、频繁咳嗽所致的头痛、疲劳、食欲减退、胸腹疼痛、睡眠不佳、精神萎靡、情绪不稳定、眼睑浮肿、尿失禁等；注意病人生命体征的变化及胸部体征；剧咳者警惕自发性气胸、咯血、胸腹部手术伤口的开裂等；痰液不易咳出者有无肺部感染的发生和加重。

6.诊疗及护理经过：是否服用过止咳祛痰药物，其药物种类、剂量及疗效；是否使用过促进排痰的护理措施，效果如何。

（六）发绀的护理评估要点

1.发绀的发生情况：发生的年龄、起病时间、可能诱因、出现的急缓。

2.发绀的特点及严重程度：注意发绀的部位与范围、青紫的程度，是全身性还是局部性；发绀部位皮肤的温度，经按摩或加温后发绀能否消退；发绀是否伴有呼吸困难。

3.相关病史：有无心肺疾患及其他与发绀有关的疾病病史；是否出生及幼年时期就发生发绀；有无家族史；有无相关药物、化学物品、变质蔬菜摄入史，和在持久便秘情况下过食蛋类或硫化物病史等。

4.伴随症状：急性发绀伴意识障碍见于某些药物或化学物质急性中毒、休克、急性肺部感染、急性肺水肿等；发绀伴杵状指（趾）见于发绀型先天性心脏病、某些慢性肺部疾病；发绀伴呼吸困难见于重症心、肺疾病、气胸、大量胸腔积液等。

5.诊疗及护理经过：是否使用过药物，其种类、剂量及疗效；有无氧气疗法的应用，给氧的方式、浓度、流量、时间及效果。

（七）心悸的护理评估要点

1.心悸的特点：注意心悸发作的时间、频率、性质、诱因及程度。是休息时出现还是活动中发生；是偶然发作还是持续发作；持续时间与间隔时间的长短；发作前有无诱因；起病及缓解方式；严重程度；发作当时的主观感受及伴随症状；如是否心跳增强、心动过速、心跳不规则或心跳有停顿感，有否胸闷、气急、呼吸困难等。

2.相关病史：有无器质性心脏病、内分泌疾病、贫血、神经症等病史；有无烟、酒、浓茶、咖啡的嗜好；有无阿托品、氨茶碱、麻黄素等药物的使用；有无过度劳累、精神刺激、高热、心律失常等。

3.伴随症状：心悸伴呼吸困难见于心力衰竭、重症贫血等；心悸伴晕厥抽搐见于严重心律失常所致的心源性脑缺血综合征；心悸伴心前区疼痛见于心绞痛、心肌梗死、心肌炎、心包炎、心脏神经官能症等；心悸伴食欲亢进、消瘦、出汗见于甲状腺功能亢进症；心悸伴发热见于风湿热、心肌炎、心包炎、感染性心内膜炎等。

4.心悸的身心反应：注意生命体征及神志的变化，观察有无呼吸困难、意识改变、脉搏异常、血压降低、心律失常等；评估心悸对心脏功能及日常活动自理能力的影响，有无心悸引起的心理反应及情绪变化。

5.诊疗及护理经过：是否向病人解释过心悸症状本身的临床意义；是否使用过镇静剂和抗心律失常药物，其药物种类、剂量及疗效；有无电复律、人工心脏起搏治疗；已采取过哪些护理措施、效果如何。

（八）黄疸的护理评估要点

1.黄疸的特点：注意发生的急缓，是间断发生还是持续存在；皮肤黏膜及巩膜黄染的程度、色泽；尿液及粪便颜色的改变；有无皮肤瘙痒及其程度等。

2.相关病史：有无溶血性疾病、肝脏疾病、胆道疾病等病史；有无肝炎病人密切接触史或近期内血制品输注史；有无长期使用某些药物或长期反复接触某些化学毒物史；有无长期大量酗酒及营养失调；如G-6-PD缺乏症还应注意有无食用蚕豆等病史。

3.伴随症状：黄疸伴寒战、高热、头痛、腰痛、酱油色尿多见于急性溶血；黄疸出现前有发热、乏力、食欲减退、恶心呕吐、黄疸出现后症状反而减轻者，甲型病毒性肝炎的可能性大；黄疸伴食欲减退、消瘦、蜘蛛痣、肝掌、腹水、脾大等应考虑肝硬化；黄疸伴右上腹剧烈疼痛见于胆道结石或胆道蛔虫等。

4.黄疸的身心反应：注意有无贫血外貌及急性溶血的全身表现；有无恶心、呕吐、腹胀、腹痛、腹泻或便秘等消化道症状；有无皮肤黏膜出血；有无因严重瘙痒而致皮肤搔抓破损，或影响休息和睡眠；有无因巩膜、皮肤明显黄染而产生病情严重的预感及焦虑、恐惧等情绪反应。

5.诊疗及护理经过：注意与黄疸有关的实验室检查结果，以利于三种类型黄疸的鉴别；有否作过创伤性的病因学检查；治疗及护理措施，效果如何。

（九）意识障碍的护理评估要点

1.起病情况：起病时间、发病前有无诱因、病情进展情况及病程长短等。

2.意识障碍程度：根据病人对刺激的反应，回答问题的准确性、肢体活动情况、痛觉试验、神经反射等判断有无意识障碍及程度。也可以按格拉斯哥昏迷评分表（GCS）对意识障碍的程度进行评估。

3.相关病史：有无急性重症感染、原发性高血压、严重心律失常、糖尿病、肺性脑病、肝肾疾病、颅脑外伤、癫痫等病史；有无类似发作史；有无毒物或药物接触史等。

4.伴随症状：先发热后有意识障碍可见于重症感染性疾病；先有意识障碍然后有发热见于脑出血，蛛网膜下腔出血等；意识障碍伴高血压可见于脑出血、高血压脑病、尿毒症等；意识障碍伴低血压可见于感染性休克等；意识障碍伴呼吸缓慢可见于吗啡、巴比妥类、有机磷等中毒；意识障碍伴偏瘫见于脑出血，脑梗死、颅内占位性病变；意识障碍伴脑膜刺激征见于脑膜炎、蛛网膜下腔出血等。

5.意识障碍的身体反应：定时测量生命体征，观察瞳孔变化。注意有无大小便失禁；有无咳嗽反射及吞咽反射的减弱或消失；有无肺部感染或尿路感染的发生；有无口腔炎、结膜炎、角膜炎、角膜溃疡；有无营养不良及压疮形成；有无肢体肌肉挛缩、关节僵硬、肢体畸形及活动受限。

6.诊疗及护理经过：是否作过必要的辅助检查以明确诊断；消除脑水肿、保持呼吸道通畅、给氧、留置导尿管、抗感染，防止并发症等治疗和护理措施的应用及疗效等。

（十）恶心与呕吐的护理评估要点

1.恶心与呕吐的特点：注意呕吐前有无恶心的感觉；呕吐的方式是一口口吐出、溢出或喷射性；恶心与呕吐发生的时间，是晨间还是夜间；呕吐的原因或诱因；与进食有无关系；吐后是否感轻松；呕吐是突发，还是经常反复发作，病程的长短；呕吐的频率等。

2.呕吐物的特征：注意呕吐物的性质、气味、颜色、量及内容物，观察是否混有血液、胆汁、粪便等。

3.相关病史：有无消化系统疾病、泌尿及生殖系统疾病、中枢神经系统、内分泌代谢疾病等病史；有无进食不洁饮食及服药史；有无腹部手术史、毒物及传染病接触史；有无精神因素作用；女性病人要注意月经史。

4.伴随症状：呕吐伴剧烈头痛、意识障碍常见于中枢神经系统疾病；呕吐伴右上腹痛与发热、寒战、黄疸应考虑为胆囊炎或胆石症等；呕吐伴眩晕、眼球震颤见于前庭器官疾病；呕吐伴腹痛、腹泻多见于急性胃肠炎或细菌性食物中毒。

5.恶心与呕吐的身心反应：观察生命体征，有无心动过速、呼吸急促、血压降低、体位性低血压等血容量不足的表现；有无失水征象，如软弱无力、口渴、皮肤干燥、弹性减低、尿量减少等；有无食欲减退、营养不良及上消化道出血；儿童、老人意识障碍者应注意面色、呼吸道是否通畅等，警惕有无窒息情况发生。注意病人的精神状态，有无疲乏无力，有无痛苦、焦虑、恐惧等情绪反应。

6.诊疗及护理经过：是否作过呕吐物毒物分析；血电解质及酸碱平衡的检测 结果；是否已作胃镜、腹部 B 超、X 线钡餐等辅助检查；治疗的方法及使用药物的种类、剂量、疗效；已采取的护理措施及效果。

第十节　常用化验标本的留取技术

化验标本的采集，关系到检验结果，会直接影响到危重病人的救治，ICU 护士必须准确掌握化验标本的留取技术，确保各种化验标本的真实、可靠、准确性。

一、经外周静脉真空采血法

（一）目的
1.采集静脉血标本送检。
2.缩短采血时间、提高检验效率、减少病人的痛苦。
3.减少护士在操作过程中与血样的过多接触，保证采血的安全、避免交叉感染。
（二）用物准备
真空采血针（双向针头）、真空采血管、持针器、止血带、治疗盘。
（三）简要说明
1.溶血
是临床生化检验中最常见的干扰因素之一。由于真空采血技术的不熟练导致反复穿刺采血、在血肿部位抽血、混合抗凝剂时剧烈振荡等因素可导致溶血。溶血的标本不仅红细胞计数、血细胞比容降低，而且能影响钾、镁、转氨酶等多项指标的测定，不能反映原始标本的实际含量。

2.标本量过多或过少
真空采血管管内呈负压状态，取血量应该保持恒定。但是在操作过程中，如果一次穿刺未成功，真空采血管已与采血针连接，形成带负压的注射器在皮下移动寻找血管，此时易因负压泄漏导致取血量不足；另外病人静脉压高，也可引起血标本量增多；再由于个别采血管存在负压过高或负压不够的现象，引起护理人员采集的标本过多或过少，造成血液浪费或达不到检验的量。真空管内加入的抗凝剂或促凝剂都与应采集的血液量成恰当的比例，血液标本过多或过少就会发生抗凝管中血液凝固、促凝管里血液不凝的现象发生。

3.抗促凝剂使用不正确
真空采血管内添加了不同种类不同剂量的抗凝剂或促凝剂，采血管的盖子用不同颜色做了标识。护理人员在准备真空管时选择错误，使抗凝机制发生错误；或在采血完毕时，护理人员未将血液与抗凝剂充分混合；或者采血管未在效期内使用均可引起检验结果不正确。

4.标本被稀释
在输液同侧手臂进行静脉血采集，使血液稀释，检验的结果失去意义，或某些成分检验出现假性偏高。如补钾的同侧静脉采血，就会出现血钾偏高。

5.标本放置过久

血标本采集后，离体的红细胞仍在进行代谢和红细胞糖酵解，随着时间的延长，某些成分的测定将不准确，失去检测意义。

（四）注意事项

1.采集标本均应按医嘱执行，凡对检验申请单有疑问，应核实清楚后再执行。

2.采集标本既要保证及时，又须保证采集量准确，这样才能保证送检标本的质量。

3.正确使用真空采血管，选择合适的负压（即出血的毫升数）、检查有效期。

4.多管采血时采血管的使用顺序是：先不添加任何抗凝剂的红管，再使用检测凝血机制的蓝色管、接着使用添加了抗凝剂的试管（紫、绿、黑色）、最后采集添加了促凝剂的黄色试管。

5.多管采血时要固定好持针器及穿刺针，防止位置移动。

6.选择正确的采集部位，避开输液侧、手术侧、末梢循环差的肢体；同时要避开血肿炎症等皮肤破损处。

7.病人餐后、服药后、剧烈运动后、长时间空腹，甚至是情绪激动的时候采血，由于生理因素的改变，都可以影响到检验结果，因此，应在病人安静休息 15 min 后采血，使用止血带的时间不得超过 1 min，穿刺成功后立即松开止血带。

8.采血针后段的乳胶管可以防止滴血，采血时不能取下来，须从采血管胶塞中央垂直进针。

9.采集完毕后应立即将采集管上下轻轻倒动 6~7 次，使血液和抗凝剂充分混合，同时要防止血细胞受剧烈震动而被破坏。

10.标本采集后应及时送检。

二、经动、静脉导管采血技术

（一）目的

1.采集动、静脉血标本送检。

2.减少穿刺次数，减轻病人的痛苦。

（二）用物准备

动脉或静脉导管（已留置）、注射器 2~3 副、三通、生理盐水或肝素盐水、治疗盘。

（三）注意事项

1.严格无菌操作。

2.回注血液的目的是为了减少病人的血液丢失，但是此步操作无疑增加了感染机会，因此，应权衡利弊，确保无污染情况下再回注。

3.如果留取的血标本用于血气分析，在标本抽吸的过程中应注意采用隔绝空气技术，如有气泡应及时排除。

4.留取标本后，要确保有效冲洗导管，防止导管堵塞。

5.有出血倾向的应慎用肝素。

三、血培养标本的留取

（一）目的

进行血液微生物学检查。

（二）用物准备

按医嘱准备血培养瓶（需氧或厌氧）、治疗盘、真空采血器（或注射器）。

（三）简要说明

1.标本采集基本原则

（1）尽量在抗菌药物使用前采集标本。

（2）标本采集时应严格执行无菌操作，减少或避免机体正常菌群及其他杂菌污染。

（3）标本采集后立即送至检验科，床旁接种可提高病原菌检出率。

（4）盛标本容器须经灭菌处理，但不得使用消毒剂。

（5）送检标本应注明来源和检验目的，使实验室能正确选用相应的培养基和适宜的培养环境，必要时应注明选用何种抗菌药物。

2.留取血培养的指征

对入院的危重病人未进行系统性抗生素治疗前，应及时进行血液培养，病人出现以下体征时可作为采集血培养的重要指征：

（1）发热：≥38℃或低温≤36℃；

（2）寒战；

（3）白细胞增多：>10×10⁹/L，特别有"核左移"未成熟的或带状的白细胞增多；

（4）粒细胞减少：成熟的多核白细胞<1×10⁹/L；

（5）血小板减少；

（6）皮肤黏膜出血；

（7）昏迷；

（8）多器官功能不全。

3.采血部位的选择

通常采血部位为肘静脉。疑似细菌性心内膜炎时，以肘动脉或股动脉采血为宜。切忌在静滴抗菌药物的静脉处采取血标本。

4.采血量的要求

通常使用的血培养瓶都有采血量的要求，在使用真空采血器时，当采血量达到所需刻度时，会自动停止出血。如使用注射器采血，每次采血量成人 8~10 ml，婴幼儿 2~5 ml，培养基与血液之比以 10:1 为宜，以稀释血液中的抗生素、抗体等杀菌物质或参照血培养瓶的要求。

5.血培养的数量和采血时间

（1）怀疑菌血症应尽早采血，体温上升阶段采血可提高阳性率，但要防止因等待而延误时机。对已用抗菌药物而又不能停药者，可在下次用药前采血；每例至少采血两次，间隔 0.5~1 h，以利于提高阳性率和区分感染菌与皮肤污染菌。

（2）对间歇性菌血症，用于培养的血液应在估计寒战或体温高峰到来之前采集。采集血培养应该在使用抗生素之前进行，推荐同时采集2~3瓶，每瓶20~30 ml血样进行培养来做最初的评估。

（3）不明病源的发热，如隐性脓肿，伤寒热和波浪热：发热开始采集2份或3份血培养。24 h至36 h后，估计温度升高之前（通常在下午）立即采集2份以上血培养。

（4）感染性心内膜炎，对急性心内膜炎病人1 h（2 h内）采集3份血培养，如果所有结果24 h后阴性，再采集3份血培养标本。入院前2周内接受抗生素治疗的病人，连续3天采集血培养，每天2份。

（四）注意事项

1.标本容器必须无菌或清洁容器。

2.选择最佳时间采集标本，在抗菌药物使用前。

3.获取标本时，须严格无菌操作。血培养为防止皮肤寄生菌污染，需使用消毒剂（碘酊或碘附）对皮肤进行严格仔细的消毒处理，最大限度地减低皮肤污染。在采集过程中血培养的污染一定要减小至最低程度。

4.用做培养的血液均不应该在静脉或动脉的导管中抽取，除非静脉穿刺无法得到血液或用来评价与导管感染相关性指标。如果抽取了导管血，也应同时在其他部位穿刺获取非导管内静脉血液进行血培养。

5.将采集的血液注入血培养基前，应更换针头或用火消毒针头。血培养瓶应在避光室温中保存，不必置冰箱保存。

6.24 h内，可在不同部位采血3次。

7.标本采集后，应尽快送检验科。

四、人工气道病人痰培养的留取

（一）目的

1.采集痰液标本，了解痰液中是否有菌种，以作为疾病诊断及治疗之参考。

2.使临床医生排除某些致病菌，并在致病菌确定后，根据痰培养药敏的结果合理选择抗生素。

3.评价经验性使用抗生素的疗效。

（二）用物准备

无菌集痰器、无菌手套1副、负压吸引装置、吸痰所需用物。

（三）简要说明

1.集痰器示意图

2.痰培养标本的常用采集方法

（1）咳痰：清水反复漱口后用力咳嗽，从呼吸道深部咳出新鲜痰液于无菌容器送检。痰量极少者可用45℃10％氯化钠液雾化吸入导痰，此方法易受咽喉部细菌污染。

（2）对咳嗽乏力或昏迷病人，可用吸痰管经鼻或口腔抵达气管腔内吸引痰液，但不能完全避免咽喉部正常菌群污染。可采用纤维支气管镜直接在病灶部位采集高浓度的感染病原菌。

（3）双侧肺部感染伴人工气道如气管切开或气管插管者，可用吸痰管经人工气道插至肺支气管水平吸引痰液。

（4）对重症、难治或伴免疫抑制或疑似厌氧菌引起的医院内肺部感染可采用环甲膜穿刺经气管吸引（TTA）、经胸壁穿刺肺吸引（LA）、经纤维支气管镜或人工气道做防污染双套管毛刷（PsB）或防污染支气管肺泡灌洗（PBAL），采集无口咽部菌群污染的痰液，进行精确的感染病原学诊断。

（四）注意事项

1.痰液采集过程注意绝对无菌操作。

2.操作过程基本同吸痰技术，保证充分给氧，气道内停留时间<15 s，确保病人安全。

3.痰液黏稠不易吸出，可向气道内注射无菌生理盐水 2~3 ml，注射时避免用力过猛，禁用含抗生素的盐水。

4.操作过程中严密观察病情，生命体征。

5.标本及时送检，痰标本不能及时送检者，可暂存 4℃冰箱。室温下延搁数小时，定植于口咽部的非致病菌呈过度生长，而肺炎球菌、葡萄球菌和流感杆菌检出率则明显下降。

（时均梅 孙会 宋敏 孙玉 张静 高海艳 龙婷婷）

第十四章　护患沟通概述

随着社会的发展和人类的进步，人们对健康的关注日益密切，寻求健康知识的欲望日渐增强。人们在寻医问药的过程中，考虑的不仅仅是医院的就医环境、仪器设备、医疗水平，而且更加注重医疗机构的服务态度，即医患关系与护患关系，特别是护患关系。在现代医院质量评价体系中，决定护理服务品质优劣的首要依据是无护患纠纷，而80%的护患纠纷都是由于沟通不良或沟通障碍所引起。那么，沟通对于促进护患关系，防范医疗纠纷到底有何重要意义?怎样才能建立良好的护患关系和人际关系?在护患沟通中怎样运用沟通的技巧?等等，这将是本书重点研究和讨论的问题。

作为一名新时代的护理人员，作为21世纪的白衣天使，我们又将如何来迎接新世纪的挑战?如何抓住新的机遇，在护理专业这个大舞台上，开创辉煌的新业绩呢?

成功学大师戴尔·卡耐基说过："与人相处的学问，在人类所有的学问中应该是排在前面的，沟通能够带来其他知识不能带来的力量，它是成就一个人的顺风船。"

对于护士而言，沟通是成就护理事业的顺风船。

第一节　沟通的概念

人们为了彼此传达思想，交换意见，表达情感等目的，需要运用语言符号来进行沟通。通过沟通建立人际关系，传递信息，满足精神及物质需要。

一、什么是沟通

沟通是指人与人之间的信息传递与交流，即人与人之间交流意见、观点、情况或感情的过程。有效的沟通应是接受者所收到的信息与发出者所表达的意思正好相同。沟通的结果是双方不仅能相互影响，而且双方还能建立起一定的关系。

二、沟通的层次

Powell根据人际交往中双方信任的程度、信息沟通过程中的参与程度及个人希望与别人分享感觉的程度的不同，提出将沟通分为五个层次随着相互信任程度的增加，层次逐渐升高。

1.一般性沟通是一般肤浅的、社交应酬开始语，如"你好，感觉好些了吗"，

"伤口还疼吗?"之类的口头语。这种话在短时间内使用会有助于打开局面和建立友好关系,而且使人感到有"安全感"。不需要进行过多的思考,也能避免因话不投机引起的尴尬局面。例如,护士下班时,在走廊上碰到患者,可以打声招呼说"您好,吃饭了吗?"但如果双方有意建立良好的人际关系的话,则不能千篇一律地问候,而应进入深一层次的交谈。

2.事务性沟通此是一种纯工作性质的沟通,是报告客观的事实,没有参与个人意见或牵涉人与人之间的关系。护患沟通处于该层次时,护士要注意倾听患者陈述,不要用语言或非语言性行为影响他继续往下讲。

3.分享性沟通在此层次,一般双方都已建立了信任,可以互相谈自己的看法,交流各自对问题或治疗的意见,护士要表露出同情心,应注意不能流露嘲笑的意思.以免影响患者对你的信任和继续提出自己的看法和意见,影响了沟通层次的提高或又退回到第二层次做一些表面性的沟通。

4.情感性沟通沟通的双方除了分享对某一问题的看法及判断,而且还会表达及分享彼此的感觉、情感及愿望。这种交流虽然很有帮助,但只有在互相信任的基础上,有了安全感才比较容易做到,人们才会自愿说出自己的想法和对各种事件的反应。为了给患者创造一个适合的情感环境,护士作为帮助者应做到坦率、热情,正确地理解患者,帮助他建立信任感和安全感。

5.共鸣性沟通此是一种短暂的、完全一致的感觉,很少有人能达到这一层次,一般也不会维持多长时间,只有在第4层次时,偶尔自发地达到高峰。

在护患关系中,可以出现沟通的各种层次,但重要的是让患者或对方在感到最舒适的层次时进行沟通,不要强求进入较高层次,护士应经常评估自己的沟通方式,达到有效的沟通效果。

第二节　沟通的过程

沟通广泛地发生在日常生活的人际关系中,如家庭成员间的沟通,学校中老师与学生的沟通,医院中医生与护士之间、护士与护士之间、护士与患者以及医护人员与家属之间都存在有沟通问题,通过对沟通过程各因素的了解,会对我们的沟通行为发生影响,有效地促进沟通成功。

在交流沟通的过程中,人们做了大量的研究,大致认为在沟通过程中包括6个基本要素:

1.要沟通的事物可以是各种情况、思想、经验或行动以及综合性的事物。在护患沟通交流中,护理专业性的事物是主要沟通事物,例如促进患者康复的健康教育内容等。

2.信息发出者也称为信息源,是发出信息给他人的个人或团体,是沟通交流中的主动因素。每个人对所要发出信息的理解、表达和使用能力受很多因素影响,包括沟通技巧、态度、知识水平和社会文化影响等。作为信息发出者,在发出信息时，不仅要想到这些因素对沟通效果的影响，还要考虑对对方沟通行为的影响，如进行沟通时所用的语言应通俗易懂，要被对方理解。由于信息发出者必须对信息进行组织和编排，所以又称编码者。

3.信息在发出信息前，要将一些模糊的思想转变成具体的信息，这些信息可以用表格、信件、语言、图画或音乐的方式表达出来。信息的组成有以下 3 部分：

（1）编码：为了传递信息，必须将准备进行沟通的事物，按大家所能理解的顺序加以组织，如语言或书信中的每一句话都是为表达一些想法的、合乎文化的、具有完整性的一系列词组。这些有顺序的句子就是信息电码。音乐中的音符、升音号和降音号也是一种电码。

（2）内容：书信中的词句、音乐中的各种音符、调色板上的各种油彩所表达的都是信息内容。它可以是一本书、一篇讲话、一首交响乐或一幅图画。

（3）处理：处理是对电码和内容进行选择和安排的决定，一旦做出决策，就要通过各种途径送出。

4.途径选择与传达信息相适应的感官通路进行传递，如听、视、触、味、嗅觉等。信息由发送者到接受者之间的媒介物为信息的传递途径，又称为信道，如人们在面对面的沟通中，言语的传递的媒介是空气等。

5.信息接受者信息接受者是信息传播的目标，又称译码者，是传递信息的对象，他也受沟通技巧、知识水平、态度和社会文化所影响。所以，没有两个人会对同一件事情有完全相同的感知（即感受和理解）。我们传递信息是否成功与接受者的吸收程度和理解能力有很大关系。

6.反馈反馈是了解信息是否准确地传递到信息接受者的过程。接受者在接受信息后，有责任给发出者提供一些反馈，以便了解沟通是否成功或失败。例如，医院健康教育活动后观察患者自我护理能力是否有改变等。

例如：

新入院患者次日晨要抽血查电解质和肝功能。护士作为信息发出者，必须选择患者能听懂的普通话或方言，将"明晨空腹抽血"这一沟通性事务用语言的方式表达出信息，用说的形式传达给患者，如"明早 6：00~6：30，早班护士会到您的床旁抽血，请您等候。抽血前不能吃食物和喝水，以免影响检查结果!"护士通过患者收到信息后发出的反馈信息即可判断沟通的效果。

第三节　沟通的形态

美国心理学家艾伯特·梅拉比安曾经提出过一个公式：信息的全部表达=7%语调+38%声音+55%表情。这说明，信息在传递、交流过程中由语言性沟通和非语言性沟通共同完成。

一、语言性沟通

使用语言、文字或符号进行的沟通称为语言性沟通。语言是传递信息的符号，包括所说的话和所写的字。要注意的是，所用的符号应当是为发出者和接受者都能准确理解的。当然采用相同的语系是必要的，也是相对较简单的，困难的是要求双方所用词的含义也要有同样的理解。例如，护士使用医学术语与患者交谈，就容易造成沟通不良，所以要重视反馈所表达的信息和对方所接受的信息是否相同。

在护患沟通中，护理用语应通俗、清晰、明了，选择对方能理解的词语；应注意礼貌用语，避免粗俗的土话，避免过于专业的术语和医院常用的省略语；护理用语也应体现伦理意义，富有情感性、道德性、亲切性、规范性。

二、非语言性沟通

非语言沟通指的是伴随着沟通的一些非语言行为，也称为体态语言。非语言性沟通是一种不很清楚的信息，但它往往比语言信息更真实，因为它更趋于自发和难以掩饰。同样一句话可以由于非语言性行为的不同而有不同的含义和效果。护士应格外注意自己非语言性行为的影响，也要善于观察患者的非语言性信息，特别是焦虑的流露，应鼓励患者用语言表达出来。对感觉有缺陷的患者，如老年或听力障碍患者，则应更多使用这种非语言性沟通方式。

第四节　患者呼唤沟通

护患沟通不仅是护士与患者或家属之间的信息交流的过程，也是与之发生相互联系的主要形式，随着人类对疾病的认识，以及有关患者心理过程对疾病康复的影响因素的广泛研究，心理治疗、护理咨询逐渐成为疾病康复的一种手段。医疗领域的很多方面体现了一个共性问题，那就是：患者需要沟通。

1.对健康知识的关注增加患者对健康知识的关注体现在医疗护理过程中，患者对医疗护理的主动参与意识增强，促进了遵医遵护行为。患者由注重疾病的治疗康复到重视疾病的预防，以及疾病发展的各个环节，都能主动地思考"为什么"。另外，患者对健康知识的这种关注还表现在对医疗信息、医疗技术重视，这也是新型护患关系具备的特点。

2.自主医疗意识增强由于患者对医疗活动的主动参与意识增强，护患关系发生了很大的改变，由被动的、帮助性为主的护患关系逐步向指导、合作性的新型护患关系转换。这种新型的护患关系需要良好的沟通为基础。例如，护理操作中最简单的操作如口服药，是一种指导、合作的护患关系，要求在护士的指导下，患者了解药物的作用、服用时间与注意事项，并主动参与到这种操作中来，患者操作的正确方法很大程度上依赖护患间的沟通。

3.对医疗活动监督的热情提高患者在参与医疗护理活动过程中，对治疗护理方法有自主选择的权利，对治疗护理的预期后果和副作用，需要医务人员做前瞻性评估。如果医务人员在进行该方面的宣传教育时，沟通不全面，很容易引起患者不满和投诉。我们经常遇到患者在出现治疗的副作用时埋怨，或者迁怒于现有的医疗条件和技术等，这些都是患者对医疗机构提供的服务产生监督意识后引起的反馈。

4.护士的维权意识加强护理工作的宗旨是以病人为中心。基于这个宗旨，护士的职责有了很大的扩充，不再是简单、机械地执行医嘱，完成护理操作，还必须基于护理工作的原理，运用护理工作方法独立地为患者解决问题。这种工作的独立性和专业接触性要求护理工作者必须具备较强的依法行医的法律意识、维权意识。例如，护患沟通后的签字制度、病历书写规范、护理临床路径和患者知情同意权等，这些工作都离不开沟通。

5.患者需求与医疗服务标准之间的理解差距无论是门诊治疗还是住院治疗，患者的最大愿望是对疾病的根治。如果能彻底治愈疾病，对医疗费用、服务态度等内容的关注相对较少；否则，患者是难以满意的，既感觉费用太贵，又嫌弃这里，挑剔那里。但是，患者的这种需求与治疗效果标准之间存在一定的差距。对于医务人员来说，治疗是系统工程，它由许多部门合作构成服务链。同时，治疗又是一个动态的过程，因为个体差异等因素，治疗的转归错综复杂，呈现多种情况，所以，对治疗效果的评价，专业人士把它分为治愈、好转、无效三个等级，这与患者的关注程度和期望值，在理解上存在一定距离，因而不同角度地影响了沟通的效果。

6.法律、法规等制度的不断完善法制的不断健全要求医务人员与患者建立良好的护患关系，并且要求其进行有效的医患沟通、护患沟通。2002年《医疗事故处理条例》的出台，对医疗事故的界定以对患者造成伤害的程度为依据，区分医疗事故的等级。同时"举证倒置"等法规的补充、完善，从侧面也强调"以病人为中心"的服务意识。所以，医疗护理活动针对的不单纯是患者的躯体疾病，更重要的是医疗过程中不能对其身心、社会整体性的个体造成任何伤害，其中包括由于沟通不良导致的伤害。

所以，随着生活水平的不断提高，患者对生活质量更加关注，对健康更加重视，对医疗服务业的质量提出了更高的要求，对医务人员的服务模式提出了挑战，护理工作模式发生了重大变革，护患间的沟通也提到了空前重要的位置。

第五节　何谓护患沟通

护患沟通是处理护患之间人际关系的主要内容，是护士在从事护理工作的过程中，由于其工作性质、职能范围等方面的特点，需要与各种服务对象，包括患有各种身心疾患的患者、患者家属、医疗保健机构的其他医务人员及社区人员建立各种人际关系，为共同维护健康和促进健康的目的而进行的沟通。它包含以下3个方面的内容。

一、沟通的对象是特定的患者群体

新形势下的护患沟通不仅是建立新型护患关系的基础，也是我们圆满完成护理工作的重要环节。护患沟通是满足患者被尊重、被关爱心理需要的基本形式。我们的患者渴望得到护士的理解与支持，护士在治疗、护理时，轻轻的几句问候、关切的话，让人倍感亲切。例如，每天早上查房时，主动向患者问好："大伯，大妈您好，今天感觉怎么样？"

同时，患者与家属（尤其是患者）渴望护士能给予他们与疾病相关的知识及康复知识的健康教育指导，如饮食指导、功能锻炼等。这些均离不开护士温暖的言语及轻柔的双手。当我们每天穿梭于病房时，当我们常常"忙里偷闲"地与患者聊上几句时，"理解万岁"表现得淋漓尽致。

通过护患沟通，可以使护士了解患者的心身状况，向患者提供正确的信息，减轻其心身痛苦，提高治疗和护理的效果。

二、沟通的共同目的是维护健康和促进健康

护患沟通的基础是更好地为患者提供良好的身心休养和康复环境，促进患者的康复。如果没有沟通，就不能建立良好的护患关系。没有良好的护患关系，护患双方的活动就会相对独立，缺乏凝聚力。

例如：

产妇在生产过程中，需要护士的指导和产妇的全力配合，胎儿才能顺利地通过正常的产道出生。如果护士在产前没有做相关的生产知识指导，只是自己在做产前的准备工作，那么，产妇的疑团、问题是非常复杂的，她的行为大致有三种：第一种是依赖型行为，往往会认为护士会安排好一切，无她的事情；第二种是问题型行为，表现是跟在护士的身后不停地问为什么，产妇感觉很茫然；第三种是独立型行为，产妇比较从容，行动安排主动，有可能临产前还在按安排进行自己的活动。

因此，如果没有沟通，无论哪种行为都缺乏向心力，它产生的力量大都是向背的力量。

三、护患沟通区别于人际交流

人际交流又称人际传播，是指人与人之间的一种直接信息沟通的交流活动。人际交流的基本方式包括听、说、看、问答、表情、动作。这种交流主要是通过语言和非语言方式如外貌、表情动作来进行。

护患沟通是人际交流的特定范围，沟通对象是患者（弱势群体），具有共同的沟通目的，它借助于人际交流的原则、方法，也有属于自己的沟通技巧。例如，在护患沟通中，患者最需要和最希望解决的问题、有关疾病的问题，要及时做出恰当的反应，如情感上的反应，表示同情、理解、耐心倾听。尽量采用开放式提问方式，谈话中要注意留有间隙时间，一次不能同时提出几个问题等；否则，可造成患者紧张，增加心理压力。

提高临床护士沟通能力，满足患者的需求，可以提高整体护理的质量。护理学科的发展，离不开"以人为本"的护理理念，护士能熟练运用沟通技巧与患者进行交流，进行心与心的对话，那么，我们的护理工作将倍增成功感，促进患者早日康复。护士将成为患者永远的朋友。

第六节 护患沟通是护理活动的基础

护理工作有一大部分是通过与患者沟通来实现的，作为护士，应充分认识到将沟通落实到工作的一言一行中的重要性。现代护理理念提倡沟通。良好的沟通，对护士而言，能体现"以人为本"的护理工作；对患者来说，体现了尊重与被尊重，其权利和义务的行使也有了保障，医院的经济效益和社会效益也相应得到了提高，改变了以往"治病救人"的宗旨，履行了"以人为本"的指导思想。

一、护患沟通是护理活动的基础

从个体的出生到生命的死亡，护患之间便开始了各种形式的沟通，包括口语、文字等语言形式的沟通和非语言沟通。沟通是护理活动的基础，它贯穿护理活动的全过程，护理诊疗中更是以沟通为前提来展开各种各样的有效护理。

1.询问

例如：

"您好些了吗，感觉怎么样？""您的伤口还痛吗？""您昨晚睡眠怎么样"？"您的爱人（或儿女）在手术同意书上签字了吗?您的儿忙吗，请到假了吗?您对开刀还有什么顾虑，还有什么不清楚的吗？"口头沟通是护患关系的润滑剂，主要运用于询问病史、症状、健康教育、咨询答疑等工作领域的信息传递方式。

2.收集信息护患间的沟通是多种技巧的综合运用，而不是单一的方法能解决的。例如，我们要做出一个护理诊断，必须先倾听患者主诉（口头沟通），检查体征（非语言沟通），核对资料（文字形式的语言沟通），把沟通的结果反馈给患者（避免无效沟通），然后才能确定护理诊断。基本的程序是：核对既往资料；倾听患者主诉；检查体征等等。

3.传达情感护患间情感交流细腻而且微妙，不经意的坐姿、漫无目的的眼神、不规范的着装、连珠炮式的解说会传达一种不信任，有时甚至是一种情感的错误传递。正确的情感交流能令人振奋、激励，就像注入一针强心剂。例如，护士伸手抚摸患儿的头；扶住悲痛欲绝患者家属的肩膀；紧紧握住紧张老年患者的手；摸摸病危患者的脉搏；静静地倾听女患者对疾病的絮絮叨叨等。

4.执行护理活动执行护理活动包括护理活动中进行的各项护理操作、完成治疗、进行护理协商、与医生交换意见、进行交接班等。

如果抛弃了沟通，那么，所有这些活动就变成了盲目地执行与主观臆断；没有了沟通，无法评价疾病的进展、转归。例如，护士要求患者含服硝酸甘油片剂就必须沟通，必须解释硝酸甘油片的作用、服用方法，并通过观察患者的体态语言和生命体征来评价治疗的效果。另外，又将这种信息传递给医生，调整治疗方案。

5.护理记录护理记录是将与患者的沟通结果用文字和符号的形式在护理记录中表现出来，是沟通的另一种形式。

总之，不管是进行护理活动，还是接受护理，是有意还是无意地发出或接受信息，我们所做的每一件事情都是为了沟通。

二、护患沟通的意义

首先，良好的护患沟通能缩短护患间心理差距。良好的护理工作者形象，其一言一行应让患者感到你是一个受过严格训练、素质较高、责任心强的人，能给予患者安全感，取得患者信任。例如，张奶奶因宫颈癌入院后，心情非常沮丧。负责护士接待了她，热情地进行入院宣传教育。"张奶奶"前"张奶奶"后不停地叫着，慢慢地打开了她的心扉之门。几次沟通交流后，负责护士对张奶奶的家庭背景及心中阴影有了了解。终于，她每天见了护士后都心情特好，配合医疗，很快完成放疗计划而康复出院。

其次，良好的护患沟通是为了更有效地工作，是治疗的基础。我们的护士层次不一，患者的文化水平不同，因此沟通效果各有差异。那么，我们必须对患者的"十知道"了如指掌，针对患者的性格特征实施健康教育。当然，我们与患者的沟通应有主题，而不能聊一两个小时却一无所获。应适时适地施教，却又要做到交谈适可而止。

最后，良好的护患沟通可以化解医疗纠纷。近年来，医疗纠纷有上升的趋势。医护人员工作压力更大，那么我们又能怎样来预防呢？就医生来说，常常有点长话短说，不太愿意与患者沟通。对护士而言，坚持"三查七对"、无菌操作，一切按操作规程执行固然重要，但是，从某种程度上说，良好的护患沟通更能得到患者的理解。

例如：

患者小李在做 CT 检查时，泛影葡胺外漏，当时患者只感觉稍有疼痛，穿刺处肿胀。护士便说"没事的!"她便垂着手慢慢地走回了病房，找到她非常信任的该病房的护士长。待护士长查看其外渗处时，局部已经肿胀很厉害，立即予以处理，首先抬高制动，再行药物外敷等。然而局部还是长了水疱，而且很痛。小李便嚷着："护士长，我的这只手会不会坏掉?那护士真不负责，我要投诉……"由于护士长及时正确处理，耐心细致地讲解，加之良好的护患基础，使得该纠纷平安化解。

因此，这种帮助性的专业性关系只有建立在相互信任、相互理解的基础上，才能更好地满足患者的各种需要，为服务对象提供真正高质量的护理服务。

（时均梅 孙会 宋敏 孙玉 张静 宋丽）

第十五章 护患关系

护理人员服务的对象是患者，有效地与患者及其家属进行沟通，有利于提高护理质量。双方不同的社会文化背景、人格特征及社会地位，会在很大程度上影响彼此沟通。而随着《医疗事故处理条例》的出台，我国加入 WTO，给医院带来了新的挑战，同时也提出了更高的要求，要求护理人员牢固树立服务理念、品牌意识，了解护患关系、护士与患者的角色，掌握沟通的技巧，从而提升护理质量，杜绝医疗纠纷，以利患者全面康复。

第一节 角色与护患角色

一、角色

角色，又称社会角色，是指社会关系中不同位置上的行为类型和行为模式。简单地讲，角色是人们在现实生活中的社会地位、身份，如工人、农民、教师、学生等。角色的获得是个体社会化所致，因为人们在一定的社会规范下常常会表现出一定的社会行为。

那么，角色又有什么样的特性呢?根据美国护理学者罗伊 (Roy) 的角色功能理论，角色具有两个特性：其一是角色必须存在于与他人的相互关系中。每一角色都有一个互补的角色存在。例如，教师的角色必须有学生角色的存在，护士角色必须有患者角色的互补。这些互补角色即组成了角色丛。任何角色的工作都是在角色丛中进行的，正如独木不能成林，一滴海水成不了海洋。其二是由个体所完成。只有当个体存在的情况下，才具有某一角色。因此，个体必须明确自己所处角色 (即社会身份)，否则就无从谈其角色的功能作用，产生角色冲突。例如，张小姐在某办公室做秘书，工作时，她是秘书角色，行使秘书的职责；而当她下班后，便与男友约会，她便是女友角色，履行女友职责；如果张小姐将行使职责错位，角色颠倒，那么，她的工作生活必将杂乱无章 。

由上可见，每人在某时某刻某情景下所扮演的角色不尽相同。例如，参加工作后如接受继续教育，那么他 (她) 将可能游离于工人、学生之角色中；成家后，又将添加丈夫、妻子、儿子之角色。如我们的护士，上班是患者的护士、医生的同事，下班后则可能为人妻、为人母。在这种诸多的角色游离之中，则会产生角色转变与角色冲突。

二、患者角色的概念及角色的结果

患者角色即患者身份。当一个人被认定患了某种疾病时，他（她）便成为患者角色。英国学者帕森斯（Parsons）提出患者的角色应该包括以下4方面：

（1）可免除一般社会角色的职责：免除的程度依患者疾病的性质、严重程度、患者的责任心以及患者在其支持系统中所能得到的帮助等不同而异。例如，感冒、咳嗽可免除教师、工人等角色职责；护士生病后则将免其护士角色职责，而承担患者角色职责。

（2）在情理上不需对自己的疾病负责：患病后，患者不能靠主观意愿治愈，而只能处于一种需要得到照顾的状态。

（3）应该寻求适当的帮助：这些帮助包括患者从医生、护士的技术及知识上的帮助和家属的情感上的支持。

（4）有恢复健康的义务：患者自身也需为健康而努力。例如，配合治疗、护理，适当地锻炼，饮食的配合等，以加快恢复。因此，一些人努力去寻求患者角色，还有的人安于患者角色，甚至出现角色依赖等。

三、护士角色的概念及其作用

护士角色是构成护理模式的主要内容，从历史的演变分析，护士的角色化形象经历了"宗教形象"、"南丁格尔形象"、"现代形象"、"母亲形象"。在实际需要和期望过程中，护士角色内容将日趋扩展和延伸，包括护理临床工作者、护理科研人员、护理管理者、护理中介人员、护理协调人员等多元化角色。为了适应护士角色的转变，现代护理模式的四个基本概念应运而生：即人、健康、环境与护理。因此，护士角色的掌握非常重要，在不同的时间、不同的场合，要有不同的角色。例如，急诊护理中，在患者家属面前护士将转为亲人角色。"请别着急，领导和高水平的医生都到了，我们尽力抢救，请予配合"等等，避免使用刺激性或冲突性的语言，也不能使用肯定或绝对性语言，万一抢救不成功，也能取得家属的理解。

第二节　患者角色适应

当进入患者角色后，患者则从平常的社会角色中解脱出来，他（她）原来的责任与权利都跟着发生了改变。因此，疾病使人免去执行平日的角色行为，免去了某些社会义务。例如，一个患病的母亲不能尽父母之责照顾子女，患病的教师不能再教书，患病的学生不能去上课，患病的工人不能去上班，均成为合理的事情。但是，患者在正常角色转换过程中，从健康人突然成为患者，往往很难适应，即很难立即进入患者角色中去。因此，患者是否能正确转变到患者角色，会影响患者对角色的适应。一般来说，患者的角色转变可以分为以下三种结果。

1.角色适应患者基本上已与角色"指定行为"相符合。这是最佳结果，有利于患者的康复。

2.角色差距患者所表现的行为与角色"指定行为"有显著差异，如角色行为冲突、角色行为缺如、角色行为异常和角色行为消退。患者表现为不能安于患者角色，担忧工作、家庭，不能很好地休息；或者厌恶患者角色，感到厌倦、悲观、绝望等，多见于慢性疾病患者或长期住院患者。在患者初次入院时，护士向患者介绍病区的环境、制度、注意事项等，同时做自我介绍，介绍有关的医务人员和同室的病友，以消除患者的陌生感和恐惧感，建立起患者在医院环境中充当患者角色的自信心。此刻，患者特别需要护士的健康教育指导，了解疾病知识，帮助患者树立起战胜疾病的信心，促进早日康复。

3.角色强化这是患者角色适应中的一种变态，表现为患者免除一切其他角色，自我寻求健康的主观性减弱，依赖性增强，过分寻求帮助，安于患者角色。这实质上是与患者对自我能力表示怀疑或对承担其他角色感到不安有关，也可能与病后体质虚弱及环境适应不良有关。

有效的沟通和交流，建立良好的护患关系，有利于避免患者不良的心理反应，促进其心身疾病的治疗。南丁格尔曾经说过："护士必须有一颗同情心和一双愿意工作的手。"有些长期住院、伤残及失去工作能力的人，容易对治疗失去信心，甚至产生轻生的念头，会出现角色缺如或角色消退现象。此时，护士应用礼貌、优美、亲切的话语，滋润患者痛苦的心田。正如南丁格尔所说："护士实际上就是没有翅膀的天使，是真、善、美的化身。"护士角色是护患沟通的桥梁，有着举足轻重的功能，包括提供基本护理照顾，帮助患者执行医生所制定的治疗计划及系统、全面、整体的护理程序。

第三节 患者心理特征

人的心理是一种情感行为以不同的形式能动地反映客观事物及其相互关系的活动。它细微的变化都会引起人们相应的变化，如一个人烦恼时，就会有坐立不安、茶饭不思等多种反应。因此，我们在护患沟通中，要注意掌握患者的心理变化。

情景1：

患者，李某某，男性，42岁。入院诊断：淋巴瘤。职业：公务员。小彭（面带微笑，真诚地坐在患者床旁的小方凳上）：李先生，欢迎你到我们医院就诊，我姓彭，是你的负责护士，你的治疗及护理将由我全面负责。

患者（表情不安，声音低沉）：谢谢你，我从来没有生过病，第一次生病就得了这种病，唉!

小彭（已经感觉到了患者情绪较低落，于是调整了自己的语气）：李先生，你不要有这种想法，人的一生谁又不会生病?关键是在于自己如何看待它，任何疾病的治疗都与心理因素有关，乐观的心理情绪将会有利于你的疾病的治疗。

患者（似乎受到了启示，声音有所提高）：小彭，以后还要请你多关照。

小彭高兴地说：这是我们应该做的。

患者（脸上有了笑容，并且开始讲述自己的经历）：彭护士，你不知道，我真的没有想到我会得这种病，那天洗澡，无意中摸到自己脖子上有一肿块，又不痛，又不痒，没有理它。一个星期后，我老婆也发现了这个肿块，哎哟，肿块长大了，这下我有点着急了，又去我们那儿的医院看病，那儿医生要我到专科医院和好一点的医院看病，我就来了。

家属（患者的妻子接上话说）：这一段时间，他饭也吃不下，以前总讲我做的饭菜很好吃，可最近，不是觉得太咸了，就是太淡了。原来从没听他说过咽喉痛，最近常常听他说咽喉痛，并且有些失眠，晚上睡不踏实，经常醒来。原来话多，现在话也少了。

患者（马上不太高兴地打断说）：别乱说。

小彭（马上接上话，微笑地说）：李先生，你妻子对你很关心，你真有福气。你妻子所说的这些，都是正常反应，我能够理解你，有什么不愉快都说出来。

患者（急切地问）：我老婆能经常来看我吗？

小彭（意识到患者需要亲情的安慰）：在探视时间内，随时都可以来，在治疗时间有我们护士呢，你放心，你每天都会看到你妻子的。

患者（语调比较轻松）：哦，那太好了。

以上可以看出该患者具有认知功能变化、情绪活动变化和意志行为方面的变化。现在分别叙述患者心理变化的三个主要特征。

1.认知功能的变化主观感觉异常是患者认知的变化。当一个人处在健康的状况时，往往对自身的情况不太注意；而一旦受到"病"刺激后，对自身的注意力便随之增强，感受性提高，感觉则异常敏锐。例如，在情景1中家属所描述的患者的一些变化"不是觉得太咸了，就是太淡了。原来从没听他说过咽喉痛，最近常常听他说咽喉痛。"有的患者对自身体位、卧床姿势、枕头高低、被子轻重都有明显感觉；甚至还会产生心跳、呼吸、皮肤温度等主观感觉的异常。有疑病倾向的患者甚至于可以强烈地察觉到内脏器官的活动，如肠管的蠕动等。

2.情绪活动的变化情绪最能表现人的内心状态，它是人的心理状态的晴雨表。个体情绪的变化是伴随个体心理活动过程产生的，也就是说，个体情绪的起伏和变化是有原因的。

个体在病中不同程度地体验到的情绪变化是患者最常见、最重要的心理变化。它表现在两方面：一方面是情绪活动强度的变化。情绪强度有两极，如从愉快到狂喜，从微怒到狂怒等。在许多情况下，患者对消极情绪刺激的反应强度大于正常人。在情景1中，由于患者的家属述说了他的一些变化，就引起了他不高兴，对于一个已经由于疾病的影响而处于焦虑状态中的人来说，微弱的刺激便足以使他变得惊恐不安。另外，在临床中，少数患者情绪反应减弱，甚至对多数刺激无动于衷。这些都意味着患者可能病情严重或有心理障碍。

另一方面是情绪活动的激动性。情绪的激动性有激动和平静两极，在临床中患者的主要变化是激动表现。激动是一种强烈的外显的情绪状态，如激怒、狂喜、极度悲伤等。因为患者在病中容易变得易激惹，情感脆弱易受伤害，有时甚至为一些微不足道的小事而"毫无道理"地激动、气愤、争吵或悲伤哭泣，所以我们应该体谅和理解他们。

3.意志行为变化意志通过行为表现出来，受意志支配的行为称为意志行为。医院也是个社会环境，可能会有各种冲突发生。

情景2：

56岁的患者杨奶奶，因为患乳腺癌，她第三次住进医院做巩固性化疗。前两次治疗已经花掉了她几乎所有的积蓄，而这次化疗致使血象明显下降到了临界线，必须及时注射升血象药物粒生素。该药较昂贵，她老伴两天前已经回家筹款去了。有一次，当护士注射完升高血象药物粒生素后，她生气地将弯盘里的空瓶狠狠地摔到地上，并大哭起来。

这就是患者意志行为冲突的一种特征性表现。当患者的治疗需要用某种药物，而使用这种药物的价格比较昂贵，这时冲突就出现了。一旦冲突出现，就伴随着某种情绪状态，如紧张、焦躁、烦恼、大怒、心神不宁等。情景2中的患者就是不能化解内心的冲突，进而表现出意志行为改变。还有的患者因为患病而不能胜任其原来的工作或进行某些活动而无法实现预定目标时，也会产生严重的挫折感，发生严重的情绪性反应，如攻击、冷漠、逃避、自杀等。

护理人员了解了患者在疾病过程中心理变化的3个主要特征（认知功能的变化、情绪活动的变化、意志行为的变化），在临床护理活动中，应该更加理解和体谅患者，给予患者更多的关爱、同情和帮助。

第四节　护患关系是一种特殊的人际关系

一个人的一生中要经历生老病死，这些经历往往是在医院里度过的，不管这个时期多么漫长或多么短暂，他在医院里的这个时期是以患者的身份出现，与护士构成一种暂时性的人际关系，那就是护患关系。

一、何谓护患关系

我们首先分析以下几种情景：

情景3：

张经理最近得了伤风感冒，总觉得头疼脑热，他到药店咨询并抓了些药，回家静养。

情景4：

余经理最近总觉得头疼脑热，关节酸软，四肢无力，心慌气短，力不从心，他到医院咨询，在医生的建议下住院治疗。

情景5：

王大爷在医院住了一个半月，他的糖尿病终于得到了控制，医生建议他在家继续休息，严格按糖尿病要求控制饮食，并联系社区护士小玉定期到他家里进行健康指导。

从上面假设的三个情景，我们分析怎样才构成护患关系：

情景3中的张经理未与护士发生工作联系，显然不属于护患关系的范畴。

情景4中的余经理因病住院，在进行治疗护理工作过程中，与护士有着紧密联系和进一步的沟通交流，这样明显构成了护患关系。

情景5中的王大爷与社区护士小玉同样也构成护患关系。

用一句话来概括，护患关系是指患病的个体与护士在短期内，为了维护健康、促进健康，暂时从社会角色转换成患者角色所形成的一种特殊关系。这种关系具有暂时性、角色转换和共同目的等特点。

二、护患关系的相关含义

护患关系有狭义与广义之分。

狭义的护患关系是指患病住院的患者及其家属与护士之间在医院特定的环境下形成的一种人际关系。这种关系的本质是服务与被服务的关系，在角色扮演上有鲜明的界限划分：患者与护士。只要在医院的门诊就诊或者住院治疗到出院，这种关系就确定了，这就是我们通常所谈到的护患关系。

另一种护患关系则是指广义的护患关系，它的范畴除了在医院环境中形成的人际关系外，还包括护士（专业角色）向周围人群传播健康知识或进行社区护理时与服务对象形成的一种人际关系，它的职能和社会属性有了进一步的扩充。

第五节　创造良好的护患关系

沟通交流是将一系列信息从一个人传递到另一个人的过程，也是建立护患关系的基础。在工作中，有的护士和患者及家属的关系很融洽，病房里一提到她，患者都会竖起大拇指说："那护士不错！技术好，体贴人……"而有的护士则和患者及家属关系淡漠，容易引发护患冲突及纠纷。相比之下，具有良好沟通能力的护士觉得工作轻松愉快；反之，则无形中为自己增加了紧张和压力。由此司见，护士只有懂得了护患相处的艺术，熟练地掌握并运用沟通交流技巧，才能提供适合患者的最佳护理，促进患者身心康复，建立良好的护患关系。

同理，良好的护患关系是一种能够共享所感受的好事和坏事的关系，它是一种能共同解决问题，并且因为解决了问题而快乐的合作伙伴。最重要的是，良好的护患关系是护方和患方为实现共同的目的即健康而达到的心理上相容和满足。

总的来说，良好的护患关系具备以下3个条件：

1.角色和期望值的定位恰当在护患关系中，患者角色的适应，从很大程度上影响患者的遵医遵护行为，也影响患者对疾病转归、预后的期望。如果角色转变不良，对治疗的期望值不切实际，对护士的行为满意度评估也会打折扣；难以形成良好的护患关系。

2.取决于自我暴露的程度要维持良好的护患关系，护患双方都要就这种关系进行不断的交流和对话，讨论寻找减少冲突的方法，了解对方的期望。其中，交流和对话的质量取决于自我暴露的程度，即心理活动的自我开放的限度。

3.良好的护患关系受沟通方法的影响在护患关系中，如果选择不恰当的沟通方法，同样难以维护良好的护患关系。如出现治疗护理的副作用时，患者指责护士的护理不到位，护士抱怨患者不听招呼，沟通中相互批评和抱怨，如果不能及时调整这种方法，随着抱怨的不断增强，很可能破坏已经建立的良好护患关系。

第六节　话说护患纠纷

在护患沟通中，患者的心理特征往往容易导致对护士的言行敏感、多疑，由于各自的立场和对疾病感受的不同，即使是一句普通的话，一个微不足道的动作，在不同的场地与情景感受中，很容易在心理上对患者造成中伤，引起投诉。

据近年的调查显示，80%的护患纠纷和投诉是由于沟通不良引起的。

一、信息沟通不良

护患沟通中，沟通过程的某个细节没有达到预期的效果，导致沟通不良，是最容易引起纠纷的主要原因。

情景6：

患病的曾爷爷住院后，未经许可外宿，夜间突发心绞痛，被陪住的外孙女发现及时，经抢救暂时保住了性命，但增加了1万多元的医疗费用。事后，曾爷爷的儿女提出由于护士对患者的行为未进行依法照看和健康指导，拒付1万多元的医药费。护士的理由是曾爷爷在住院须知上有亲笔签名，而住院须知上就有明文规定患者不能外宿这样的条款。

这例沟通不良具有代表性，只强调了沟通的过程（有沟通的证据：曾爷爷的签字），而没有检验沟通的效果，所以引起纠纷。

二、信息认知差距

如果没有良好的沟通前提，信息认知容易存在误差。在护士认为是常识的问题，如药物的常规剂量等，患者的认识和理解有时与护士的意思相差十万八千里。

情景7：

新毕业的护士小丽给8床的巫奶奶发口服药。因为巫奶奶需长期服用维生素C，所以医生给巫奶奶开了50片。小丽拿着药瓶对巫奶奶详细解释药的服用方法："巫奶奶，这是汪医生开的维生素C片剂，您每天吃3次，最好在饭后吃。"巫奶奶不停地点头。小丽刚走没多久，汪医生路过巫奶奶床旁，发现巫奶奶正把所有维生素C片剂倒出来，在认真地数数。汪医生感到非常奇怪，一打一听，原来小丽忘记交代 1 次吃多少片，巫奶奶理解为 50 片维生素 C 分 3 次吃，她正准备把它们分开。

三、信息传递错误

信息传递错误也是引起护患纠纷的重要原因之一。往往对沟通的细节 没有说明，或者使用沟通技巧不恰当等，导致了理解上的误区。

情景 8：

一次，于主任参加内科病房的查房。她主要负责该病房的民意测验。一位即将康复出院的患者对她倾诉：某某护士的服务态度真差，你批评她，她还对你笑，一点都不严肃！哪像护士长，办事认认真真……

在工作出现失误或应该表达真诚道歉时，用笑来进行沟通要特别讲究，否则，像这位患者说的一样，信息传递会失真，甚至错误，使人产生反感。

护理纠纷不属于医疗事故，而是由于护理服务不到位而引起。遇到特殊事情，仍按常规思维处理，考虑不周到、不细致，未设身处地地为患者着想，未使用礼貌语言或使用语言不规范等，都可导致护理纠纷的发生。因此，减少护理纠纷的发生与投诉要做到：随时做好与患者的沟通，注重改善服务质量，提高护理人员道德水准与修养。

出现护理纠纷和投诉时，护士要冷静，热情接待，设身处地地为患者着想，同时也不能损害医院形象和利益。在处理护理投诉和纠纷时，我们必须针对纠纷的不同原因类型，采取不同的处理方法。以下案例供同道参考。

四、因指导不明确引起的纠纷

案例 1：

某患者住院后需要做腹部 B 超和 X 线钡餐检查。当天下午，负责护士将检查预约单交给患者并对他说："明天上午不要吃早餐，要到 B 超室和放射科做 2 个检查。"患者点点头，接过检查单，负责护士便离开了。第二天，患者遵照护士指示没吃早餐，先做了 X 线钡餐检查，然后准备去做 B 超。B 超室的工作人员告诉患者：由于刚做过钡餐，显影剂仍滞留在胃肠道，影响 B 超检测的准确性，暂时不能做 B 超，必须另约时间。因为耽误了检查，延迟了诊断时间并影响患者下一步的治疗，患者以此为由进行投诉。

分析：

这是因检查项目先后顺序未交代清楚而出现的护理投诉，导致患者抱怨。护理投诉的发生，一是与护士对检查知识与要求不清楚有关；另外，由于护士工作疏忽，延误了患者的检查时间。因此，也导致了患者对护士业务能力的不信任。

参考处理意见：

做好患者解释工作，尽快预约第二次做 B 超的时间，争取得到患者的谅解。加强护士业务知识学习，遇到工作中不清楚的问题，要及时寻求他人帮助，要使患者完全了解所接受的检查或治疗的步骤和方法，同时要避免工作的疏忽，防止类似事情的发生。

五、未注重人文关怀

案例2：

患者小曾，患恶性肿瘤住院，是一位未婚女性。其男友特地从家乡赶来探望，并希望在病床旁陪伴一个晚上。值班护士江按照医院陪护管理要求，认为没有留陪护的医嘱故未同意，并执意地要患者小曾的男友晚上离开了病房。为此，患者小曾及其男友很不理解，并投诉到了医院办公室，对陪护管理制度提出了质疑，认为已患恶性肿瘤的女友希望自己留在身边陪伴一晚，给患者精神和心理上的安慰，是天经地义的事，不会对病房造成大的影响，站在患者的角度，这点要求不算过分。

分析：

这是件特殊的案例，对患有恶性肿瘤的未婚女患者来讲，最需要的是亲切关怀，尤其是男友的关心与关爱，是其他任何人无法替代的，并且对患者下一步的治疗有很积极的作用和效果。在护理工作中，需要每位护士严格执行各项规章制度固然无错，但是，遇到特殊情况就需要灵活处理，执行制度不能呆板。在"以人为本，提倡人性化服务"的今天，要转变思想观念，遇到特殊场合、特殊的情况要区别对待，只要不违背原则和法律。

参考处理意见：

向患者及其男友表示歉意，希望得到他们的理解与谅解。今后遇到类似问题，值班护士可及时找值班医师协商，增开一次陪护医嘱，问题就会得到圆满解决。必要时也可找科主任或护士长反映，以取得他们的支持。

六、忽视患者享有的知情权

案例3：

患者老余，因大叶性肺炎住进了内科病房，经检测发现为乙型病毒性肝炎。护士小黄遵医嘱在其床旁挂了血液隔离标志。挂隔离标志时，老余不在病房内，因此，护士未做任何解释就将隔离标志挂在了床旁。当老余得知挂有隔离标志后，很不高兴，认为是对自己的污辱。虽然周围病床的患者并没有什么反应，而他自己却产生了很大的压力。因此，将投诉信交到了医院办公室。

分析：

知情又称了解权，是公法上的概念，指公民有权知道应该知道的信息；在民事方面如疾病诊断治疗情况，知情权是一种积极的动态权利。该病例投诉的发生，与护士未及时实施告知义务，缺乏有效的交流沟通，忽视了患者对疾病的知情权有关。住院后，患者生活在一个相对无形的空间范围之内，这个空间范围向患者提供了自由感、安全感和控制感，而挂上隔离标志，无疑是破坏了这种感觉，患者产生心理压力是可以理解的。由于对挂隔离标志不理解，护士也未及时进行传染性疾病与健康知识宣传教育，患者不知道经血液传染的疾病，对周围人群和医护人员的诊疗可能带来的危害，使患者对所患疾病产生了恐惧与不理解。

参考处理意见：

做好同病室病友健康知识宣传教育，告诫病友，乙型病毒性肝炎远非艾滋病那样可怕，只要注意防护，是不会对他人造成传染的。同时，教育其他人，对乙型病毒性肝炎患者给予应有的尊重和关爱。因为他很可能是在不知情的情况下被感染的受害者，帮助乙型病毒性肝炎患者减轻心理压力，使他不再因为害怕而强调个人隐私权。护士执行任何一项工作，需要患者了解和参与，都要实施告知义务。本案例提示我们，当患者不在病房时，事后一定要找患者及时交流沟通，不以习惯代替规范，尽可能避免和减少对患者的不良刺激。

七、语言使用不当引起的纠纷

案例4：

某医院，在为抢救一位突然出现病情变化的肺心病患者准备输氧时，值班护士脱口说了一句"哎呀！没有氧气了。"实际上，氧气瓶内的氧气充足，是该护士初次一人参加抢救，因过分紧张而操作不当（氧气表未装好），导致鼻导管内无氧气流出。该护士立刻更换另一瓶氧，并及时为患者进行了输氧。由于该患者因心衰已经历了几次抢救，目前已处于极度衰竭状态，经多方抢救无效死亡。但该护士说的这句话已被家属听到，其家属就抓住这句话要求医院承担赔偿责任。医院的有关领导、医生反复地解释，家属仍不相信，认为是医院"推卸责任"，并坚持认为是由于氧气未及时输入导致了患者的死亡。最后，还是医院做出让步才告结束。

分析：

本案例的发生是由于护士对输氧操作不熟练，遇事慌张缺乏主见，更是由于语言不当引起的纠纷。在抢救患者时，这位年轻护士当着患者及家属的面，随口讲了一句不该讲的话，极易使患者家属产生怀疑，引起护患纠纷。同时，患者家属始终认为，是由于氧气事先未准备好，更换氧气瓶时又耽误了时间而导致患者死亡。这种情况下，如果患者抢救成功，当然就一了百了；而患者死亡，造成了本不该承担责任的护理意外事件，就可能产生护患纠纷。

参考处理意见：

慎言守则，规范护患沟通中的语言，尤其是抢救危重患者时，护士的一言一行都在患者和家属监督观察之中，稍不小心，则成为护患纠纷的隐患。要加强护理操作基本功的训练与考核，培养年轻护士的应急能力，沉着、冷静应对工作中的突发事件，保障患者生命安全。

（孙会 宋敏 孙玉 张静 高海燕 时均梅 李孟 谷珊珊）

第十六章 护患沟通的语言技巧

美国心理学学家艾伯特·梅拉比安曾经提出以下公式：信息的全部表达=7%语调+38%声音+55%表情。此公式充分说明信息表达的各个要素，也说明完整的信息表达在传递、交流过程中是由语言性和非语言性沟通共同完成。语言是传递信息的符号，包括所说的话和所写的字。值得我们注意的是，这种传递信息的符号应该是护士和患者以及家属都能准确理解的，双方所用词的含义也要有同样的理解。

第一节 语言表现的多元性

护患沟通中，患者（或家属）是心理相对弱势的特殊群体，他们对医护人员的语言特别敏感，因此护理用语应注意清晰、明了、通俗、易懂，选择对方能正确理解的词语，富有情感性、道德性、亲切性、规范性，体现伦理意义。

当然，交流时别忘了礼貌用语，避免粗俗的土语，以免降低了护理人员在患者心目中的形象；还应注意避免过于专业的术语和医院常用的省略语。

情景9：

我们都知道医学中的 DM 代表糖尿病，当我们出了通知"今下午2：40我院请专科教授为 DM 患者讲解最新的治疗动态，并接受病友的咨询，地址在病友活动室，请按时参加"如果糖尿病患者不知道 DM 的含义就会无动于衷，那么此通知不能达到预期的目的和效果。

一、常用的沟通语言

常用的沟通语言有三种：书面语言、口头语言和类语言。

1.书面语言书面语言以文字或符号为传递信息的工具，如通知、报告、信件、文件、书籍、报纸、电视等都是书面的沟通方式，如医院里常见的黑板报、健康教育小册子、给患者的留言条等。和患者沟通的书面语言字迹一定要清晰，主题明确，内容精简、易懂。

情景10：

护士在患者床头留下一纸条：某某病友，回来后请到护士办公室拿检查单谢谢合作！即日留。因为字迹潦草，患者第一次遇到这样的字条，看不懂，不知是什么，事情，匆忙到医生办公室问："某某医生，您找我?这张纸条是您写的吗?"医生也看不懂，但他建议患者到护士办公室去问问。

虽然事情最后圆满解决，但如果患者一开始就能读懂字条的意思，不是更好吗?我想至少他可以少走些弯路,更好地安排自己的时间。

2.口头语言:口头语言以言语为传递信息的工具,包括交谈、演讲、汇报、电话、讨论等形式。在护患沟通的口语传播中,乡音太重、口齿不清、语意不明、认知差异或文化不同等因素,都会产生传播障碍,甚至造成笑话、误解、冲突或纠纷。

情景11:

一位喜欢"入乡随俗"的香港人在江南的某处乡村做客。他学得最快的一句乡言就是"摁"。"摁"在当地就是"不"的意思。

为了款待远道而来的贵宾,主人特地在一餐馆盛情大宴宾客。宴席上,主人怕冷落了客人,不时地,这位香港客人尝尝本地的风味小吃,并不断地为客人夹菜。由于吃不惯本地的辣椒,香港客人吃一口,喝口水,停一会,不断地喘粗气,显得手忙脚乱。当主人再次举筷要夹菜时,他灵机一动,想起自己刚学会表达"不"的方言,连忙说:"摁—吃;摁—吃。"哪知话一出口,主人更加卖力地夹菜,很快,他的碗里就堆满了菜。

香港客人说"摁吃"时把摁与吃之间隔开来说,语意就完全变了,难怪主人夹菜的速度会有如此迅速!

在护患沟通中,口语是最基本、使用频率最高的沟通方式。护士与患者之间的口语沟通如果不运用规范的语言,语意表达不明确,就难免出现沟通障碍。如护士进行肌内注射操作时通常会说:"请把裤子脱下。"裤子到底脱到什么程度,患者是不清楚的,所以有时遇到农村来的患者就容易闹笑话了。又如,护士要求患者早上留取大小便标本后送到护士站旁边,有的患者理会不了标本留取后到底放哪里,不能理解"放在护士站旁边"的真正意思是放在护士站旁边的壁柜里还是标本篮里。于是,有的患者留取标本后就放在护士站前的走廊上或者护士站的窗台上,真是令人啼笑皆非。

3.类语言类语言是伴随沟通所产生的声音,包括音质、音域及音调的控制,嘴形的控制,发音的清浊、节奏、共鸣、语速、语调、语气等的使用。类语言可以影响沟通过程中他人的兴趣及注意力,交谈中说话不快不慢、抑扬有致的护士较能给人"舒服"的印象;同时,不同的类语言可以表达不同的情感及态度。

二、语言的表现形式

护患沟通中,语言的表现形式有交谈、座谈、健康知识咨询、基础护理、护理会诊、护理操作、病友会、健康教育讲授等。

1.交谈护患交谈是护患之间按既定目标有计划进行的语言交流,是护理工作中应用最多、最常见的一种沟通形式,可分为寻找问题和解决问题两种形式。

寻找问题式的交谈是为了收集资料以发现问题。而解决问题式的交谈则是针对某一确认的特殊问题进行交谈,目的是更深入地了解患者的问题,并探索解决问题的方法。

情景12就是护患之间解决问题的一种形式。

情景 12：

6 床 25 岁的王某某患有鼻咽癌，近日情绪反常。负责护士小梅决定和她进行一次交谈："小王，今天感觉怎样?"

小王摇摇头说："心里烦! 我现在怎么办?我觉得自己什么都做不了，万一我走了，我的孩子怎么办?"

"哦，是吧!"护士转身出去，把隔壁邻床的俞老师请过来进一步引导。

"小王，我也是鼻咽癌，我们俩要同病相怜呵!"俞老师讲述了自己刚住院时，心里矛盾，抱怨，不能接受医生、护士的开导，瘦了好几斤，治疗做一段停一段。后来被护士说服了，积极地参与治疗护理，竟然顺利地完成了治疗。按医生、护士的嘱咐，进行康复锻炼，觉得放疗副作用并没有以前那么难受。最后，俞老师还把自己的治病经验告诉了她。

看到小王不停地点头，护士感到找到了原因，接着说："很多人的病和你一样，但她们都能很好地对待，而且现在都能做些力所能及的事情。按时治疗，注意休息，保持情绪稳定，做做放松练习，都有利于身体的康复! 为了孩子，要珍惜自己!"

小王点头，表示会振作起来。

护士笑笑："你如果觉得心理压力大或者碰到其他的困难，就对我说，我会尽力帮助你!"

经过这次交谈后，患者情绪逐渐稳定，能够和别的病友开心地交流，并积极配合治疗和护理。

2.座谈病友座谈会常用于收集群体病友对治疗护理的反馈意见，进行健康宣传教育，传达与患者相关的信息等等。

开座谈会时，资料准备要充分，环境要适宜，主题要突出，思路要清晰。

情景 13：

早查房的时候，负责护士通知病友："下午 3 点，由糖尿病专科护士小刘给大家讲"糖尿病饮食健康"的知识，请有关的病友及陪人按时到娱乐室参加!"

下午 3 点，小刘做好了充分的准备，像一个老教授一样，站在娱乐室的讲台上，她首先向病友自我介绍："大家好! 我是糖尿病专科护士小刘，今天我们讨论糖尿病的饮食护理饮食在糖尿病的康复中是很重要的，患糖尿病后我们该如何选择饮食呢?"

"近年来较多采用食品交换分法，此法将食品分为谷类、奶类、肉类、脂肪、水果和蔬菜共 6 类，以每 335 千焦热量为 1 个单位，如大米 25 克、生面条 30 克、绿（赤）豆 25 克各为 1 个单位……"

"我现在想问问大家，还有什么没说明白的地方没有?我们向病友提供 1 份资料，今后有什么需要请告诉我!"

课堂上响起热烈的掌声。

一次座谈会不但使患者了解了健康知识，也增进了护患之间的友谊。

3.咨询护患语言交流中常见的咨询有电话咨询、随时咨询。

（1）电话咨询：

情景 14：

咨询热线响起……

护士："您好，我是糖尿病咨询护士小李，请问，有什么需要帮助的吗?"

患者："你好! 我最近在服用降糖药，偶尔觉得头晕目眩，是什么原因呢?"

护士："最近，您做过血糖测定吗?您的血糖值是多少?如果最近没有做过血糖测定，建议您先到附近医院去做血糖检测，然后，再……"

随着电信事业的发展，电话的功能日益完善，护士在电话咨询中应注意电话礼节，给咨询者留下良好的护理形象：

①通话时先自我介绍，要注意语态，语气要亲切，用词要文明。

②通话时要吐词清晰，简明扼要，不要拖延时间，让对方先挂电话，以示礼貌。

③如对方拨错号码时，不要大声呵斥，应告知对方拨错的号码是什么地方，并询问对方是否需要帮助。

（2）方便快捷的随时咨询：患者在做检查或治疗时会随时提出心中的疑惑，护士应及时给予正确的解答。

情景 15：

妇科患者问护士："护士，做妇科 B 超需要留多少小便才行?"

护士："做检查时要膀胱高度充盈才行，如果你感到小便很多，需要去方便时，就可以做 B 超了!"

4.病友会 为了反馈患者对治疗护理的信息，医院或科室定期召开病友会，以达到提高医疗护理质量的目的。

情景 16：

一日下午，护士长宣布召开病友会："各位病友，下午好？耽误大家一些时间，想了解你们对治疗和护理有什么意见?"

病友甲："各位护士的服务态度都很好，但个别护士的静脉注射技术还要加强!"

病友乙："是的，我也有同感……"

5.通知 通知是信息传递、交流的形式之一，它不需要加以修饰和描绘，多采用陈述信息的方法，分为口头通知、书面通知和板报通知三种形式。

（1）口头通知：口头通知常常用于传达简短信息，信息需要迅速传递时通常使用这种沟通方式。口头通知适合传递量较少的信息。进行口头通知时，必须注意处理信息的重点内容，多数情况下，有必要重复口述一次或要求对方进行复述，方可确保信息的真实准确。例如，对健康宣传教育的内容、临时检查、特殊治疗护理需要患者合作的部分，口头通知时要求患者复述。

（2）书面通知：相对于口头通知，书面通知在形式上比较正式，信息传递的内容涵盖较多，内容重点层次分明，并且有保留、收藏价值，不容易被忽略。我们经常接触的书面通知，最常见的有会议通知、录取通知、各种文件等，临床护理工作中有检查预约单、手术通知单、日清单等。进行书面通知时，需注意信息的准确程度，用词要正确。

（3）板报通知：板报通知的特点是信息传递对象相对集中，传播迅速、便捷，多用于临时聚会、会议通知等。板报通知的重点是注明时间、地点、人物和将要进行的事件，结尾写明发通知的部门和日期。其格式如下：

通　　知

拟定于今天下午 2：30 在办公楼六楼学术报告厅举办健康教育讲座，由胸外科吴立宇教授讲授冬季传染病的个人防治措施，敬请病友及陪护人员参加。

健康教育委员会
2003 年 4 月 5 日

6.讨论　讨论主要是针对一个问题或系列问题商讨对策的分析过程，通过大家群策群力，最终找到一个适中的解决方案，并确定可行的实施措施。

护患活动中的讲座多在护士之间展开，如护理业务性讨论（死亡病例讨论、疑难病例讨论）、护理事务性讨论（病室分工安排组织讨论、阶段性工作回顾与分析讨论）、医院建设性讨论（职代会议案、参加各种竞赛活动等）。

7.讲授　讲授可分为小组讲授和集体讲授。讲授者具备较好的语言表达能力，对授课的内容事先进行计划，写好教案。讲授过程中，护士应注意场地的安排、患者的病情和体力情况，选择恰当的教具，场地安静，灯光柔和，安排示范等，时间不宜太长。讲授的内容应结合患者的病种，可以同种疾病患者集中为一个组。讲授时使用普通话，避免医学术语。

第二节　护患沟通中的常用语

美好的语言不仅使人听了心情愉快，感到亲切温暖，而且还有治疗疾病的作用。护士每天与患者接触，频繁交往，要注意发挥语言的积极作用，使之既能促进患者康复，又能给患者留下美好的回忆。在护理工作中，护患沟通最常用的语言有以下几种。

一、安慰性语言

医务人员对患者病痛的安慰，其温暖是沁人肺腑的。此时，安慰性语言的力量比任何时候都显得生动、有力，易引起患者与医务人员情感的共鸣，进而稳定患者的思想情绪，有利于患者疾病的治疗。如患儿害怕打针，护士若说："上次我给明明打针时，他对我说阿姨打针一点都不痛。这次，阿姨也要给你轻轻地打针，用最细的针，也会不痛的。"这样孩子大多会相信你说的话。

使用安慰性语言时，护理人员要注意态度诚恳，设身处地地换位思考，应充满关心和同情。但也应该注意对患者的关心和同情要恰如其分，不要做作，以免使患者产生言不由衷、假心假意的感觉。

情景 17：

患者小许从乡下来，第一次住进医院，陌生的环境使他有些不安。负责护士小田主动对他说："你好，我是您的负责护士小田。如你有什么事情，请找我，我会尽力帮助你。"安置好床位后，小田边说边安慰患者："我去请医生来看病，然后我陪你四处走走，很快你就会熟悉新的环境了。"接着向他介绍同病室的病友后说："既来之，则安之，相聚就是缘分，这些都是你的新朋友。"很快，患者熟悉了环境，减少了心理孤独和不安。

二、劝说性语言

护理中有时会碰到对患者有要求而患者一时又不愿意接受的事情。面对患者的这一心理障碍，护理人员应该积极地进行说服工作。

情景 18：

因放疗有抑制骨髓的副作用，放疗科的患者 1 周要检查 1 次血常规。有部分患者没意识到问题的严重性，想躲过去。例如，抽血的时间到了，他们往往就走出病房或者做别的事情。

负责护士可根据患者的心理给予劝说，以免影响疗程。部分经济困难的患者怕花钱，这时护士应该告诉他："虽然验血要花点钱，但能及时观察血象的变化，有问题能及时发现及时处理，说不定还能为你节约钱呢!"碰到对穿刺感到紧张的患者，除了对他说查血常规的重要性外，要让患者做深呼吸，放松，要说服他积极配合："我用小针头给你穿刺好吗?你放松些，就不会那么疼了，来，深吸气—深呼气!"趁患者放松时，一针见血地完成采血。

三、积极的暗示语言

有些患者常常因疾病的治疗较困难或经济负担较重，或怕影响工作而感到灰心丧气。这时，护士如果能抓住患者在治疗过程中出现的某些症状缓解的情况，适时予以积极的暗示，将会消除患者的悲观心理，树立战胜疾病的信心，积极配合治疗。

积极的语言暗示常使患者不知不觉地感到心理受到良性刺激。语言的暗示不能像动作暗示和实物暗示那样直接明了，它表现更为含蓄，表现技巧也更为高超。"锣鼓听声，说话听音"，暗示常常起到不言而喻的作用。

情景 19：

一位慢性再生障碍性贫血的患者，通过一段时间的治疗，总认为自己的病没什么好转，产生了悲观情绪。负责护士如观察到患者有好转的迹象，应及时暗示患者："今天气色好多了，脸上也红润了，看了你的血细胞检查单，比以前升高了很多!"患者听到这样的话，会对治疗更加充满信心。这时，护士继续说："如果能积极配合治疗，保持均衡的营养，增强机体抵抗力，则可能康复得更快"患者心情好，更能接受护士的建议。

情景 20：

患者一般是不愿意实习护士为自己进行静脉穿刺的，带教老师可以暗示患者："她即将毕业，刚才几位患者都是她穿刺的，反映都很好。"这么一说，大部分患者都会同意给她一次机会，不管实习护士是否一针见血，带教老师都要带着学生对患者说："谢谢你给了我一次为你服务的机会"……"谢谢你对我工作的支持!"如果学生已经掌握穿刺的技巧，那么下次患者就会很乐意地接受。

四、指令性语言

这种语言的运用往往是要求患者必须严格遵照执行的规定或常规。例如，早晨抽血检查肝功能时，要求患者空腹等待；要求糖尿病患者要进低糖饮食；要求肥胖患者进低脂饮食；静脉补氯化钾的时候，要求患者"不得调快滴数"。

必须注意，指令性语言用于护患沟通时要用关切、耐心的语气，不要用指示、命令或居高临下的语气，以免患者对护理人员产生高高在上、冷冰冰的感觉或印象。

五、鼓励性语言

医务人员对患者的鼓励，实际是对患者的支持，它能调动患者的积极性和与疾病做斗争的信心。

情景 21：

护士小柳准备给 65 岁的白内障患者李大爷进行老年性白内障现代囊外摘除术、后房型人工晶体植入术术前指导。

首先她了解了患者的一般情况、文化背景、目前的健康状况等，并整理和掌握宣传教育内容。她走进病房，来到患者床头，她对患者说："李老伯，您好! 我是您的负责护士小柳。这两天您还好吗?您下周要动手术，心里紧张吗?"

患者表示认同："是有些，年纪大了，怕恢复慢，而且抵抗力差，有些担心术后感染……"

小柳理解患者，老年患者一旦离开家庭住进医院，难免感到孤独、寂寞，而且生活习惯、环境改变，加之手术对患者仍然是较强的刺激，更容易出现焦躁不安。小柳意识到患者现在需要鼓励，于是说："我科有很多经验丰富的白内障专科教授和护理人员，已经有无数患者得到了康复。您还记得隔壁房的王老伯吗?是您广东的老乡啊，他已经康复出院了，您想想，他的年纪可比您大 4 岁呢! 您要有信心啊!"

一听到老乡康复，李老伯高兴起来："小柳，老王康复出院了，那我就更有信心了。"

小柳接着介绍手术方法和手术过程的注意事项、有关疾病的知识等，并对患者说："老伯，还有 1 周时间就要手术，从现在开始就要戒烟，预防感冒、咳嗽，不能吃刺激性食物。术前 3 天，每日用抗生素眼药水点眼。我一次说了这么多，您能记住吗?"

老人笑了，说："都记住了，从现在开始戒烟!"

听到老人复述后，小柳放心了，说："最后祝您手术顺利、成功!"

老人说："谢谢你，小柳!"

善于与患者沟通的小柳知道这次健康教育已经获得成功，以后的工作就是收集反馈信息，督促患者养成良好的习惯。

手术成功了，出院的时候，老人在好人好事本上写着：我的疾病顺利康复，在此谢谢医生高超的技术，谢谢我的责任护士小柳在我感到困惑时给了我鼓励，给了我知识，给了我信心。医务人员就像我的亲人!

第三节 护士语言美的标准

护士怎样的语言才是美的语言呢?语言美学认为，符合美学、伦理学、语言学以及语言表达技巧标准的语言才是美的语言。

从美学的角度上看，社会上绝大多数人公认为是美的语言，应该是美的语言，而不被社会所接受的语言是不美的语言。从社会效果来看，患者需要的、乐于接受的语言是美的语言；相反患者不欢迎、不能接受的语言是不美的语言。因此，每个护理人员可根据自己的生活经验、工作经历、患者的需要，选择自己认为是美的语言。

从伦理学角度上看，语言美要符合道德标准，符合医护人员医务道德的准则是人道主义。因此，护理人员的语言内容要严肃，讲话要严谨，与患者谈话内容不应超出诊疗、护理范围，不谈私事，不谈论患者隐私，不谈论是非。在语言表达时，要体现出对患者的责任与道德之情，说话注意语调、语气和语速，一般语调要低沉些，语气柔缓些，语态热情些，说话速度要慢一些，使患者感到悦耳与舒适，温暖与愉快。

从语言学角度上看，要特别注意发音准确，最好使用普通话，让患者能听清听懂。语意要明确，表达的意思要确切，不能含糊，不能模棱两可。与人交谈还应该诚恳、亲切、简洁、得体，有分寸。另外，说话语句要符合语法、逻辑，交流中不宜用过长的语言，也不宜用省略句。

语言表达技巧上要做到，讲话要有明确的对象，注意针对性。所讲的内容要实事求是，具有科学性。同时与患者沟通要注意艺术性与通俗性。提倡美的语言、礼貌语言，切忌伤害性语言。

护士语言美是护士文化素质、个人修养、心理品质修养的反映，美的语言也是护理工作者终生为之磨炼、为之奉行的目标。让护士用美的语言，用爱心去弥合患者中无数颗破碎的心。

第四节 切忌伤害性语言

医护人员语言美，不只是医德问题，而且直接关系到患者的生命与健康。因此，医护人员一定要重视语言在临床工作中的意义，不但要善于使用美好语言，避免伤害性语言，还要讲究与患者的沟通技巧。常言道："好言一句三冬暖，恶语伤人六月寒。"护理人员在护患沟通中切忌伤害性语言。伤害性语言大致归纳如下，以提醒临床工作者。

指责——责怪患者或家属，如"怎么病得这么厉害才来医院看病"，"小孩拉肚子肯定是在家吃了不干净的东西"等等。

压制——患者有意见或有要求不能提，如"你要有意见，就出院"，"你有意见，到院长那里去提也没有用"。

威胁——用威力迫使患者屈服，如对治疗不做解释工作，只预示恶果，以威胁患者服从，如"打吊针，别乱动，否则药漏出来，皮肤烂了，我可不负责"，"你不愿抽血，后果自负"。

挖苦——用尖酸刻薄的话讥笑别人，如护理人员挖苦喝酒的肝炎患者，"你还多喝一点酒，肝炎会好得快些。"

谩骂——在护患沟通中，出言不逊，如"乡巴佬，真不懂味"，"吊针又出来了，真讨厌"，甚至称老人为"老家伙"，谩骂患者为"浑蛋"等等。

讽刺——用含蓄的话指责或劝告或嘲讽别人，或用比喻、夸张的手法对别人的行为进行批评、嘲笑。例如，患者询问什么是"阿托品化"，护士头一扬，说："什么感觉，就是初恋的感觉，脸红红的，心跳快快的"。

第五节　语言交流中的四性

语言具有很多特性，如隐私性、启发性、通俗性和渐进性等。在护患沟通中，护士应注意所使用语言具有的特性，运用恰当的语言与患者交流，避免对患者造成伤害，以取得预期的沟通效果。

一、隐私性

护患在沟通交流中，护理人员要恪守道德规范，若与患者谈话的内容涉及患者隐私，应注意保密。

情景22：

患者刘某某患子宫肌瘤，在医院做了子宫切除术，但术后一直无人探视。

负责护士小胡经常关心她，安慰她，并和她建立了友谊。一日，患者对她说出了自己的心里话："女儿在外地工作，为了不影响她的工作，做手术我未通知她。丈夫因为外遇，一年前和别人走了，我只想他能回来，我不会计较。"

护士鼓励她作为女性要呵护自己，珍惜自己，不管别人怎么做，对感情问题要想开一点。

患者说："我和他同学五年，有感情基础，他只是一时迷糊，你能替我保密吗？

我不喜欢别人说他!"

小胡答应了："你放心，我会的!"

作为护士得到患者信任，知道患者的隐私，一定要替患者保守秘密，尊重患者隐私权，切不可在背后又告诉他人，作为议论的话题。

二、启发性

在护患交流中，护士不可只顾自己说话，或者一味发问，要鼓励患者说出自己的真实感受，才能发现问题和寻找解决问题的途径。

情景23：

护士查房，问一老年患者："老人家，还好吗?"

老人爱理不理，再问。

老人说："好?什么好!"

护士觉得老人情绪不对，于是启发式地提问："昨晚睡得不好?"

老人说："就是，环境不适应，还有人打呼噜。"

三、通俗性

谈话交流需要人听，而且要让人听懂。由于患者年龄、文化层次、地域不同，在护患沟通交流中，应使用普通话，尽量不用专业术语交谈，以达到通俗易懂的目的。

情景24.

护士小刘给胃肠减压的农村老大娘做口腔护理，先进行解释："阿姨，我帮你漱漱口，您要配合，好吗?"

老大娘听懂了小刘的话，点点头，在两人的配合下，顺利完成。

对农村的老大娘来说，漱漱口比进行口腔护理更容易理解。当然，如果是乡亲，用方言则更使人在心理上比较容易接受。

四、渐进性

对有抵触心理或消极心理而不愿意交谈的患者，护士应该选择合适的话题由浅到深地进行交流。

情景25：

李某知道自己确诊为鼻咽癌，对生活失去信心，不愿与人交谈，有自闭的倾向。

负责护士通过了解，知道他最疼爱自己8岁的儿子，于是对他说："上次来的小男孩是你儿子吧! 好可爱的!"

患者应付着："是的!"

护士说："他读几年级呢?成绩好吗?"

患者答道："读二年级，是班长，老师和同学都喜欢他!"

护士说："看得出来，他一定很聪明，很懂事!"

患者忧伤地说："可是我……哎，有今天没有明天!"

护士鼓励他："你要树立战胜病魔的信心，你这病发现得早，治疗及时，治愈是完全可能的，但需要您积极配合治疗和护理，才能争取早日康复，和家人团聚!"

(宋敏 孙玉 张静 时均梅 孙会 李孟 沈桂伊)

第十七章　护患沟通中的非语言艺术

人与人仅限于语言沟通是不够的。在面对面的交流中，情感内容是由非语言暗示的，如面部表情、姿势、手势、体态、眼神等。人的情感纷繁复杂，情感的表达方式也多种多样，工作中应用形体语言—眼神、表情、手势、姿态等与患者进行沟通和交流，可以收到意想不到的效果。我们运用平常所说的表情体态、人体触摸、空间距离等一切非语言信号所进行的人际沟通便称为非语言沟通，非语言沟通的魅力何在?作用如何?怎样应用非语言沟通进行有效的护患沟通是我们下面要讨论的问题。

第一节　非语言沟通是一种深层的交流

非语言沟通指的是伴随着沟通的一些非语言行为，也称为体态语言。体态语言常能表达语言所无法表达的意思，且能充分体现护理工作者的风度、气质，有助于提高沟通效果，增进和谐的护患关系，它是护患沟通中一种深层次的交流。非语言性沟通是一种不很清楚的信息，但它往往比语言信息更真实，因为它更趋于自发和难以掩饰。同样一句话可以由于非语言性行为的不同而产生不同的含义和效果。护理人员应格外注意非语言性行为的影响，也要善于观察患者的非语言性信息，特别是焦虑的流露，应鼓励患者用语言表达出来。非语言性沟通在人际交往中具有重要作用，把非语言性沟通的技巧应用到护患交流中有利于护患之间的有效交流，能提高患者对护理的满意度，促进患者早日康复。

其实，我们的祖先在还没有产生语言的时候，他们之间都是用非语言的形式进行沟通的。从下面的例子，我们看看动物世界是怎样进行非语言交流的。

例如:

护理人员小雪家养了一对燕雀，繁殖季节到了，雌燕雀表现得坐立不安，时而衔草做窝，时而蹲在窝里不动，好像要下蛋而又下不出。听人说某些母鸡第一次下蛋需要"引蛋"，莫非这只燕雀也有这嗜好，于是借来另一母燕雀的蛋放在其窝里。果然，该燕雀开始下蛋了。忽然有一天，小雪的丈夫发现雌燕雀把原来的引蛋扔在地下把它砸烂了，自己则蹲在窝里孵育自己的宝宝了，从燕雀下蛋不出到燕雀把"引蛋"扔掉，其中包含了许多非语言沟通的信息，让人看了觉得不可思议。

第二节　独特的非语言沟通

美国心理学家艾伯特·梅拉比安曾经提出过一个公式，在面对面的交流中，55%

的情感内容是由非语言暗示的，如面部表情、姿势、手势、体态、眼神等；38%的内容由声调表达，只有7%的内容是用语言说出的。非语言沟通主要有以下特点：

一、多渠道

非语言沟通信息可以通过多种渠道，包括反应时间、身体、声音和环境进行传送和接收。

1.反应时间　指信息发出者所发出的信息被信息接收者接收到所需要的时间。

情景26：

这是在新加坡发生的事情。一天，一位患者家属来到护士站想了解患者的有关情况，他的负责护士接待并介绍了相关的情况。但他并不满意负责护士的回答，还站在那里，期待下一步解释。当时我在护士站忙另一件事情，突然我注意到这位家属在那里等了很长的时间。根据接待来访者的礼貌用语，我对他打招呼道"May I help you?"谁知这么一句很平常的打招呼语，竟然招致了患者家属的投诉。后来经多方解释才了解到，这位家属在护士站等了很长时间了，恰巧我这样与他打招呼，让他误会为我要他离开这里。这是由于信息发出者所发出的信息被信息接收者接收到的时间即反应时间太长，从而造成误解，导致投诉。同时护理人员对这位家属的反应太慢，使对方接收到一个负性的非语言信息，觉得护理人员在烦躁他。

2.身体　身体是传递非语言信息的另一个渠道，称为身体语言或体语。身体语言是通过身体的外观、身体的姿势和步态、面部表情、目光的接触、手势以及触摸等传递的。

情景27：

友人去日本进修学习了两年，回来后说话打招呼，话未出口，身体已快弯成为一个虾公。他把日本人爱弯腰打招呼的习惯学习得淋漓尽致，也是利用身体传达非语言信息的典范。

3.声音　非语言信息同样可以通过声音的渠道传递，如语调、语速、声音的大小以及用词等。通常所说的慢条斯理、抑扬顿挫、有声有色、眉飞色舞、有轻有重、娓娓动听等都是利用语调、语速、声音的大小以达到有效沟通的目的。

4.环境　环境包括物理环境及人文环境，环境主要指沟通双方相距的距离。病房环境可影响患者的心理、生理状态。

情景28：

某病房西头51号床当西晒，没有暖气，冬天寒气袭人，夏天酷热难当，经常遭到患者投诉。奇怪的是，每次投诉内容并不完全与环境有关，多数为投诉护士的服务态度、技术不好。分析原因，可能病房环境不好影响了患者休息，导致患者心情烦躁，经常投诉。果真，为该病房装上冷暖两用空调及遮阳设施后，投诉率明显下降。

病室温湿度适宜，空气清新无异味，保持安静，光线柔和，能使患者感到宁静；同时患者床单位应保持清洁、干燥、平整，使患者感到舒适。舒适的生活环境能稳定患者情绪，有利于护患沟通，取得患者的理解和支持，有利于护理工作顺利进行。

二、多作用

多作用指非语言沟通可以有多种作用。非语言沟通可用来加强语言信息的含义。

例如：

当患者向护理人员诉述高热、头痛时，其面部表情会表现痛苦状，体姿展示汗水浸湿的衣服。

非语言沟通也可以用来说明语言行为。例如，患者用手势比画他每餐进食多少；失语者、使用呼吸机的患者以及不会使用语言交流的婴儿，只能依靠表情姿势的变化来表达自己的感受；护理人员常常可以从婴儿的表情、动作、啼哭时的声调高低、节奏的快慢、音量的大小等来判断患儿的病情变化或某些生理需要。

非语言沟通亦可以用来管理护患间相互交流的时间，医护人员由于工作繁忙，没有太多时间进行沟通。当护理人员看手表时，则向患者传递的非语言信息是：这次护患间的谈话应该结束了。值得注意的是，在与患者交谈时，护理人员切不可时常看自己的手表，以免使患者感到护理人员对他（她）的谈话不感兴趣。

1.无意识的行为尽管有时非语言行为是根据某种目的被有意识地表现的，但多数情况下，非语言行为是无意识的。例如，人在交流的时候，不由自主地做手势、点头、微笑等可增强语言沟通的效果；一个人在撒谎的时候，常常会不由自主地出现摸头发、摆弄手指、双脚交叉抖动等非语言行为。

2.情绪表现非语言沟通是人们表达情绪的一种手段。体语、语调和语言配合起来使用，常常可以强调或扩大所选词语的含义。实际上，在某些情况下，人们意识到自己的感情或想用语言把它们表达出来之前，身体语言已经把他（她）的情绪展示出来了。

情景29：

好友小溪是一个腼腆的小姑娘。有一天，有好事者要给小溪介绍对象，弄得小溪很不自在、满面绯红，半天说不出一句话，悄悄地跑开了，把介绍人晾在一边。这里的非语言信息显示了小溪害羞的情绪。

3.真实性很多沟通专家认为，非语言行为比语言行为更真实。不像语言沟通中词语的选择可以有意识地控制，非语言行为是人的真实思维不由自主的表露，是无意识的。所以，非语言行为通常是一个人真实感情的更准确的流露和表达。在某种情况下，语言信息和非语言信息会传递不同的甚至矛盾的信息，此时，通常非语言的行为更能准确地表达说话者的真实感情。通常用来测谎的测谎仪就是根据这个原理设计的，通过对被测试人的非语言行为分析来判断他是否撒谎。

4.多种含义多种含义包括两个方面：一是对同一种非语言行为，不同的人可能有不同的解释。例如，生气可能是一个人表达气愤的方式，而对另一个人则可能是无兴趣或感到困窘的表示；微笑有时可表示赞同，有时亦可表示无可奈何。二是同一非语言行为，对同一个人来说，在不同的情境下其含义也不相同。例如，皱眉可表示一个人不高兴，也可以是注意力特别集中时的面部表情。

5.文化的差异性非语言行为具有文化差异性。例如，在某些国家，亲吻是一种普遍使用的问候方式，甚至用于同性朋友中，但在具有东方文明的中国，这种礼节通常是不被接受的。多年前，有一次我在外漂泊多年后回到阔别多年的老家，最愉悦的事情当然是与我年迈的母亲拉家常。母亲说的一件事情至今让我记忆犹新。母亲告诉我，邻居家的小山子不检点，与他的对象在路上走，时不时咬他 (亲吻) 对象一口。母亲还告诫我：谈对象不能像他，像耍流氓。你做人要老实、厚道、稳重。我听了后，真是哭笑不得。所以，如果用一种文化内涵去解释来自于另一种文化的人的非语言行为就很可能出现错误。

第三节　非语言沟通的类型及其应用

常见的非语言沟通类型有仪表和身体的外观，即仪表、体态、面部表情、目光语及触摸。

一、仪表

仪表包括一个人的修饰及着装等，它向沟通的对方显示其社会地位、职业、身体健康状况、文化等信息。护理人员的举止和仪表，对患者可产生很强的知觉反应。护理人员应保持着装整洁，仪表端庄，举止文雅，稳重大方，使患者产生安全感、信任感，使患者愿意与之沟通。相反，若浓妆艳抹，态度生硬，作风懒散，既有损于护理人员的自我形象，又会使患者反感而不愿与其沟通。

有研究发现，84%的人对另一个人的第一印象来自于他的外表。患者的着装和修饰可以为护理人员提供一些线索，如社会地位、健康状况、婚姻状况、职业、文化以及宗教信仰等。此外，护理人员的仪表同样会影响患者对护理人员的印象。因此，护理人员应注意自己的着装和修饰，力求给患者带来美感。

二、体态

体态体现在你的举手投足之中，优雅的体态是一个人健康、有教养和充满自信的完美表达。因此，体态可以反映一个人的自我感觉、情绪状态、健康情况及自我概念。例如，快速而有目的的步态表示自信和健康状况良好；而垂头弯腰、缓慢地拖着脚走则表示情绪抑郁，无兴趣；走路拖拉，双膝微曲则是体力未恢复的表现。

护理人员应该加强形体语言沟通技巧的培训，保持良好的形体语言。护理人员在工作过程中，应衣着整洁得体，举止稳重大方，步态轻盈，表情自然，言谈得体，态度和蔼，使患者感到亲切、可信、放心。

工作中体态、位置是否恰当，可以反映护理人员的职业修养和护理效应。例如，当患者侧卧不言语时，护理人员应主动靠近患者站立，身体微微向前倾，耐心询问，适当抚摸其上臂或肩部，给患者以体恤、安慰的感受。

三、站姿

站姿也可以叫立姿。从一个人的站姿可以看出一个人的状态，正确的站立姿势应是抬头，挺胸，收紧腹部，肩膀往后垂，双臂在躯体两侧自然下垂。行走时步履轻盈，步幅均匀，抬头挺胸，自然摆臂，步态轻、稳、快，能体现庄重、有效率。端正的站姿是护理人员应认真学习的。背脊挺直、胸部挺起、双目平视的站姿说明有充分的自信，给人以气宇轩昂、心情乐观愉快的印象。

四、坐姿

常言道："坐如钟"。正确的坐姿分3种：严肃坐姿、半随意坐姿、随意坐姿。在护理活动中，一般采用严肃坐姿和半随意坐姿。坐姿不仅是一种礼仪，也是一个人的修养、气质和个性的表现。优美得体的坐姿可以塑造人的形象。女公关人员在公关活动中尤其需要注意坐姿。

正确的坐姿一般坐椅子的2/3，不要坐椅子的全部，后腿能够碰到椅子，轻轻坐下来，上身自然挺直，两腿一前一后，屈膝，两个膝盖要并起来，不可以分开，腿可以放在中间或两边，显示高雅、文静。双腿并拢或一条腿放在另一条腿的上面，双腿也可以偏向一侧，双手自然放在双膝上，目光集中，体现落落大方、稳重、有涵养的护士形象。

总之，优美、朴实、大方的仪态是自然美的体现，也是护理人员素质的体现。

五、面部表情

面部表情是沟通中最丰富的源泉，它是一种共同的语言。面部表情是极具特征的非语言沟通信息，如微笑、目光语等。

眼睛是心灵的窗户，眼神能帮助人们沟通感情，是最传神的非语言表现。在护患沟通中，恰当地运用眼神，能调节护患双方的心理距离。例如，在巡视病房时，尽管不可能每个床位都走到，但以眼神环顾每位患者，能使他们感到自己没有被冷落；当患者向你诉说时，不应左顾右盼，而应凝神聆听，使患者意识到自己被重视、被尊重。

六、微笑的妙用

常用的、最有效的面部表情是微笑。微笑可以表现出温馨、亲切的感情。微笑具有一种魅力，微笑可以使强硬的对方变得温柔，使愤怒者无法发火，使满腔牢骚者无法开口。微笑可以打开困难的局面。有人说，微笑是人际交往中的润滑剂，是广交朋友、化解矛盾的有效手段。有人说，微笑是一种服务。难怪，日本有"微笑学校"，专门培训"微笑"。

英国的斯提德说："微笑无须成本，却能创造许多价值。"美国希尔顿酒店总公司董事长康纳·希尔顿在50多年的经营生涯中，经常去他设在世界各地的希尔顿酒店视察工作。在视察工作中，他必问酒店员工的一句话是："你今天对客人微笑了没有？"

可见，微笑对服务行业是多么的重要!

在护患沟通中，护理人员的微笑能使患者消除陌生感，缩短护患间的距离。因此，护理人员面带微笑接待患者是进行沟通的首要条件。护理人员从容、沉着、和蔼的表情也容易被患者所接受并得到他们的信任和好评。

护理人员常常面带欣然、坦诚的微笑，对患者极富感染力。患者焦虑时，护理人员面带微笑与其交谈，本身就是"安慰剂"；患者恐惧不安时，护理人员镇定、从容不迫的笑脸，能给患者以镇静和安全感。微笑已不可替代地成为沟通的法宝，被称为世界通用的语言。同样，微笑在护理活动中也起着重要的作用。护士真诚的微笑，能使患者不由自主地微笑，从而感染患者的情绪。发自内心真情实感的微笑最能打动人。运用好"微笑"这一态势语，可以营造一种气氛，造成一种"势"。例如，当你步入一家医院，迎面所见的是导诊小姐的微笑，患者的第一感觉是这家医院不错。这是微笑带来的效应，也是微笑形成的氛围的影响。做好微笑服务，要注意以下两点：

1.经常面带微笑　经常面带微笑的基础是保持良好的情绪。具有良好的情绪，表情才能轻松自然。一个人谦逊的微笑时常浮在脸上，始终保持着一种真诚、不卑不亢的微笑，不仅能使人心情舒畅，也能给周围的人带来好心情。因为当你微笑时，给对方的印象是友好、愉快、欢迎或欣赏，这种气氛会感染对方，从而使对方产生与其配合的愿望。护理人员在为患者治疗时，千万不能忽视操作过程中的微笑。此时，微笑是最好的非语言沟通信息。

2.微笑应该适度　微笑是一种极富魅力的非语言信息，但也不能滥用微笑，要善于把握好自己的微笑。一方面，微笑可传递欢迎、轻松、愉快、友好等非语言信息等；另一方面，不恰当的笑容往往会引起误会，有时会使人感到莫名其妙。面部表情可以表示一个人的真正情绪，也可以与实际情绪相矛盾，有时也可以掩饰某种情绪。因此，面部表情也是最难解释的。当面部表情不能够表现清楚的信息时，语言性反馈可以帮助寻找信息发出者想要表达的思想。此外，患者也会时常仔细观察护理人员的面部表情，特别是当他们想寻求护理人员的帮助时。因此，护理人员应意识到自己展示在患者面前的表情，并尽可能地去控制一些会给患者造成伤害的非语言表情，如不喜欢、厌恶和敌意等。

七、恰当地使用目光语

目光语是人们运用眼神传递信息，表达情感的体态语言。有人认为，人际交往中80%的信息是通过视觉传输的。在沟通过程中，人们可以通过目光接触，表示尊重对方并愿意倾听对方的讲述。如在沟通过程中，缺乏目光的接触，则表示焦虑、厌倦、有戒心、缺乏自信或其他的信息。护理人员与患者沟通时应以期待的目光，注视患者的面部；给患者做治疗护理时，要专注自己的操作，给患者以信任感和安全感。应避免以下几种目光：从头到脚看患者，表示审察对方；面无悦色地斜视患者，表示鄙视患者；倾听患者讲话时，四处张望，表示心不在焉，不尊重患者等。

情景 30：

夏护士长每日要下病房查房，一是检查护理人员完成工作的质量是否符合要求；二是观察患者的病情，评估每一位患者是否得到了妥善的护理。刚开始的时候，夏护士长每进一个病房都觉得很别扭，病房的每个患者的目光都在注视她，她感到浑身不自在，不知道怎样与患者交流。通过仔细体会及琢磨，夏护士长掌握了同时与多人目光交流的方法，即每次进入病房的时候，先向众多患者打招呼："大家好!"然后，用目光语与每一位患者接触（目光对视 2~3 秒），同时解读每一位患者的非语言信号。眼睛被称为"心灵的窗户"，目光中能看出一个人内心深处的感情。眼睛的表情，远比人类的语言丰富。不同的目光可以表示不同的感情。在坚毅、热烈的目光中，你可以看到成功的喜悦，内心的热情、自信；在认真、专注的目光里，你可以看到信任、尊重、坦诚。

情景 31：

护士小清参加工作已 1 年有余了，给患者静脉注射化疗药物紫杉醇的操作已被带教过很多次了，这天轮到小清独自给患者静脉滴注紫杉醇。这种药需用特殊的输液管滴注，操作时此种输液管一次排气难度比较大，小清排气时碰到了大难题，排了半个小时，弄过来弄过去，管子里的气体就是排不出，最后还是请老师帮忙。整个操作过程中，患者都在悄无声息地观察、注视着她，而小清不善言谈，操作中缺乏与患者进行有效的沟通，由此患者对她产生了不信任，结果导致患者投诉。本来提前 40 分钟到病房想给患者一个优良服务，谁知却砸在这上面了。由此可以看出，患者时时刻刻都在注视、观察、评价着护理人员，护理人员应加以重视。

护士目光语的应用必须符合医务人员的职业要求。目光的接触通常是与对方交流的开始，表示尊重对方并愿意倾听对方的讲述。通过目光的接触，可以密切观察被交流方的非语言信号。

一般的礼仪注视主要是集中在人的两眼和嘴之间的部位，即所谓的"三角区"。而注视的时间长短一般为谈话时间的一半左右为宜，这样会显得比较礼貌。目光以正视为好，如有多人在场时还要注意环视。例如，在演讲过程中，目光与听众的接触十分重要，目光要有所停留，但也要环视在场的所有听众，这样才能使演讲更有感染力。

与患者交谈时，不要只与一个人谈而忽视其他的人，目光也不要游移不定，给人浮躁和不安的感觉。交流双方近距离站立交流时，最理想的目光接触是：交流方视线稍低，落在被交流方下巴下方的第一粒纽扣位置，这样才能使被交流方神色自如，不致造成其精神紧张，影响沟通效果。如果护理人员坐在患者的对面交流时，应保持眼睛和患者的眼睛在同一水平，体现护患之间的平等关系，同时表示护理人员对患者的尊重。

这里谈一下收敛目光的技巧：注视对方，不是将目光死死盯住对方。一般在交谈或进行交流时，注视对方片刻后可收回目光。适时地收敛目光和学会注视同样重要，要学会收敛目光和注视自然，不要太突兀，以免给对方造成心理上的不适。注视时间过长，会给人一种失礼和挑衅的感觉。

八、神奇的触摸

身体按摩治疗、人体触摸是交流感情的一种有效方式，是中国医学的应用方式，不仅能活络舒筋，消除疲惫与某些疾病，而且是心理疗法的一种良方。

触摸是一种无声的语言，是一种很有效的沟通方式。触摸可以交流关心、体贴、理解、安慰和支持等情感。然而，触摸是一种表达非常个体化的行为，对不同的人具有不同的含义。触摸受性别、年龄和文化等因素的影响，因此，它也是一种容易被误解的沟通方式。尽管如此，在专业范围内，审慎地、有选择地使用触摸，对沟通是有促进作用的。例如，对一个临终的患者，当任何语言已经不再有意义的时候，温暖的触摸却能把护理人员的关心传递给患者。

触摸是很有效的沟通方法，可表达关心、体贴、理解、安慰和支持。在不适于用语言表示关怀的情况下，可用轻轻地抚摸来代替。抚摸可使不安的人平静下来。对听力或视力不佳者，抚摸可引起对方注意，起到加强沟通的作用。例如，患者焦虑害怕时，护理人员轻轻触摸其肩部，表示对患者给予心理支持；患者在做手术时，轻轻抚摸患者的上肢，可以分散患者的注意力，减少患者的痛苦；把手轻轻放在发热患者的额部，会使患者感到护理人员的关心。

触摸可以产生正反应，也可以产生负反应。影响触摸的因素有性别、社会文化背景、触摸的形式及双方的关系等，如男女有别、东西方的不同礼仪等，若触摸使用不当，反而会引起不良作用。

九、手势

手势可用来强调或澄清语言信息，可增补语言沟通的效果。手指可以做出许多漂亮的手势，人们很喜欢用手语来表达感情，因为手语有一种含蓄的美感，可以表达丰富的意思，例如，第二次世界大战时，英国首相丘吉尔在结束演讲的时候，举起握拳的右手，然后伸出食指和中指构成"V"字形，以象征胜利，立即引起举国的欢呼。直到现在，我们仍然用食指和中指构成的"v"表示胜利。生动的语言配上适当的手指语言，可以起到烘托气氛的作用。

在护理活动中，手势语也有很大的作用。手势语使用应恰当，过多的手势语并不好，过多的手势语会给人一种轻浮的感觉。护理人员与患者沟通时，不要直指对方，更不能手舞足蹈，只有优美和谐的手势语配合有声的语言才能产生好的效果。用手势配合口语，以提高表现力和感应性，是护理工作中常用的。例如，患者高热时，在询问病情的同时，用手触摸患者前额，更能体现关注、亲切的情感。当患者在病室大声喧哗时，护理人员做食指压唇的手势并凝视对方，要比用口语批评喧闹者更为奏效。对感觉有缺陷的患者，如老年或听力障碍患者，则应更多地使用这种非语言性沟通方式。

第四节　视觉语言

视觉语言在护患沟通中占据了比较重要的地位。因此，护理人员在护患沟通中应提倡积极的视觉语言，避免消极的视觉语言，禁忌伤害性语言。

一、积极的视觉语言

提倡以下积极的视觉语言：

1.同情在与患者交流时，对患者的诉说，护理人员有时难以插嘴，或一时又找不到合适的安慰的语言时，护理人员除认真倾听外，在患者诉说的过程中，可轻轻叹一声或轻轻啊一下，以表示同情。

2.会意在与患者交谈时，护理人员倾听患者的诉说时，要注视患者的眼睛，在倾听过程中对患者轻微点一下头或微笑，以表示听明白了或理解了。

3.真诚在护患交流时，护理人员静静地注视着患者的面部表情，以示真诚相待。注视是一种心理交流，能加强情感共鸣。如果在护患沟通中，护理人员左顾右盼，给患者的感觉是护理人员在敷衍，待人不诚恳。

4.热情在护患沟通中，护理人员主动、大方，态度和蔼亲切，语态热情，使患者感到温暖与愉快。对患者在沟通中提出的问题、要求或需要提供的帮助，都能一一给予回答和解释，并尽可能地为患者提供帮助。

5.尊重每个人都希望得到他人的尊重，作为交谈的双方，他们都是平等的。相互尊重在交谈中至关重要，护理人员多一个会意的微笑、一个轻微的点头和一个温柔、亲切的表情，一个侧身让患者先走或让路的动作，这些积极的视觉语言都表现了对他人的尊重。

二、消极的视觉语言

克服并避免消极的视觉语言：

1.不可一世对患者视而不见，或用眼睛余光迅速瞅上一眼，或旁若无人。

2.冷淡有意地不注视对方，或爱理不理。有时甚至不注视对方，只顾做自己的事情，表现为怠慢。

3.轻蔑不正视对方，面无表情，口角下拉并从鼻孔中发出轻微的哼笑。

4.议论用眼睛看着患者的同时，又与他人耳语，以致患者猜疑是在议论自己。

5.审察护理人员初次与患者接触交流时，将其从头到脚观看一遍，使患者感到不自在，感到不被尊重。

6.羞怯护患沟通时，护理人员说话不敢直视患者，表现为胆小，甚至脸红。

7.传情注视对方时眼睛斜视而微笑常为传情，而闭单目对人微笑则被别人理解为挑逗。

第五节 道德形象整饬

小丽的行为改变是个很典型的道德形象整饬的例子：

护士小丽，21岁，高护班毕业，家庭条件较好。平时生活中爱好打扮，喜欢浓妆艳抹，手指上经常带着毕业时爸爸送给她的那枚漂亮戒指。夏天在指甲上喜欢涂各种颜色的指甲油，是个热情奔放、追求时尚的女孩。才参加工作时，她无法忍受护士的仪表要求，经常违反规定，受到批评，还不以为然。在护士长的帮助下，她渐渐意识到护士工作的严谨性和圣洁性，上班时不再戴戒指，坚持化淡妆上班。

再看看护士小陈是怎样评价工作中的自己：

护士小陈，平时性格较急，说话语速很快，地方口音较重，可是她在工作中，却是另外一番模样，特别是在对患者做健康宣传教育时，她尽量说普通话，虽然不是很标准，但是患者一般都能听懂。她对她的同事说过："我开始也不习惯，只要在工作中长期坚持，也就形成了习惯。我与患者交往沟通时，就和平时生活中的自己判若两人，也许这是职业习惯吧。"

就人类个体来说，一个人的心理活动在出生以后便开始，并在生活中逐渐形成，各有不同。但作为护士，在护患沟通的实践中，必须具备护士应有的心理素质并自觉地进行自我调控，同时进行道德形象整饬，用特有的人格力量来实现护士的基本任务，进行有效的护患沟通，尽快地减轻患者痛苦，促进患者康复。

护士道德形象整饬，就是通过选择适度的仪表、举止和言词，有意地控制自己，使自己在护患沟通中给予对方以良好的道德印象的修身活动，它包括沟通前对仪表、举止和言辞的选择和沟通中对仪表、举止和言词的修正。仪表、举止和言词是护士与患者沟通中的 3 个主要因素。

1.仪表　仪表是人的精神面貌的外部加工。仪表整饬，关键是适度，即必须与交往场合贴切。护士的仪表应以整洁、大方、自然、雅静为主，表现为白大褂无污点，头发不过肩，并梳理整齐，戴上发网，脚穿白色软底鞋，不浓妆艳抹，不穿奇装异服，要显得干净利落，给患者带来信任、安慰、温暖和希望。如果一个护士衣冠不整，披头散发，只能使人对她失去信任和好感。护士小丽经过仪表整饬，不仅保留了她本人的爱美的天性，并适应护士角色的道德形象，给患者留下美好的印象。

2.举止　举止即交往中的举手投足，是人的行为动作。举止也是心灵的窗口，透过它可以看出一个人的教养和对交往对方的态度。护士在工作中要注意自己的一颦一笑，举止应该是温柔的，护士应该注意自己的站姿、坐姿、走姿、表情、手势等，举止应该文雅、活泼、健康、有朝气、稳重。

情景 32：

护士黄某要给 5 床的患者进行肌肉注射。一切准备就绪后，护士黄某端着治疗盘，来到患者房门口，轻轻地问："我能进来吗?"

正好是 5 床的患者开门："是不是给我打针?"

黄护士认真核对床号、姓名："是的，请您做好准备。"

接着她将治疗盘轻轻地放在床头柜上，协助患者取侧卧位。进针后，另一只手轻轻在进针周围的皮肤上按揉，友好地与患者交谈，询问患者的感受。拔针后，帮助患者穿好衣服，交代注意事项，关好病房房门，轻轻地离开。

这个情景在我们的工作中每天都可以见到，这实际上就是一次成功的道德形象整饬。优雅的举止，和气的语言，加上娴熟的技术，又怎能不给患者留下美好的道德印象呢。

3.言词 言词是指交往中的言语的节奏、声调、语气、口吻以及用词搭配。作为交际工具的语言，直接影响交往的效果，护患沟通中所使用的言语是否得体，对缓解护患矛盾，增加护患关系有着重要影响。从语言学的角度来看，语言美有两个方面：一是日常用语应当符合礼貌规范；二是使用的语言要尊重对方。护士小陈已经深深地体会到这一点，自觉地进行了护士道德形象整饬。

（孙玉　张静　时均梅 孙会 宋敏 李孟）

第十八章　护患沟通中的护理伦理

古代大医学家孙思邈说："若有疾厄来求救者，不得问其贵贱贫富，长幼妍媸，怨亲善友，华夷愚智，普同一等，皆如至亲之想。"意思是说，医务人员为患者治病过程中，不得因患者的财富多少、年龄大小、关系亲疏和智慧不同，对待患者的态度就不同，应同等地像待亲人一样替患者着想。

这也是现代护理伦理规则的要求。伦理规则是指合乎伦理要求的行为，用于护理工作中，可以作为护患沟通中护理行为判断的依据。护患沟通中的伦理规则告诉我们：什么可以讲，应当讲，必须讲；什么不可以讲，不应讲，不能讲。例如，将医护人员的姓名、工作职责及疾病知识、检查和治疗的目的告知患者，可以帮助患者尽快适应医院环境。对一些在治疗中可能出现的问题和可能发生的反应等都是属于可以讲、应当讲、必须讲的范畴。护患沟通中，不恰当的交谈，对患者使用伤害性语言和质问训斥性语言，在患者面前随意议论评价其他医护人员的长与短，随意泄露医疗秘密和其他患者的个人隐私等，都是违背了伦理规则，是不道德的行为。

第一节　护理伦理

一、伦理的含义

什么是伦理?伦是指人与人之间的关系，理是指道理或规则。简要地说，伦理就是指人与人之间关系的道理或规则，它不仅指道德现象，而且是将道德现象 (如社会公共道德、职业道德、婚姻家庭道德) 系统化与理论化，从理论上研究道德的本质、作用、起源和发展。

二、护理伦理的概念

过去，许多学者把护理伦理看作医学伦理的一部分，其实，护理伦理与医学伦理既有联系又有区别：其一，护理实践与医疗实践是不同的。医疗工作围绕着对患者所患疾病的诊断和治疗进行；而护理工作则是集中在对患者的护理、关怀、照顾。因此，它们不是同一的工作，而是不同的工作。其二，对患者的护理通常比医疗更加直接，也更具连续性。这就使得护士与患者的关系要比医生与患者的关系更为密切，护士比医生更加了解患者，了解患者的意愿和利益所在。其三，护士比医生更加注重将关怀照顾作为她们工作的中心。医生偏重于更关心治病，而忽略对患者的关怀照顾，但治病只是恢复健康工作的一部分，其中非常重要的、不可缺少的是对患者的关怀照顾。医学从生物医学模式转向生物—心理—社会医学模式，必须强调对患者的身体、心理和社会的关怀照顾。因而护理伦理学不可能从集中于治疗的医学伦理学中推衍出来。这意味着护理伦理学已逐渐成为一门独立的学科。

护理伦理是指规范护理专业行为的道德原则。护理伦理的基本理论就是护理道德，而护理道德的基本范畴包括情感、义务、权利、良心、审慎、荣誉等。护理伦理是一种专业伦理，在护理工作中，它规范了护理专业人员的道德行为，协调和密切了护患关系，维护了职业声誉，保证了护理质量。护理伦理既是专业规则及专业法，也是专业理论和道德，同时也是护理人员内在的个人态度和价值。自主原则、不伤害原则、有益于他人的原则和公平原则等都属于护理伦理的范畴。

在现代临床护理实践中，护士最经常经历的伦理问题包括：在对患者的关怀照顾中如何权衡利弊得失，如何保护患者的自主权，如何公正分配护理保健资源等。如何培养在伦理学上能够负起责任的护士，使她具有做出伦理决策的能力，就必须考查护士个人在关怀照顾患者问题上的道德承诺和价值观念如何，如何对自己的工作进行伦理反思，发展她们道德推理和道德判断的技能，提高她们运用伦理学对具有政策含义的更广泛的问题进行反思和研究护理实践道德基础的能力。

护理伦理学的研究包括如下方面：护士们最经常面临的伦理问题，例如护士与医生之间或护士与护士之间合作，这个问题本身说明护士们对她们的社会责任以及她们在患者关怀照顾中所起作用的自觉意识日益增强；执业护士们的伦理推理能力和伦理判断，例如护士们做出道德判断的能力，护士对伦理问题的意识等；了解护士们做出伦理决策的方式，影响护士伦理决策的因素，护士对伦理问题的态度和价值观念，在关怀照顾严重残疾和长期接受人工喂饲的患者时护士经历的伦理冲突，在监护病房不进行抢救的患者如何使用护理保健资源，不进行抢救的决定对护理干预的影响；护士们在面临复杂道德问题时，如何做出伦理决策和计划对患者的关怀照顾；单单从某一社会性别提出的或医生做出的决策的理论结构也许对研究护士的伦理决策不合适，等等。

第二节　关心与关注

事实上，在护患沟通中，患者有很强的早日康复欲望：希望所有的医护人员都能重视自己，更加关心和关注自己。这种欲望是源自内心的，但有时的行为则反而掩饰了这种心理的需求。

情景 33：

老李住在内五科快 1 个月了。他少言寡语，情绪非常低落，除了对医生、护士要求他怎样注意饮食、配合治疗等简短地做些应答外，他几乎从不主动询问自己的病情，更不会在病房扎堆闲逛了。每当看到同室的病友被亲戚朋友问寒问暖时，他总是悄悄地走到走廊的窗户边，出神地呆望远处。遇到细心的护士询问起来，他就略带苦涩地笑着摇头，然后默默地回到床上。

这次，由于介入治疗后化疗反应较重，老李更加不愿意说话，干脆卧床不起，也不愿进食。这可急坏了护士长！她想尽办法开导老李，并掏钱为他买来面条，稀饭，但屡遭拒绝。尽管患者不理不睬，但护士长并没有放弃，轻言细语地劝慰和鼓励，一汤匙一汤匙地为他喂饭，天天不忘陪老李唠叨自家的事。老李终于被感动得流下了热泪。原来，老李因两次失败婚姻导致家庭破裂，患病后无亲人关心照料，精神处于绝望状态。护士长及时的关心照顾，使他恢复了生活的勇气，并愿意接受医护人员的帮助。

老李情感上的孤独是他内心的一个结，同室病友的亲人的探视对他来讲无疑是一个刺激，化疗副作用又加重了他内心深处的感触，然而，护士长及时地注意到了患者的这种经过掩饰的心理反应，不仅对患者表现出同情与耐心，更用行动向患者传递了关心与关注的信息，以情感人，融化了老李心中的积雪和风霜，同时也赢得了患者的信任。

关心与关注是建立护患信任与沟通的前提，由于住院时需要与家人暂时分开生活，很多生活习惯也会因住院而改变，患者容易产生强烈的无助感。因此，患者更需要家人、朋友、周围人们和医护人员的关心、关爱、理解与支持。护士的一声问候，一句关切的话语，患上膀胱炎的老陈，很有体会地逢人便讲他在医院的经历。

情景34：

由于疾病影响，住院后环境陌生，老陈夜间睡眠很差，上洗手间的次数也增多。夜班护士小曾发现了这一情况，主动将便器送到老陈床旁。由于不习惯，老陈坚持要自己上洗手间。在这种情况下，小曾每次将老陈扶到洗手间后叮嘱老陈要小心，自己就在门外等候，并每隔1~2分钟就轻声呼唤老陈1次，直到老陈安全地从洗手间出来，并将他扶到床上。于是，老陈逢人便夸："曾护士人好，心好！"

虽然有时护理人员在与患者交往中，不易被患者接受，而且很耗费时间与精力，但绝不能因此而视而不见，不管不顾。事实上，在为患者提供医疗护理服务的同时，护理人员已经承担了满足患者感情需要的责任。

第三节　尊重

在护患沟通中，必须相互尊重。护士要赢得患者的尊重，首先护士要尊重自己，尊重自己的专业；其次，护士要尊重患者，要表现出对患者的尊重，同时赢得患者对护士的尊重。

所以，尊重是双向的。没有这一点，成功的沟通是难以实现的。

尊重患者必须先尊重患者的权利，护理人员必须切记患者具有以下权利：

1.自主权由于我国的社会文化特点，在许多情况下，患者与其家庭联系密切，医疗决策往往通过医生、患者、家属之间的协商做出，而最后的决策者往往是患者及其家属。另一方面，对于某些疾病，有关治疗方案也往往与患者的配偶和家庭密切相关，这种协商更为重要。因此，在护患沟通中，我们应充分考虑患者的自主权利，不应损害、侵犯患者的自主权。

2.知情同意权 知情同意权于20世纪60年代起源于美国，它不仅仅是作为一项有利于达到医疗目标的措施而被实施，更体现了对患者人格尊严和个性化权利的尊重，目前已被国际医学界广泛接受，并被广大患者所认同，成为一项基本的临床伦理原则。

从表面上看，知情同意权是患者与医生在临床上权利与义务的体现，似乎与护理工作无直接关系。实际上恰恰相反，护士在患者知情同意权实现过程中担当着十分重要的角色，发挥着举足轻重的作用。在日常的护理实践中，护士不但要完成自己所肩负的重要使命，还应重视和协调相关领域的各种关系 (包括医患关系)，协助医生开展临床工作。

知情同意权包括对所患疾病、严重程度以及预后有知情的权利。知情同意权还有获得及时治疗的权利，诊疗措施、治疗方案的选择权 (如化疗、手术输血等)，医疗费用的知情权利以及隐私的保护权。知情同意最为典型的形式如输血签字、谈话记录签字及手术签字等。近年来，随着对"患者知情权"认识的深化，该原则已普遍适用于临床各领域，成为医疗工作中的一个重要环节。在强调"一切以患者为中心"的今天，知情同意被赋予了更深刻的含义。

由于护理工作自身的特点，即使在医患之间已经达成了知情同意，护士在实施护理措施和实际操作过程中，仍应为患者提供和补充相关医疗信息并接受咨询，做到护患之间的知情同意，建立良好的护患信赖关系，这是临床护理实践中必不可缺的。

例如：

护士在为患者注射药物前，除了确认医嘱内容外，还应告知患者该药物的名称、主要作用、注射方法、疼痛程度及注射后可能发生的副反应等基本信息。采血时，应说明检验项目、目的及采血后注意事项等。临床上，特别是对住院患者，通常在一定时间内需反复实施同样内容的护理措施，在每次操作前均应向患者充分说明有关事项，以帮助其了解治疗过程，克服恐惧感和心理障碍，提高战胜疾病的信心。

这些都是"患者知情权"在护理工作中的具体体现。

在护患沟通中，既要尊重患者的"知情"权利，又兼顾不伤害的伦理原则，在实际工作中就要权衡患者"知情"欲望的强烈和"知情"后的损害程度，把握"知情"的内容和尺度。

"知情"不是坏事，但是，并非所有内容都"知情"一定利大于弊。如果"知情"能使对方受到伤害，还不如不告知；如果"不知情"能带给对方愉悦，帮助患者促进健康，那就选择让其"不知情"较为妥当。

情景35：

华仔这几天喉咙又痛又痒，一到晚上就尖声咳嗽，整晚睡不着觉。他特地专门跑到医院找医生看病，买了几盒润喉片和消炎药。可回家吃饭时又忘记丢在了家里。刚一出门，嫂子打电话给他表示谢意："华仔，我的嗓子哑了好几天了，你哥都没注意，而你却帮我买了药。你这孩子真是心细。"

"啧啧，我是为自己买的'体贴'呀。"华仔心里暗暗一紧，嘴上忙说："没，没什么……"说完赶紧挂上电话。再说，会露馅的。

华仔是聪明的，这时候的"知情"一定不会增进他们之间的关系。

当然，在临床工作中，患者的知情同意权有时可能无法实现。

例如：

①危重疾病患者抢救时；

②患者缺乏判断能力时（如精神障碍者）；

③某些信息可能对患者带来严重伤害时（如癌症患者）；

④患者自身拒绝了解相关诊疗信息时。

在这几种特殊情况下，护理人员应遵循尊重人格（respe CT fopersons）、行善（beneficence）和正义（justice）等一般医学伦理原则，向患者家属或代理人真实告知与护理有关的一切信息，并获得理解和同意，尽心尽力做好各项护理工作。因此，临床护理工作者应从生命伦理学的高度，提高对知情同意重要性的认识，不断学习和更新专业知识，在患者知情同意过程中更好地发挥作用。

3.保密、保护隐私权为患者保密，尊重患者的隐私权是良好护患关系必须遵循的另一伦理原则。保密、保护隐私权包括两个方面的内容：

（1）患者的身体：患者的身体存在某一缺陷或某种特征时，我们有职责为患者保守秘密，而不是传播扩散这些秘密。在护患沟通中，我们应尽可能地使用保密设施和保护性措施。例如，检查体征时，如果不需要有证人在旁（如男医生为女患者做生殖器官等部位的检查时必须有护士在旁），可以单独一室做检查；条件不允许时，应使用窗帘、屏风遮挡。对于患者身体部位的特别征象不能表现大惊小怪，或者高谈阔论；否则，我们将会失去护患沟通的基础—信任。

（2）患者的机密信息：患者的机密信息往往与性有关。在涉及这样一些个人隐私问题时，护士也应该为患者保密。不尊重隐私，泄露患者身体或信息的秘密会伤害患者及其家属，也会损害护患关系。

如情景36所示，护士小颜的行为对她的好友肖永及其家庭就明显造成了伤害。

情景36：

肖永和丈夫又一次为了点小事赌气。其实，他们都知道，真正的原因并不在事情本身，而是多年来积聚在心头的怨气。

原来，肖永和丈夫结婚已经6年多，他们俩身体都很健康，就是没怀上孩子。婆家总是旁敲侧击地打听原因。小两口也私下琢磨，相互猜疑。特别是最近，两三天就莫名其妙地赌气。

这回，肖永硬是把丈夫拽到医院里来，找她的好友小颜护士帮忙。经医学查验，竟是丈夫的精子质量有问题。

事情到此已经水落石出。可后来，小颜在同学朋友的聚会上大肆宣传肖永的"委屈"，解释不孕是由于肖永丈夫的精子有问题。一传十，十传百，当原话传到肖永耳朵里时，肖永发誓再也不认小颜这个朋友。

第四节　场合道德

场合道德，是指固定身份的一方履行责任，满足身份固定的另一方的需要，而被满足者也同时履行责任。例如，在临床护理工作中，护士对患者的护理到位，患者因此感到高兴，患者的满意不仅可以转化为战胜病魔的内在力量，而且又进而激发了护士对护理事业的热爱和追求，增强为其献身的决心，形成场合道德。

治疗疾病，促进康复是护士和患者的一致心愿和共同任务。在这个协同合作的过程中，护士和患者是利益一致的双方。但是，由于疾病不是超脱的存在而是依附于患者，因此，患者是通过摆脱疾病的纠缠的方式驱赶病魔的；护士是通过对患者机体的治疗和纠正患者的不良行为来促进康复的。这使护士和患者在方式上有所差异。因此，就有道德调节的需要。同情和勇敢是场合道德调节的基本准则，也是护患沟通中的心灵桥梁。

一、同情

护士和患者相互间的同情，是护患场合道德的第一要义。患者都是机体发生了故障或已残缺的痛苦者，固然需要同情。护士是向死神宣战的前沿阵地战斗员，是要负责任和冒风险的，也要给予关切。护士的千作特点，是在患者身上给予各种药物和治疗措施，患者的生命维系在她们的手中，责任重大，需要患者理解和同情。

患者同情护士，就要接受她的护理计划，服从她的护理措施，尊重她们付出的劳动，视医务事业为救治人的事业，相信护士的良好动机。药是苦的，可护士的用心是甜的。治疗是痛的，但护士施予患者的是希望之光。护士是白衣天使，给予她支持，莫过于信任，分担她的忧虑，莫过于同情。由于患者总是带着痛苦来，带着疾病，需要安慰，渴望拯救，所以护士对患者要同情。因此，对于患者，无论职位高低，都要一视同仁，皆如至亲，药要一口一口地喂，喂一百遍也不嫌累，道理要一句一句地说，说一千句也不厌烦，面对患者的疾苦，护士绝对不能袖手旁观。患者对护士说时，护士就会感到自己劳动的价值，就会更进一步地主动与患者沟通。

同情心是产生良知和诗意的土壤。良好的心理素质和精神状态对疾病具有积极的治疗作用。护士的道德素养对患者的心理和精神状态产生直接影响，反过来，患者对护士的信任和同情，又激励着护士不断地探索和奋进。

二、勇敢

勇敢的精神是人类力量的源泉，对死神和病魔的憎恨是真正的人道，护士和患者都需要勇敢的精神。在护患场合道德中，勇敢的精神使护患双方的关系更加坦诚和真挚。患者应具有与疾病做斗争的无畏精神。护士更应该是人类健康的悍骁勇士，要勇于接受困难的挑战，在患者面前不应有丝毫畏难情绪。

护患沟通中，护士有难不叫苦，患者有病不呻吟。护士和患者经过道德调节，架起一座心灵的桥梁，携手一致，共同为促进人类的健康而奋斗。下面摘录的是传染科护士在烈性传染病护理期间的随感日记，我们可以从中感受她们无畏的境界。

星期五阴天

不许陪护，不准探视。严格的管理制度是为了切断传染病传播的 3 个重要环节之一。患者的吃喝拉撒全部由护士承担。尽管戴着防护眼镜，穿着厚厚的隔离服，我们仍然和患者用语言和手势进行着沟通。

谁都知道这种病感染率很高，尤其是我们，可谁也没说什么，只是默默地小心地执行消毒隔离。

星期六阴雨

同事红燕今天的遭遇很糟糕。住在监护室的女患者是前天做的气管插管，现在正发高烧。红燕正准备给她吸痰时，不料患者猛地一声咳嗽，痰液从气管套管里溅出来，溅得红燕满脸都是。护士长想安排红燕休息，可她说不要紧。

我不知道自己是否有红燕的勇气和胆量，但我真的不愿意离开已经熟悉的岗位。

星期日晴

我负责的黄大爷终于肯戴口罩了，他还说："你为了救我连死都不怕，我为什么不能为了你戴一回口罩呢!"黄大爷戴口罩时脸总是被憋得红红的，尽管如此，他总是找话与我搭腔。

我感到很欣慰：我们和黄大爷他们已经形成了"统一战线"，还有什么不可战胜的呢!

第五节　护患沟通中的法律问题

护患之间的法律关系是国家保护每个公民正当权益的体现，也是社会文明进步的标志。从事护理工作的每位护理人员应该熟知国家的法律条文及其他一些相关的法令法规，如《新刑法》、《民法通则》、《行政诉讼法》、《医疗事故处理条例》、《中华人民共和国护士管理办法》等，准确了解其职责的法律范围，熟知各项护理工作的原理及效果，注意保护患者的合法权益，维护法律的尊严。护患沟通中，护理人员应遵守伦理规则，（知道什么可以讲，应当讲，必须讲，什么不可以讲，不应讲，不能讲）防止发生与法律相违背的事情。

一、侵权行为

情景37：

一位女患者，因患风湿性关节炎正在住院治疗，在与一位护士闲谈中，谈到她的丈夫在外面另有情人，她为此深感痛苦。事后，这位护士在其他人中间谈论了这件事。患者知道后，认为这种不负责任的议论伤害了自己，一气之下，不听医务人员的劝阻立刻就出院。患者不顾损害其健康，过早中止了她所必需的住院治疗。

这位护士泄露患者隐私的不良后果是显而易见的。

《中华人民共和国护士管理办法》第四章第二十四条明确指出"护士在执业中得悉就医者的隐私，不得泄露……"。护理人员因为工作的性质，与患者接触的时间比其他医务人员更为密切，在与患者交流沟通中，会获得患者很多的个人信息。出于对护理人员的信任，有的患者将个人隐私如发病史、个人史、婚姻史、内心的秘密等毫无保留地告诉护理人员，护理人员应该持慎重态度为之保守秘密，不要外传，不要随意谈论，更不要在背后议论患者的身体某部位的缺陷，故意泄露患者的医疗秘密，侵犯患者的权利。

二、忽视患者享有的知情自主权

知情自主权包括6个方面：入院告知；治疗过程告知；创伤性操作告知；改变治疗方案告知；对无行为能力者告知；在其他环节上告知。在护理工作中，这6个方面都不能忽视。因此，护理人员在执行医嘱、实施每项检查或治疗护理前，都应根据患者的教育背景，用通俗易懂的语言，将预期目标和可能出现的结果，向患者或家属解释清楚，让患者为自己的利益做出最佳选择，鼓励患者或家属共同参与治疗计划，并尊重患者的选择。

例如，癌症治疗用的化疗药对肿瘤细胞有很大的杀灭作用，但同时对身体也可能产生不同程度的影响，如恶心、呕吐，对造血系统及心、肝、肾功能造成损害，对血管组织有损伤等。进行化疗前，如果没有将化疗期间可能发生的问题、治疗的重要性以及患者关注的问题，通过护患沟通的方式告诉患者，患者则无法享有知情权。有的患者甚至拒绝化疗，延误了患者的病情和治疗。

进行护理操作如深静脉插管，导尿，为卧床患者更换床单位时，未事先给予充分说明（特殊情况除外），未征得患者的同意就进行，同样也是忽视了患者知情同意权。

需要做手术的患者，因为没有从护理人员处获得足够的与手术及术后康复相关的知识，没有澄清患者希望解答的一些具体问题，反而从其他方面得到不利于手术的消息，担心发生手术并发症和后遗症，如乳腺癌患者行一侧乳房切除手术后担心女性外形改变的影响。有的患者甚至临近手术时拒绝手术，放弃手术治疗的最佳时机。以上这些都是由于缺乏及时、有效护理沟通所带来的不良影响。

临床工作中，在为患者提供知情同意权时，应注意保护性医疗，要根据患者的病情、文化及心理素质，区别对待。能详细告知的详细告知，需要向患者适当隐瞒的还是要适当隐瞒。但是，这种隐瞒必须得到患者家属或亲友的认同，必要时应签字同意，以免发生意外和纠纷。

三、利用职务之便，牟取私利

救死扶伤是护理人员的神圣职责，因此，不能利用职务之便，为个人牟取私利。例如，趁患者住院治疗之机，借用患者拥有的权力，为个人解决就业、升学等问题，甚至收取或索要患者的礼品礼金。这些都有损于白衣天使形象，违背了职业道德，也是一种不道德的行为。

第六节　如何处理常见的护理伦理缺陷

在护患沟通中，经常会遇到这样一些沟通难题：如何告诉患者一些特殊消息，如病情恶化或预后不佳等情况。另外，当护士的工作有失误时，如何与患者进行沟通，传达自己的认识和歉意。这是本节　内容要解决的问题。

一、如何告诉患者病情

对已确诊为癌症这样的坏消息，医生和护士面对患者都会感到为难，传统的保护性医疗观念也束缚了医护人员的手脚。美国联邦法律规定，患者有知情权，医护人员不能以任何理由对患者隐瞒，以便于患者安排自己剩余的时间，处理好财产遗嘱及有关事宜。显然，这一法律是无可挑剔的。在实际案例中，许多心理健康的患者对坏消息的承受力远比人们预料的要强。患者在承受病魔对身体折磨的同时，不应该再受隐瞒和欺骗的心理煎熬。当然，对"坏消息"的传递，要遵循因人而异、循序渐进的原则，要变压力为动力。同时，要鼓励患者消除恐惧，面对现实，实现精神解脱。向患者宣布"坏消息"，除了因为有法律赋予患者的"知情权"外，哲学的"质量互变规律"和心理学的"应激理论"也支持患者的知情权。当然，我们在满足患者知情权时，不能对患者造成伤害。

首先，要选择好时间，要在明确诊断为癌症后再告诉患者。护士要从侧面了解患者对自己所患疾病的了解情况，再根据患者的性格特点予以疏导。对心胸开阔、心理素质好、经手术可望达到良好效果的早期患者，在手术前告知。对性格内向、焦虑或对癌症持否认态度的患者，因人而异，因势利导，给他们充分的时间做好心理准备，稳定情绪后，少数患者可在术前告知，多数患者可在术后告知，以便他们进一步接受术后的化疗或放疗。

其次，要注意谈话的方式。最好选择在安静、无人打扰、便于与人交谈的办公室谈话。首先以谈话的方式与患者交谈，语言和蔼，态度诚恳，让患者表达内心真实的感受；然后以简洁的语言但又不过于直截了当的方式告诉患者真实的诊断，给患者看有关疾病的简介，用事实说明同类疾病患者如何在医护人员的帮助下树立信心，战胜疾病，重返工作岗位。接下来给患者一段时间进行思考和情感流露。此时，患者可能是沉默不语，可能是烦躁不安；也可能持否认态度，护士要给予患者同情、理解和支持，帮助患者度过心理危机。

情景38：

刘先生是一位肺癌患者，46岁。在确诊后的最初几天时间，他的家人要求对患者病情保密，怕他经受不住打击，只告诉他患的是肺炎。有一天，护士走过他的床前时，这位患者把护士的手握住，进行了如下对话。

刘先生："护士，请你告诉我实情，我实在是受不了啦。"

护士在他的床边坐下来，问他："你这是怎么了，你什么东西受不了啦？"

刘先生："我知道我患的是肺癌，可他们都在瞒着我。请你告诉我，我到底还能活多长时间？"护士马上意识到，原来他们对患者实行的保护性医疗措施，已给患者造成了很大的压力，患者现在急着要了解自己的病情。于是，护士给患者介绍肺癌的病因、主要临床表现以及治疗措施等，并告诉患者，他现在的情况可以先施行手术，而后做化疗，效果还是不错的。同时又给患者介绍了类似成功的病例。

刘先生："今天我心情轻松了许多，我也知道了我的病到底要如何治疗，谢谢您。"后来，这位患者很愉快地接受了各种治疗。

随着科学知识的不断普及，人们自我保护能力的不断增强，很多癌症患者通过检查项目、治疗用药以及医护人员的言谈举止即可猜测到自己所患的疾病。大多数患者希望知道自己的病情和治疗，这些信息可以增强其心理自治性，提高对未来的预测性。尤其是那些早期发现的癌症患者，他们尽早获得这些信息可以争取时间和机会选择治疗方案。如果由于保护性医疗措施，不能把真实的诊断告诉患者，必然增加其恐惧感，患者被动地接受治疗和护理将产生不安全感，而家属害怕自己的亲人远离自己而去，悲观失望的情绪势必加重患者的心理负担，影响治疗效果。患者不仅要忍受来自躯体上的痛苦，还要承受心理上的巨大压力，势必使患者的精神处于崩溃的边缘。因此，给癌症患者心理上支持，帮助其树立信心，战胜疾病是十分重要的。

二、不良信息和护理失误的传达

在临床护理工作中，我们要求做到"零"失误，但仍免不了会有些失误发生。护理失误一旦发生，我们如何将这一不良信息传达给患者呢?发生失误后，护士不能惊慌，以免引起患者的紧张和恐惧，护士应该运用自己的专业知识，将护理失误导致的不良后果降低到最低限度。

情景39：

王英最惧怕上中班，一接班连喘气喝水的机会都没有。今天运气好，还能停下来喝口水。刚端起杯子，电话急促地响起来。王英条件反射地从椅子上弹起来，原来是放诊科催3床去做CT。

"自己吓自己。"王英一边笑自己有点神经质，一边忙着招呼3床患者去做CT。不到一袋烟的工夫，只见3床的王大爷气呼呼地走进办公室："你怎么搞的，连姓名都不核对，是叫原来的3床做CT，害我白跑了一趟。"

王英惊愕不已，连忙打电话核对：原来的3床患者上午转到了老干室，真是自己弄错了。王英满脸通红，连忙向王大爷道歉。

下午，王英向护士长仔细地解释了事情经过，大胆地承认了自己的疏忽，在护士长的陪同下，再一次向王大爷道歉。

对于因自己造成的护理疏忽，或信息传递失误，护士应敢于承认，勇于改正。向患者袒露自己的失误时，必须同时向上级叙述实情，不得隐瞒、欺骗。在上级领导的参与、指导下，向患者表示诚挚歉意，患者一般能给予谅解。

情景40：

李英今天值白班，是第一组的负责护士。在完成交接班后，李英准备先给加一床的彭老师输液，因为彭老师约好了中午做CT检查。

李英把轨道输液架从旁边的6床移到彭老师的床旁，麻利地做输液前的准备，开始排气，准备胶布，选择血管。

一切就绪，李英拿着治疗卡再一次进行"三查七对"："加一床，彭红。""不对，彭老师不是彭红而是彭雨，彭红是6床的病友。"李英马上意识到自己拿错了治疗卡，连忙自我纠正："对不起，我再去核对。"

从治疗室更换治疗卡后，李英的脸红通通的，心咚咚地直跳：怎么搞错了呢？

"这回对了吗？"彭老师也有点不放心。

"我请护士长一起再次进行了核对，我现在又仔细核对了1次，这回没错。请放心。"护理失误是我们大家都不愿意发生的，一旦发生，护士一定要沉着冷静，千万不能惊慌。

（张静 时均梅 孙会 宋敏 孙玉 宋丽 李孟）